中医世界的健康智慧

主 编 郭文华 杨金生 周超凡

全国百佳图书出版单位
中国中医药出版社
·北 京·

图书在版编目（CIP）数据

中医世界的健康智慧 / 郭文华，杨金生，周超凡主
编 . -- 北京：中国中医药出版社，2025.5
ISBN 978-7-5132-9407-2

Ⅰ . R2-49

中国国家版本馆 CIP 数据核字第 2025VR8577 号

中国中医药出版社出版

北京经济技术开发区科创十三街 31 号院二区 8 号楼
邮政编码　100176
传真　010-64405721
北京联兴盛业印刷股份有限公司印刷
各地新华书店经销

开本 787×1092　1/16　印张 20　字数 424 千字
2025 年 5 月第 1 版　2025 年 5 月第 1 次印刷
书号　ISBN 978 - 7 - 5132 - 9407 - 2

定价　89.00 元
网址　www.cptcm.com

服 务 热 线　010-64405510
购 书 热 线　010-89535836
维 权 打 假　010-64405753

微信服务号　zgzyycbs
微商城网址　https://kdt.im/LIdUGr
官 方 微 博　http://e.weibo.com/cptcm
天猫旗舰店网址　https://zgzyycbs.tmall.com

如有印装质量问题请与本社出版部联系（010-64405510）

❂ 前　言

古往今来，一念一世界。在中医药的世界里，博大精深的养生智慧，可以让您拥有健康，故本书取名《中医世界的健康智慧》。此书将引领您深入中医的奥秘之地，共同揭开生命健康的神秘面纱。

中医，作为人类医学长河中的一颗璀璨明珠，起源于数千年前中国的沃土。它是我们先祖对自然和人体健康奥秘的深刻洞察与智慧结晶。中医不仅是疗愈身心的技术，更是一种生活哲学，它倡导的"天人合一"理念，为我们面对的健康挑战提供了独到的视角和解决之道。

毛泽东同志曾说："中医药是一个伟大的宝库，应当努力发掘，加以提高。"习近平总书记也多次强调"中医药学是中华文明的瑰宝""努力实现中医药健康养生文化的创造性转化、创新性发展，使之与现代健康理念相融通，服务于人民健康"。

本书全面系统客观地介绍了中医药的历史、理论、实践和贡献，让每一位读者都能轻松步入中医学的广阔天地，领略其独特魅力。本书内容分为四篇：第一篇回顾了中医药从先秦两汉到现代的发展历程，阐述了中医药学术体系的形成与完善；第二篇深入探讨了中医药的认知智慧，包括气、阴阳、五行、藏象等基本理论；第三篇详细介绍了中医药的活态实践，如四诊合参、辨证论治及中药、针灸等治疗方法；第四篇展示了中医药在预防治疗疾病和助力人类健康方面的独特优势，以及中西医结合的发展前景。全书既有对中医药传统文化的传承，又展示了中医药现代化的发展成果，为读者呈现了一幅中医药的全景图。

本书以深入浅出的笔触，从中医药的悠久历史到现代生活中的应用，从理论构建到实践操作，为您一一揭示中医学的深邃内涵；通过生动的案例和故事，领略中医在日常生活中的妙用；以现代视角，探讨中医药在全球背景下与西医的和谐共生，共同促进人类健康。无论您是中医药的入门者，还是渴望深入探究的求知者，都能在这本书中找到智慧的火花和启示。

　　我们坚信，通过阅读本书，您将领略到个体化、家庭化、生活化的中医智慧，在日常生活中享受中医的智慧，让您拥有健康和快乐。让我们一起踏上这段探寻中医世界的旅程，享受心灵与身体的和谐之旅，共同见证中医药在现代社会中的崭新价值。

　　本书的编写团队由中国中医科学院的专家学者组成，尽管他们具备深厚的专业素养，但也可能在科学普及和生活化表达方面存在一定不足，书中若有疏漏或错误，我们诚挚地希望广大读者不吝赐教，提出宝贵意见。您的反馈将帮助我们不断优化内容，使之更加完善。

编委会

2024 年 10 月 8 日

目 录

第一篇 中医药是中华文明的瑰宝

第二篇　中医药的认知智慧

第四篇　中医药助力人类健康

第一篇

中医药是中华文明的瑰宝

第一章　源远流长

中医药文化有着悠久的历史，蕴藏着丰富的宝藏。据《史记》记载，早在原始社会时期，人们就开始从事医药活动。随着生产力的发展和生产工具的改进，人们逐渐认识到一些可以治病的药物，并摸索出一些原始的治病方法。同时，原始人类也开始学会制作骨针等医疗工具，这些工具和经验构成了中医药学的基础。

第一节　先秦两汉的奠基

中医学理论体系的形成经历了漫长的历史过程。从公元前770年到公元前221年，社会的变革和学术的百家争鸣为中医学理论体系的形成奠定了社会文化基础。同时，自然科学的迅速发展为中医学理论体系的形成提供了科学技术基础。古代医家在医学实践和解剖学成就的基础上，以古代哲学的气、阴阳、五行学说为认识论，建立了藏象、经络、精气血津液神等理论。此外，他们还探讨了人与自然社会的关系，创立了六淫、疠气致病学说和内伤七情等病因学说，为中医学理论体系的形成提供了科学理论和医药实践基础。

一、早期实践经验的积累

中医药学理论基础源于春秋战国时期（公元前770年—公元前221年）至秦汉之际（公元前221年—公元220年）。在这个漫长的历史过程中，中国古代医药学家通过长期的医疗实践，积累了丰富的医药学知识，并将其总结提炼为中医学理论。

殷商时期，药物已经相当丰富，医家们开始在医疗实践中使用"毒药"治病。在西周时期，他们不仅为各种疾病确立了专门的病名，还提出了发病和药物治病等理论。到了春秋时期，医家提出了"六气致病"理论，开创了中医病因学的先河。

战国时期，扁鹊、仓公等著名医家相继出现，他们确立了部分疾病的诊断方法，推动了中医学的发展。《史记·扁鹊仓公列传》中记载，扁鹊已经能够通过"切脉、望色、听声、写形"等方法诊病，说明"四诊"方法已经初步形成。除了应用药物、针灸、导引等治疗方法外，还出现了利用情绪变化治病的疗法。《吕氏春秋》中记载，文挚通过激怒齐闵王治愈了他的忧思病。长沙马王堆汉墓出土的一批医学资料中，《五十二病方》记载了103个病名，涉及内、外、妇、儿、五官等科，并记载了247个药名、283个药方，表明战国时期的医药水平已经有很大提高。

针灸疗法产生于距今8000年到4000年的新石器时代。古籍中记载的一些关于针灸起源的传说，都指向这个时期，如《帝王世纪》记载伏羲氏"尝味百药而制九针"，《路史》中有太嗥伏羲氏"尝草治砭，以制民疾"。这些古籍中的记载，表明针灸疗法在古代的应用非常广泛。

在距今2000多年的古籍中，经常提到原始的针刺工具是石器，称为"砭石"。如《左传》中收录公元前550年的一段史料提到"美疢不如恶石"，《山海经》记载有"高氏之山，有石如玉，可以为箴"，《素问·宝命全形论》有"制砭石之小大"等，这些都是古代人类以砭石治病的佐证。

砭石治病，最初主要是用于刺破脓疡，进而发展出刺络放血。我国曾在内蒙古多伦县的新石器时期遗址中，发现过一块长4.5cm的砭石，一端扁平有弧形刃，可用来切开脓疡，另一端为四棱锥形，可用来放血。在山东省日照市新石器时代晚期的一个墓葬里，还发现过两块陪葬的砭石，长度分别为8.3cm、9.1cm，尖端为三棱锥形和圆锥形，可用于放血、调和经气。这些发现为针刺起源于新石器时代提供了有力的证据。

灸法是中医学中一种常见的治疗方法，其历史可以追溯到原始社会。据考证，灸法的发现与当时人们在北方生活的环境和饮食习惯密切相关。由于北方气候寒冷，使得人们容易患腹部寒痛、胀满等病证。经过长期的经验积累，人们发现使用热疗法可以缓解这些症状，于是灸法和热熨疗法就应运而生。

在《素问·异法方宜论》中有这样的记载："北方者，天地所闭藏之域也。其地高陵居，风寒冰冽，其民乐野处而乳食。藏寒生满病，其治宜灸焫。故灸焫者，亦从北方来。"这段记载明确表明了灸法的发现与北方环境和生活方式的关系。

考古学家的研究表明，当时人们在钻木取火或敲击燧石取火时，常使用艾绒作为引火材料。这为艾灸的发明提供了必要的条件。艾灸是一种使用燃烧的艾草来治疗疾病的方法，其原理是利用艾草的温热作用来刺激穴位，达到调整气血、舒筋活络的目的。

二、诸子哲学思想的基础

战国时期是中国历史上一个极为重要的时期，这个时期社会发生了巨大的变革，文化也进入了繁荣期，各种思想和学派纷纷涌现，呈现出"百家争鸣"的盛况。这个时期的学术交流为中医学理论体系的形成奠定了坚实的社会文化基础。

中医学的生命理论深受道家思想的影响。老子认为"道生万物"，在阴阳化生万物的过程中，气是中介和载体。《内经》继承了道家这一朴素思想，认为天地万物都是因气而产生的。《素问·天元纪大论》中说："在天为气，在地成形，形气相感化生万物矣。"《素问·宝命全形论》也提到："人以天地之气生，四时之法成。"人不仅是由气化生，而且人的生命和生理活动也体现了气的运行。比如《灵枢·脉度》中说："肺气通于鼻，肺和则鼻能知臭香矣……肾气通于耳，肾和则耳能闻五音矣。"《道德经》也提到了"精"，但是把"精"与"气"分开来讲。到了战国时期，《管子》在老子思想的基础上正式提出了"精气"这一概念，认为人的形体与生命是由精气和合而成的。总之，中医学的生命理论是在中国古代文化思想的影响下形成的，具有深刻的哲学内涵。

《内经》作为中医学的经典著作，将道家的精气理论运用到了人体的研究中。《内经》中提到，人的本质是由精、气、神三个要素组成的。其中，"精"是构成人体的物质基础；"气"则是一种运动的物质，推动着机体的生理活动；而"神"则是生命活动的总括，是人的生命力和精神。在《内经》构建的中医理论体系中，"气"是一块基石，是中医学理论体系的核心概念。无论是人体还是自然界，生理还是病理，正常还是异常，一切现象都可以用"气"来解释。因此，可以说没有"气"就没有现代中医理论体系。

儒家文化思想对中医学的影响是深远而广泛的。自两千多年前儒家文化成为中国的主流文化以来，它已经渗透社会生活的各个方面，对中国人的思维方式、价值理念、行为心态等产生了重大影响。在中医文化的形成和发展过程中，儒家文化思想尤其是"仁""孝""礼""和"等思想观念对其产生了较大影响。

在儒家思想体系中，"仁"是核心和归宿，其内涵丰富，主要体现了重视人的生命和现实生存。这与中医学的关注点不谋而合，也是中医文化的重要组成部分。自宋代以后，大量的儒家知识分子进入中医领域，强调"医乃仁术"，将从事医学作为践行仁道的重要途径和具体方式，从而使得"仁爱"思想成为中医伦理道德的核心和基础。

中庸思想是儒家文化的重要理念，要求人们既不能偏激，也不能过于消极，要保持适度的状态。这个思想在中医理论中也有很大的体现，特别是在《内经》的阴阳平衡理论中。根据这个理论，健康的人是阴阳平衡和谐的人。如果阴阳失衡，人就会生病，治病的最终目的是恢复阴阳平衡。

此外，在儒家传统文化中，强调"天人合一"的思想，也反映在中医学中。认为人与自然是一个统一的整体，人必须顺应自然的变化。同时，人体本身也反映着自然的变化，如脉象会随季节变化而产生相应的变化。因此，在治疗中，医生需要考虑季节、地区和个人体质等因素，综合分析，采用不同的治疗方法，做到天人合一，实现整体论治。

总之，中庸思想和天人合一的思想都深刻地影响了中医文化，成为中医伦理道德和诊疗观的重要组成部分，这些思想对西医也有很大的参考价值。

三、理论体系的初步形成

中医学理论体系最初形成于战国至两汉时期。在这个时期，许多医学专著也相继问世，如《内经》《难经》《伤寒杂病论》《神农本草经》等，它们标志着中医学理论体系的初步形成。

其中，《内经》是中医学史上现存最早的经典著作之一，被认为是中医学理论的基础和源泉。该书分为《素问》和《灵枢》两部，共162篇，约成书于战国至秦汉时期，后又在东汉至隋唐时期得到修订和补充。不同于一人一时之作，《内经》是众多医家集体编纂的，其中汇集了许多医学理论和临床经验，是对先秦至西汉医学成就的整理和总结。

《内经》在医学领域作出了很多贡献。该书全面运用气、阴阳、五行等哲学思想，深入探讨了当时哲学领域中天人关系、形神关系等重要命题，并阐明了中医学对生命的认识及养生的原则和方法。此外，还研究了人体的结构、生理，疾病的病因、病机、诊断、治疗与康复等问题，为构建中医学理论体系奠定了基础，同时也是中医学理论与实践继续发展的基石。

《内经》构建了一个"天、地、人"三才一体的整体医学模式，以指导疾病治疗、养生康复等。该书结合当时的解剖学知识，提出了藏象学说，详细描述了人体内器官的生理功能，将人体呼吸、循环、消化、生殖、精神等生理功能分属于五脏，建立了以五脏为中心的功能系统。五脏包括心、肝、脾、肺、肾，每个脏腑都有自己的生理功能和对应的疾病。该书还创立了经络学说，阐述了机体的网络调节作用，并以精、气、血、津液、神的作用维系和调节着脏腑形体官窍的生理功能，奠定了藏象经络理论的基础。这些经络被认为是中医学重要的生理系统之一，其理论在中医临床实践中具有重要的指导作用。此外，该书还提出了"治未病"的观点，强调疾病的预防和早期干预。同时，《内经》对病因、病机及疾病诊断、治疗等进行了系统阐述，对临床实践具有重要的指导意义。这些理论和方法至今仍在中医学临床实践中广泛应用。

《难经》是以问答的形式编撰而成，涵盖了中医学理论体系中的多个方面，如生理、病机、诊断和治疗等。该书对脉学中的"寸口脉诊"进行了详细论述，还对藏象理论中的命门、三焦和经络理论进行了深入探讨。由于其内容简要而精微，故在中医学典籍中与《内经》并列，被认为是中医学理论体系的重要组成部分。

《伤寒杂病论》是中医学史上第一部辨证论治的专著，由张仲景编著，包括《伤寒论》和《金匮要略》两部分。《伤寒论》提出了"六经辨证"理论，对外感疾病的发病因素、临床表现、诊断治疗及预后康复等进行了系统而全面的分析论述。《金匮要略》则对40余种疾病的病因、病机、诊断、处方、用药等进行了详细记载。该书将中医学的基本理论与临床实践紧密结合起来，创立了外感、内伤疾病的辨证纲领和治疗方剂，为中医临床医学的发展奠定了坚实的基础。

中医学史上现存最早的中药学专著——《神农本草经》，简称《本草经》或《本经》，成书于东汉时期，记录了众多医家搜集、整理、总结的中药经验成果的精华。全书收录了 365 种药材，根据养生、治病和药物毒性分为上、中、下三品：上品之药无毒，主要是益气；中品之药有毒或无毒，主要用于治病和补虚；下品之药有毒，主要用于除病邪和破积聚。同时，根据中药功效分为寒、凉、温、热四性，以及酸、苦、甘、辛、咸五味，为中药学"四气五味"的药性理论奠定了基础。在《神农本草经》中，明确提出"治寒以热药，治热以寒药"的用药原则，将药理学与病机学密切结合，使中医学理论体系更加充实。此外，书中还提出了单行、相须、相使、相畏、相恶、相反、相杀"七情和合"的药物配伍理论，为中药组方提供了重要理论依据。

从战国至秦汉时期问世的医学典籍来看，当时的医家们不仅已构建起中医学的基本理论框架，而且能够有效地运用药物、针灸等治疗技术，理论联系实际，在实践中不断修正和完善理论体系，初步形成了中医学"理、法、方、药（针）"为一体的独特的医学理论体系。

第二节　隋唐两宋的充实

一、隋唐时期中医学理论的充实

中医学历史上，隋唐至五代是承前启后的重要时期。在这个时期，中医学学科分化日趋成熟，医学理论与技术随着政治、经济和文化的发展而不断提高。出现了众多名医名著，推动了中医学理论体系的发展和进步。

隋唐时期政治、经济的稳定繁荣及内外交通的发达，为医药学的发展提供了良好的基础条件。在这个时期，出现了许多重要的医学著作。公元 610 年，隋代巢元方等人集体编写了《诸病源候论》，这是中国现存最早的病因证候学专著。全书共 50 卷，载列证候 1700余条，分别论述了各科疾病的病因病理和症状。此外，这本书还记载了肠吻合术、人工流产、拔牙等手术，对医学理论和实践的发展产生了重要影响。

唐代，医药学达到了空前的鼎盛。公元 657 年，政府组织苏敬等 20 余人集体编修本草著作，于公元 659 年完成了《新修本草》。这是中国古代由政府颁行的第一部药典，也是世界上最早的国家药典。唐代大医学家、药王孙思邈集毕生精力，搜集药方 5000 多个，著成《备急千金要方》《千金翼方》各30卷。这两本典籍对临床各科、针灸、食疗、预防、养生等均有论述，可谓集唐以前方书之大成。王焘所著的《外台秘要》也是一部医方巨著，全书共40卷，载方6000余首。这些著作为后世整理保存了大量古代医学经验，为中医学的发展和进步提供了宝贵的资源。

二、宋代政府对中医学发展的重视

两宋是中医药学发展的一个重要时期。在这个时期，中国社会相对稳定，科技发展迅速，中医药学得以繁荣发展，涌现出许多流派和名医名著，对后世医学发展产生了深远的影响。

宋代政府非常重视中医教育，特别是在培养中医人才方面，设立了太医局，成为最高的医学培训机构。教授的内容包括《内经》《难经》《伤寒论》等中医经典著作。为了保存历代医籍，政府还特别成立了校正医书局，对许多重要医籍进行了搜集、整理、考证和校勘，包括《素问》《伤寒论》《金匮要略》《针灸甲乙经》《诸病源候论》《备急千金要方》《千金翼方》《外台秘要》等。

宋代政府还组织编写了一系列本草方剂专书，如《开宝本草》《嘉祐本草》《本草图经》《太平圣惠方》《圣济总录》《太平惠民和剂局方》等，为中药学的发展作出了不可磨灭的贡献。此外，这一时期还有许多著名的医药名著，如《养老奉亲书》《经史证类备急本草》《集要广注·词义月光》等，这些著作对中医学的发展也产生了重要影响。

三、宋代中医学理论与实践的创新

两宋时期医学理论的研究不断深入，实践也不断创新，特别是在内科杂病学术领域。南宋时期的医家陈言提出了"三因论"，他认为致病因素之间存在着密切的联系，通过这个理论，他阐明了杂病发病的原因。陈言还强调了多种因素复合性变化的思想，揭示了疾病产生的内在逻辑，这是病因学的一个重要进步。

在两宋时期，中医学呈现出百家争鸣的局面，专攻诊断者颇多，这使中医学在望诊、脉诊、儿科疾病诊断等方面都取得了长足的进步。南宋施发的《察病指南》是脉诊方面的专著，重点阐述了脉诊，并绘制了33种脉图，以图来示意脉象。南宋崔嘉彦的《紫虚脉诀》以浮、沉、迟、数为纲，用四字歌诀的形式分类论述了28种脉象。而宋元间敖继翁所著的《金镜录》则论述了伤寒舌诊，以舌验证，分12图，为我国现存的第一部舌诊专著。后经元代杜清碧增补为36图，即为现在所见的《敖氏伤寒金镜录》。

两宋时期著名的医家钱乙根据《内经》五行学说及脏腑分证的理论，总结了一套以"五脏虚实"为纲领的辨证方法。他认为，五脏有所主之证，同时又有虚实之别。如心脏主要掌管神明，如果有邪气侵入导致心脏内虚，那么神就失去守护，患者可能会出现惊悸不安等症状。而如果是邪气充实，则还可能伴有发热、口渴、心胸烦热等症状。钱乙在辨证中结合小儿生理病理特点进行论述，形成了脏腑辨证纲领的雏形。

随着印刷术的广泛应用，医学文献得以积累和传播，针灸学也得以迅速发展。北宋时期的著名针灸学家王惟一在政府的支持下，重新考订了354个腧穴的位置和所属经脉，并增补了腧穴的主治病证。于公元1026年，撰成了《铜人腧穴针灸图经》，并将其雕印刻碑，由政府颁行。此书详细描述了腧穴的位置、名称、性质和主治病证，成为针灸学发展的里程碑。同时，王惟一还设计了两具铜人模型，外刻经络腧穴，内置脏腑，作为最早的教学模型，被用于针灸教学和医师考试之用，这一创举标志着中国医学教育进入了一个新的阶段。南宋时期的针灸学家王执中撰写了《针灸资生经》，这本书强调了实践经验的重要性，并对后世的针灸学产生了深远的影响。该书详细介绍了针灸的治疗原理、方法和注意事项，是针灸学领域的一部重要著作。

第三节　金元时期的创新

金元时期出现了许多杰出的学者和医家。其中，刘完素、张从正、李东垣和朱震亨被誉为"金元四大家"，他们的思想对中医学的发展产生了深远影响。

刘完素主张"火热论"，即认为"火热"邪气是导致多种疾病的主要原因。他对《内经》进行了深入研究，从理论上抽提出"火热"病邪并扩大其涵盖范围。他认为"火热"不仅是"六淫"之一，还是"风""湿""燥""寒"产生的重要原因之一。同时，他指出剧烈的情志变化也是导致热证的重要因素。在治疗方面，刘完素突破了《伤寒论》温药解表的成规，提出了辛凉解表、表里双解、清热养阴等多种治法，并善用寒凉之剂，开创了"寒凉派"治疗方法，对后世的温病论治产生了深远的影响。

张从正倡导的"攻邪论"，是对刘完素学术思想的继承和发展。他认为，人体发病都是被邪气侵犯的结果，因此，治疗时要采用攻法，尽快去除邪气，才能恢复身体的正常状态。他的攻邪方法主要包括三种，即汗法、吐法和下法。其中，汗法指的是利用灸、蒸、涤、洗、熨、烙、针刺、砭石、导引、按摩等方法疏散体内的邪气；吐法不仅包括药物催吐，还包括引涎、漉涎、嚏气、追泪等方法，以消除中膈痰食积聚；下法则包括泻下通便和其他具有下行作用的方法，如催生、下乳、磨积、逐水、破经、泄气等。张从正的攻邪思想在中医学术史上占有非常重要的地位，对中医学的发展产生了深远的影响。

李东垣主张以脾胃为重点，被后世尊称为"补土派"的代表人物。他师从易水学派的创始人张元素，注重脏腑辨证，在临床实践中总结出了许多辨证经验和治疗方法，提出了"内伤"学说。李东垣认为，"内伤"是疾病发生的主要因素。在其代表著作《内外伤辨惑论》中，他详细阐述了"内伤热病"与"外感热病"在脉象、寒热、头痛等方面的区别，并在治疗上确立了"甘温除大热""扶正以祛邪"的治疗原则。他认为，在治疗内伤病时，应以升举中气、温补脾胃为主，并自制了补中益气汤、升阳散火汤等著名方剂，为后世广泛沿用。李东垣非常重视脾胃在人体中的作用，将"土为万物之母"的哲学理论引入医学当中，提出"内伤脾胃，百病由生"的观点。他认为，脾胃功能对人体生命活动有着重要的作用。

朱丹溪主张相火论，认为阳气常有余，阴气常不足，代表著作为《格致余论》。他认为自然界一切事物都以动为主，而动的产生则是相火作用的结果。然而，相火具有常与变的二重性，正常情况下寄于肝肾二脏，是人体生命活动的根本。如果相火妄动，则会成为邪火，煎熬真阴，导致百病丛生，甚至危及生命。因此，朱丹溪强调要保持相火的"动之中节"。此外，朱丹溪还强调阴气对人体生长发育过程与视、听、言、动等的重要性。由于阴气常处于"难成而易亏"的状态，而人体的正常生理已存在"阳有余阴不足"的情况，再加上人的情欲无涯，就会导致阴精虚损的病变。因此，他主张滋阴降火之法，认为"补阴即火自降"，并自制大补阴丸等滋阴降火之剂，成为"滋阴派"的宗师。

第四节　明清时期的整合

一、综合性医著的形成

明清时期是中医学理论综合汇通和深入发展的时期。在这个时期，中医学取得了一些标志性的成果，如"命门"理论的发展、温病理论的创新，以及大量医学全书、类书和丛书的编纂和集成，进一步完善和发展了中医学的理论体系。

明清时期，在整理现有医药学成就和临床经验的基础上，编纂了各种类型的医学全书、类书、丛书和经典医籍的注释等。如明代李时珍所著的《本草纲目》，详细记载了1892种中药，分为16部60类，是一部中外闻名的中药学巨著。明代徐春甫著的《古今医统大全》辑录了230余部医籍；明代王肯堂的《证治准绳》以内、外、妇、儿等各科疾病的方证为主；清代陈梦雷等著的《古今图书集成医部全录》分类编排了文献注释、基础理论、分科证治、医家传略、艺文记事等内容，是一部医学书籍的集成之作；清代吴谦等著的《医宗金鉴》涵盖了临床各科的理法方药歌诀，是太医院的中医学教科书之一。

二、临床各科的发展

明代是中国医学史上内科杂病学术全面发展并达到空前繁荣的时期。在这个时期，一些内科的重要著作相继涌现，如《内科摘要》《明医杂着》《医学纲目》《杂病证治准绳》《症因脉治》《医宗必读》《张氏医通》《杂病源流犀烛》《古今图书集成医部全录·诸疾》《医宗金鉴·杂病心法要诀》《临证指南医案》等。这些著作在体例上将疾病分门别类，在内容上多数含有疾病的概念、病因病机、辨证论治、治疗方药和医案等。这些著作反映出当时内科的学术理论已成体系，理论上已不限于一家之言，而是博采历代众家之长，创造性地建立并完善了内科杂病的证治体系，使中医内科学术理论更臻成熟与完备。

在这个时期，外科学在疾病认识、医疗技术改进及手术等方面均有提高，并出现了革新趋势。继元代之后，明代实行更为严格的医户制，虽然这一制度不尽合理，但对技术要求较高的疮疡、骨伤、刀箭伤治疗技术的继承和发展，却有不少助益。在外科学派与学术思想上，明代外科学继承了宋元时代外科学的学术思想和经验，思想比较活跃，富有求实精神，出现了不同的学术观点，以及与之相关的治疗原则和医疗技术。外科学中的不同观点相互争鸣，对推动学科发展具有积极意义。与此同时，明代外科著作数量显著增加，约有 50 种，其中有 20 余种至今仍是学习研究的重要参考。这些著作在体例上将疾病分门别类，在内容上多数包括疾病的概念、病因病机、辨证论治、治疗方药和医案等。这些著作综合反映了明代外科学的发展水平。在这些著作中，传播最广泛和影响最深远的是《疮疡经验全书》《外科准绳》《外科正宗》。《疮疡经验全书》现存历代刻本和抄本近 20 种；《外科准绳》又名《疡医准绳》，作为丛书刊刻或单列刊刻近 30 种；《外科正宗》各种版本达 50 多种，流传之广，影响之深居历代外科著作之冠。

在明代医学 13 科中，妇产科仍然是独立的一科，这一时期出现了不少妇产科专著，使妇产科学得到了显著的进步。王肯堂的《女科证治准绳》对明代妇产科学的发展有着重要的影响。该书资料丰富，系统总结了明代以前妇产科学所取得的成就，反映了当时妇产科学的发展水平。武之望的《济阴纲目》是以《女科证治准绳》为基础改编而成的，疾病分类条理清晰，选方实用，流行较广。《万氏女科》是一本简易的妇科著作，临证注重观察，方药配伍精当，富有创新精神。明代妇产科学的进步不仅表现在著作上，还表现在医家思想的解放上。一些医家开始提出给妇女患者进行客观检查，摆脱了封建思想的束缚。在一些妇产科论著中，还记载了女性生殖器的构造。《女科证治准绳》记述了女性外生殖器及其功能；《广嗣纪要》描述了阴道发育畸形。明代妇产科学在经、带、胎、产方面都有显著的成就。

儿科学在明代逐渐成熟，出现了不少儿科名家和著作，其中最为著名的有万全的《幼科发挥》《育婴秘诀》、薛铠与薛己父子合著的《保婴撮要》、王肯堂的《幼科证治准绳》等。此外，关于儿科的内容还散见于其他医书中。在治疗儿童疾病方面，明代医生们积累了不少新的经验，特别是人痘接种术的发明和应用，以及对麻疹、惊风、疳积等疾病的防治。

在眼科学方面，明代达到了发展的高峰时期。王肯堂的《杂病证治准绳·七窍门》和傅仁宇的《审视瑶函》是反映明代眼科学发展水平的代表作。其中，《杂病证治准绳·七窍门》在总结前代理论的基础上，对内眼结构如神膏、神水、神光形质和功能均有论述，改进了前代在内眼结构上认识的不足。《审视瑶函》则是明清以来最流行的眼科专著之一。它不仅切中时弊，对眼科理论和证治问题也有重要阐发。如其中的"五轮不可忽论"论述了轮脏关系，认为轮为标，脏为本，眼部症状是五脏失于调和引起的；"用药生热各异论"则从药性特点出发，论及眼病辨证论治方法和用药心得，促进了后世眼科的发展。

耳鼻喉科学突破了五脏五官的机械对应，通过临床实践，将耳鼻喉科疾病与多个脏器功能失调联系起来。早在古代，就有关于耳鼻喉科疾病的记载。如沈之问的《解围元薮》中描述了喉麻风，薛己《外科发挥》中讨论了鼻和咽喉的梅毒，窦梦麟的《疮疡经验全书》中介绍了耳菌和耳痔，龚居中的《红炉点雪》中首次记述了喉结核。随着时间的推移，对耳鼻喉科疾病的治疗也有所发展。如王肯堂在《疡医证治准绳》中介绍了耳郭外伤撕裂的再植和断层的分层缝合手术。

在明清时期，针灸学理论得到了较大的发展，进入了一个新的阶段。特别是在针刺方面，形成了20余种复式手法。在灸疗方面，艾炷灸也逐渐发展为使用艾卷的温热灸法。这一时期也出现了一些重要的针灸著作，如徐风的《针灸大全》、商武的《针灸聚英》、杨继洲的《针灸大成》、朱橚的《普济方·针灸》、吴昆的《针方六集》及张介宾的《类经图翼》等。这些著作中多数内容都是摘录前人针灸学的论述，而且大多采用歌赋形式进行表述。

三、温病学派的壮大

温病是一种由感受温邪引起的急性热病，是我国古代医学中的一个重要疾病分类。温病的理论最早来源于《内经》，经过明清时期医家不断总结前人的经验和理论，结合自身的实践经验，逐渐形成了一个比较完整的理论体系，成为一门独立的学科。

明代医家吴有性编著的《温疫论》是我国医学发展史上第一部瘟疫病专著，提出了很多独特的见解。在病因方面，他认为瘟疫并非由六气（风、寒、暑、湿等）引起，而是由自然界中的致病物质"杂气"所致，其中致病最为暴戾的称为"疠气"，不同于一般的六淫病邪；而疠气多是从口鼻而入，往往相互传染，形成广泛性流行，症状和病程也比较相似；不同的疫病也有不同的发病季节；人和禽畜都会感染瘟疫，各有不同，又有一定联系。这些认识在当时是重大的创新性发展，与传统的六淫病因学说不同，更接近于现代的病原微生物学说。在流行特点方面，吴有性提出了瘟疫具有强烈的传染性，"无问老少强弱，触之者即病"，感染途径是由口鼻而入。在治疗方面，他强调以祛邪为第一要义，并提出了疏利透达的治疗方法。其后，清代戴天章的《广温疫论》、杨栗山的《伤寒瘟疫条辨》、余师愚的《疫疹一得》等，都在吴有性的基础上对瘟疫的病因、病机、诊法和治疗方面做了补充与发展，并创制了许多行之有效的方剂，形成了温病学中的瘟疫学派。

在清代，温病学是一门独特的医学学派，其理论体系的核心是卫气营血辨证和三焦辨证。其中，叶天士、薛生白、吴鞠通、王孟英是最具代表性的温病学家，被誉为"温病四大家"。其中，称为"温热大师"的叶天士的著作《温热论》是温病学理论的奠基之作。在这部著作中，叶天士系统阐述了温病的病因、病机、感邪途径、侵犯部位、传变规律和治疗原则等。他指出温邪从口鼻而入，犯于人体肺卫，在病程传变中有顺传和逆传的不同，他还创立了卫气营血辨证施治的理论体系，发展了温病的诊断方法，如辨舌、验齿、辨斑疹白痦等。

与叶天士同时代的医家薛生白编撰了《湿热病篇》，倡导水湿三焦辨证，对湿热病的病因、病机、辨证治疗做了较为全面系统的论述。吴鞠通在叶天士学术成就的基础上，编著了《温病条辨》，创立三焦辨证理论，以三焦所属脏腑的病变，分析温病的病理变化，提示证候传变，确立治疗大法和方药，使温病学辨证论治的内容更趋完善。王孟英则在轩岐仲景之文为经、叶薛诸家之辨为纬的基础上，总结了具有代表性的温病学著作，并参合自己的实践认识编成《温热经纬》一书，对温病学的文献做了较全面的整理，系统梳理了温病学理论体系。此外，还有陈平伯的《外感温病篇》、柳宝诒的《温热逢源》、雷丰的《时病论》及俞根初的《通俗伤寒论》等，丰富了温病学的内容。

四、与国外医学的交流

1. 中朝医学交流

在明代，朝鲜李朝政府非常重视医药卫生，并且常邀请中国的医生前往朝鲜，为当地的居民诊病，教授医学知识。同时，朝鲜政府也派遣本国的医生到中国学习，收集并研读中国的医书。此外，朝鲜政府还鼓励引进中国的药材，推广所谓的"乡药化"理念，将传统中药运用于本土的医学实践之中。这一时期中朝医学交流十分活跃，呈现出互相融合的局面。

2. 中日医学交流

明代自朱元璋称帝后，中日两国之间的交往就不断加强。尽管这一时期还经历了倭寇之患，但是两国在物资交流方面一直保持着密切的联系。在医学技术方面，1370年有日本的竹田昌庆来到中国学医，向中国道士金翁学习医术。金翁非常欣赏竹田的才华，还将自己的女儿许配竹田，二人生育了三个孩子。竹田昌庆曾经成功治愈了明太祖皇后的难产，使母子平安。为了感谢竹田的功绩，朱元璋还特赐给他"安国公"的爵位。在1378年竹田昌庆回到日本时，他带回了一批中医书籍和铜制人形图。据丹波元简的研究，这个铜制人形图是仿照元代的"天圣铜人"而制作的。这是第一具传入日本的铜制人形图，对于推动日本的针灸学发展产生了极为深远的影响。

3. 中国与欧洲国家的医药交流

明代，中国与欧洲国家之间的医药交流日益活跃。西方传教士成为中西医交流的桥梁，其中最早将西医传入中国的是意大利人利玛窦。他与中国知识分子合作，翻译了许多介绍西方科学技术的著作，首次将西方神经学和心理学介绍给中国。同时，中国药物开始输向欧洲。西班牙传教士拉达在福建沿海活动时，购回大量书籍，其中包括了关于中药的许多书籍，为治疗疾病而投以中药的方法。这些中医药知识经由传教士之手向西欧传播。

卜弥格是一位波兰人，在中国期间担任波兰王的首席御医。他学习中国药物学，用拉丁文写出《中国植物志》一书，实际上是《本草纲目》的节本，是目前所知向西方介绍中国本草学最早的文献。他还著有《医论》，全书共六部分，译有王叔和的《脉经》、中医舌诊和望诊，收集了近300味中药，有木版图143幅、铜版图30幅。因当时耶稣会与荷兰印度公司有隙，他的书被改名为《中医示例》。这些著作吸引了西方学者的注意，开启了中医药文化向国际传播的新纪元。

第五节　近代中西医学的碰撞

清末，中国的封建统治腐朽，人民生活凋敝，西方列强不断侵华，使中国不断陷入半殖民地半封建社会的困境。随着西方思想和医学的进一步传播，西方医学开始在中国生根发芽。然而，中西医相遇之后，难免会出现冲突。北洋政府急于展现与封建制度决裂、与西方文明接轨的外部形象，因此开始全面学习西方，其中医学方面借鉴了日本。日本明治维新后全面学习西方，日本传统的"汉方医"几乎被完全废止。于是，西方医疗模式的卫生管理体系逐渐进入政府系统，西医教育在中国教育系统逐步建立和发展，社会大众也因为通过西医的实效性，态度逐渐从恐惧转为信任和接受。尤其是伴随着新文化运动的兴起，以科学自居的西医对以传统为根基的中医进行了激烈的批判，导致中西医学之间展开了一场争论。

1916年，浙江人余云岫在日本留学多年，亲眼目睹了日本明治维新后废除"汉方医"专攻西医所取得的巨大成就。他认为，中医学阻碍了西医在中国的传播和发展，要想推广西医，必须从理论上彻底驳倒和推翻中医。他撰写了《灵素商兑》一书，用西医学的观点完全否定了《内经》的价值。1929年2月，南京国民政府召开第一次卫生委员会议，余云岫向会议提出了《废止旧医以扫除医事卫生之障碍》的提案，开始从行政方面对中医药的发展进行压制。

在西方医学的影响下，20世纪初，中医面临着学术和行政方面的遏制，被认为是"迷信"和"落后"的代表，濒临失传。中医人为了维护中医的尊严和发展，于1929年3月17日在上海总商会大厅召开了全国中医中药业界反对废除中医大会，并成立了全国医药团体总联合会。他们组成请愿团，代表全国中医药团体向国民政府请愿，撤销对中医药发展的压制。后来，这一天被中医界确定为"国医节"。

与此同时，中医人也在冷静地思考东西方文化碰撞与交融的问题。以唐宗海、朱沛文、恽树珏、张锡纯等医学家为代表的医学派别，提出了从理论到临床汇通中西医的观点，即"中西汇通学派"。他们认为既要坚持中医学之所长，又要学习西医学先进之处。《群经见智录》和《医学衷中参西录》就是中西医学汇通的代表作。前者是用近代科学眼光来研究《内经》，后者则从临床实践的角度对中西医争论进行了回应。

近代以来，中医存废之争一直是一个备受关注的话题。其核心问题在于东西方文化的冲突。中西医是两种不同的医学体系，它们在不同的社会历史背景下发展起来，并分别受到不同政治、经济、思想和文化的影响。中医和西医从不同的角度，采用不同的方法来认识人体和疾病，因此得出的结论和观点也不尽相同。这种差异引发了中西医之争，但同时也推动了中医在斗争中不断进步，并寻求变革。在这场争论中，中医不断完善自己的理论体系，努力提高诊疗水平，以适应现代社会的需求。同时，中医也借鉴了西医的先进技术和理念，不断地推进医学的现代化进程。

因此，中医的发展不仅是一种传统文化的保护和传承，更是一种与时俱进的现代化医学体系。中医在面对现代医疗挑战时，仍然能够发挥独特的优势和作用，为人类的健康事业作出积极的贡献。

第六节　新中国成立后的发展

中华人民共和国成立初期，由于社会、经济和自然因素的影响，全国出现了疾病横行、医疗资源匮乏的危急形势，各种急性和慢性疾病威胁着人民的生命和健康。针对这一情况，党和政府采取实际措施，制定了卫生工作方针政策。1950年，全国首届卫生工作会议正式确立了"团结中西医"的指导方针，使中医药事业开始了新的发展之路。1988年，国家中医药管理局成立，标志着中医药的复兴进入了新的阶段。2017年，国家正式颁布实施《中华人民共和国中医药法》，这是我国第一部综合、全面、基础性的中医药专门法，构建了中国传统医药发展的制度框架，为中医药的传承创新、振兴发展提供了法律保障。从百废待兴的初期到现在，中医药的发展取得了翻天覆地的变化，国家对医疗服务、中医药教育、科研创新等方面高度重视，中医药的发展迈上了长足的步伐。

一、中医药服务能力的提升

在新中国成立初期，中医药事业面临着很多困难，如人才匮乏、基础设施落后、医疗机构不健全等。改革开放以来，中医药事业开启了振兴发展的新模式，特别是党的十八大以来，中医药服务能力得到了显著加强。截至 2023 年底，全国中医医院已达 6175 家，中医医疗机构总数增至 92531 个，床位数增加到 173.2 万张，从业人员总数增加到 104.5 万人，医师人数增加到 86.8 万人，年诊疗人次增至 15.4 亿。2008 年，国家启动"治未病"健康工程，先后确定了 173 个治未病预防保健服务试点单位，确定了 65 个治未病预防保健服务设点地区。目前，我国 98% 以上的三级公立中医医院和 89% 以上的二级公立中医医院设置了治未病科。

目前，我国正在稳步推进中医药服务体系的建设。随着体系建设的完成，中医药在治未病中的主导作用、在重大疾病治疗中的协同作用、在疾病康复中的核心作用将得到充分展现。中医药服务也将逐步实现从以治病为中心向以提高人民健康水平为中心的转变。

二、中医药科研成果的创新

新中国成立以来，我国政府一直高度重视中医学术经验传承、古籍保护传承、中医理论基础研究等领域的发展，并给予了大力支持。在全国中医药研究人员的不断努力下，中医药科学研究取得了一系列的积极进展。

一个具有里程碑意义的事件是，1960 年汤颂延首次将手三阴穴针刺麻醉应用于右上肺叶切除手术，同时独特的汤氏头针疗法也在 20 多年的实践中取得了确切的疗效。另外，陈可冀院士的活血化瘀系列研究，以及陈竺院士对砒霜（三氧化二砷）治疗白血病、小檗碱治疗代谢性疾病等多项成果，也得到了国内外医学界的广泛认可。这其中最具代表性的是，屠呦呦研究员在经历了超过 380 次的失败尝试后，于 1972 年成功从中草药中分离出青蒿素，并应用于疟疾的治疗。青蒿素的研究成果是中医药科学研究中的重要突破，也是世界医学史上一次伟大的成就。2015 年 10 月，瑞典卡罗林斯卡医学院宣布，将诺贝尔生理学或医学奖授予中国女科学家屠呦呦，以表彰她在青蒿素治疗疟疾研究中所取得的成就。

在全国中医药研究人员的共同努力下，我国已自主开发出了一批具有自主知识产权的中医药技术成果，处于世界先进水平，引起了中外医学界的广泛关注。如我国成功研制一批濒危动植物资源替代品，包括人工麝香、人工牛黄、人工虎骨等，有效保护了珍稀物种资源，同时满足了中医药临床需求。此外，加深了对中医"证"的现代科学基础、针刺镇痛、经络原理和中药复方作用机制的认识，为中医药的现代化进程提供了坚实的理论基础。同时，进行了中医四诊中脉诊、舌诊、面诊的数字化、定量化研究，为中医诊疗提供了更加科学化的手段。此外，中药活血化瘀治疗心脑血管疾病的显著疗效、外固定方法治疗四肢骨折的成果，得到世界医学界的公认，为中医药在临床的应用中提供了有力支撑。

三、中医药教育体系的完善

自中华人民共和国成立以来，中医药教育得到了前所未有的发展。20世纪50年代初期，大多数省市先后成立了中医进修学校，为广大中医工作者提供了进修和学习的机会。1955年，卫生部直属的中医研究院正式成立，举办了全国第一届西医离职学习中医研究班。1956年，北京中医学院、上海中医学院、广州中医学院、成都中医学院4所首批中医高等院校成立。到1965年，全国中医学院数量达到22所，几乎每个省都成立了中医学院。

1978年，我国恢复研究生招考制度后，中国中医研究院、北京中医学院创办了中医研究生班，为培养高水平的中医药人才奠定了基础。截至2024年，全国有45所高等中医药院校，其中32所是独立设置的本科中医药院校。此外，国家中医药管理局已建设794个中医药重点学科建设点，321个高水平中医药重点学科，全国高校中医药类专业在校学生总数达到83万人。

中医药高等教育至今已经培养出近200万名中医药专业人才，这些人才充实到中医医疗、保健、科研、教育、产业、文化及对外交流与合作等各个领域，推动了中医药事业的发展。目前，我国中医药教育领域建立了本科、硕士、博士及博士后的人才培养体系，结构合理，层次分明，与其他学科领域形成了同步发展的格局。

第二章　博大精深

　　通过之前的论述，我们初步了解了中医学从古至今的发展历程。经过了两千余年的发展，中医学已经形成了一个复杂而精深的体系。这个学术体系又是如何一步一步分化、拓展，逐渐形成的？本章将着重回答这个问题。

第一节　学术体系格局的初步形成

　　中国古代医药学家在长期的医疗实践中，逐步积累了丰富的医药学知识，形成了中医药学理论体系。从战国至东汉末年，是中医药学进入系统理论总结的时期，将临床实践经验逐步总结升华为中医学理论。《内经》《难经》等经典著作的产生，奠定了中医学理论体系的基础。

　　《内经》《难经》《神农本草经》《伤寒杂病论》四部著作的成书，成为中医药学术体系建立的重要标志。这四部著作建构起中医学的理、法、方、药体系，这种体系在后世千百年中被广泛应用于各科临证实践，并逐步丰富和完善。中医药学术体系或者说中医药学科体系也就是在这个基本的格局上不断拓展分化的。

　　其中，《内经》《难经》成为中医理论学科的起点，《伤寒杂病论》成为中医临床学科的肇始，《神农本草经》则成为中药学学科的开端。值得强调的是，这一体系是中医药学术的基本模式，千百年来这种学术体系从未发生根本变化，一直完整地保持着鲜明的特色。

第二节　学术体系各组成部分的不断分化

　　中医学理论和实践基于《内经》和《难经》两部经典著作。这两部著作研究了人体的结构、生理、病因、病机、疾病的诊断、治疗和康复等问题，为构建中医学理论奠定了基础，也是中医学理论与实践不断发展的基石。历代医家在这些理论、原则、技术和方法的基础上，通过实践、探索和创新，使得中医学理论得到了持续的发展。这一过程形成了认识－实践－再认识－再实践的发展过程。

《内经》不仅解决了人体和疾病等基本理论问题，还奠定了中医针灸治疗的理论基础；《伤寒杂病论》则解决了如何用方药治疗疾病的问题，这些成为中医临床学科的起点，还建立了中医学辨证论治的治疗模式，同时也初步进行了内、外、妇科临床的分类。中医学内、外、妇、儿、针灸等临床学科不断分化发展，成为中医学学术体系中最重要的部分。到明代，中医临床学科体系已经比较完整，太医院分为13科，包括大方脉、小方脉、妇人、伤寒、疮疡、口齿、咽喉、接骨、金镞、眼、针灸、按摩和祝由。清代初期太医院则分为11科，之后并为9科，包括大方脉、小方脉、妇人、伤寒、疮疡、口齿咽喉、正骨、眼和针灸。

中医药学是一门综合性的学科，它包括中医学和中药学两个重要的部分。其中，中药学经历了从传统的本草学阶段到近现代中药药理学发展阶段的历程。

《神农本草经》是传统本草学的起点，它主要研究中药药物的名称、性质、功效、产地、采集时间、入药部位和主治病证等问题。本草学在不同时期的发展成就，不仅丰富了传统药物学的内容，而且对于研究农学、植物学、动物学、矿物学、微生物学和化学等提供了极为丰富的资料。

近现代以后，受西方药理学研究方法的影响，中药学的学科分化与发展更为活跃。中医治病不单是一味中药，还要按照一定的理论把几种中药组合在一起来应用，这个组合就是方剂。研究中药的合理配伍，酌定合适的剂量、剂型、用法的学科，就是方剂学。方剂学是中药学中非常重要的一个分支学科。通过研究中药方剂，可以有效地解决临床实践中的诸多问题。两千多年来，在中药方剂这个领域也有很多成就，如我们熟知的《本草纲目》《千金方》等就是其中的代表。

第三节　当代中医药学术体系的建立与完善

当代中医药学科体系的建立和完善是随着中医药教育、科研和临床的发展逐步进行的。目前的中医药学科体系基本上延续了传统的分科结构，但在发展过程中，其分支学科一直处于变化之中。为了适应临床分科的需求，中医临床分支学科不断涌现，中医基础学科也随着中医理论和方法的深化和细化而出现了一些新兴学科和交叉学科。中药学科更是如此，随着对中药各个领域研究的深入，中药学科延伸出了多个分支学科，这对中药学的发展起到了重要推动作用。

　　国务院学位委员会和国家教育委员会在 1997 年 6 月颁布了《授予博士、硕士学位和培养研究生的学科、专业目录》，其中将授予学位的学科门类分为 12 个，并进一步分为一级学科和二级学科两个层次。在该目录中，中医药部分位于"10 医学"类别下，一级学科包括中医学、中西医结合医学和中药学。二级学科共有 15 个，其中中医学下有 13 个，包括中医基础理论、中医临床基础、中医医史文献、方剂学、中医诊断学、中医内科学、中医外科学、中医骨伤科学、中医妇科学、中医儿科学、中医五官科学、针灸推拿学和民族医学（包括藏医学、蒙医学等）。中西医结合学科下有 2 个，分别是中西医结合基础和中西医结合临床。中药学科下未设二级学科。从 2000 年开始，中药学设立了二级学科，包括中药药剂学、中药炮制学、中药资源学、中药鉴定学、中药分析学、中药化学、中药药理学和临床中药学。

第三章　医林撷英

第一节　中医经典

中医学是中国传统文化的重要组成部分，是中华民族在长期生产和生活实践中总结出的宝贵经验，其历史可以追溯到几千年前。中医学是一门自然之学，它遵循自然规律，顺应天道而行，强调人与自然的和谐相处。在中医学的发展历程中，涌现出了许多杰出的医家和著作。其中，《内经》《伤寒论》《金匮要略》《温病条辨》对古代乃至现代中医临床有着巨大的指导作用和研究价值，是具有里程碑意义的经典著作。

一、《内经》

《内经》是中国现存最早的医学经典之一，也是中医学理论体系的奠基之作，它的问世标志着中国医学从单纯经验积累阶段向系统理论总结的阶段发展。《内经》不是一个时期或某个人的著作，而是从春秋战国到秦汉的几百年间，由许多医书汇集、不断增补而成，以黄帝之名为题，大部分内容形成于战国时期。这部书集中反映了秦汉以前的医学成就，为中医学的发展起了奠基和导向作用。《内经》内容广泛，包括《素问》和《灵枢》两部分，各列专题共81篇，逐步形成了中医学独特的理论体系，并以此贯穿中医领域的各个方面，用来解释人体生理、病理现象，指导疾病的预防、诊断和治疗等。

《内经》第一次系统地论述了人体的生理、病理、疾病、治疗的原则及方法，对人类的健康作出了巨大的贡献。它不仅是第一部中医理论经典，还是一部养生宝典。书中不仅讲述了如何治病，还论述了如何预防疾病，提出了"治未病"的重要思想。这部著作以生命为中心，涉及医学、天文学、地理学、心理学、社会学、哲学和历史等多方面，被誉为关于生命的百科全书。

二、《伤寒论》

《伤寒论》是一部讲述外感及杂病治疗规律的医学专著。它由张仲景在公元205年所作，共12卷22篇，包含80余味中药，113首方剂。《伤寒论》重点讨论人体感受风寒之邪所引起的一系列病理变化，以及如何进行辨证施治的方法。它集汉代以前医学之大成，系统阐述了多种外感疾病及杂病的辨证论治，理法方药俱全。相比于《内经》的偏重理论，《伤寒论》更注重临床实践。

张仲景在《素问·热论》的基础上，结合自身的临床实践，对外感疾病的发生、发展、愈后、治疗进行了精辟的阐发。他将外感疾病具有规律性的各种表现归纳为太阴、阴明、少阳、太阳、少阴、厥阴六经辨证。在此基础上，他又将每经结合阴阳、表里、寒热、虚实进行了辨证论治。本书确立了严谨的治疗规范，创立了六经辨证体系，奠定了中医学辨证论治的基础。今天在中医诊疗过程中强调的辨证论治，实际上就始于《伤寒论》。《伤寒论》是第一部理论联系实践、理法方药齐备的临床医学巨著。本书按照伤寒传变的规律，以条文的形式进行逐一辨证，内容言简意赅，但辨证严谨，治疗方法灵活多变，用药少而精。基于本书的用药特点，后世逐渐形成仲景的"经方学派"。

经过实践论证，《伤寒论》中的辨证论治原则不仅适用于伤寒的治疗，而且适用于其他各科疾病的治疗。《伤寒论》中所运用的汗、吐、下、和、温、清、补、消八种治法，对后世具有非常广泛的指导作用。《伤寒论》中的基本方剂，如麻黄汤、桂枝汤、承气汤、白虎汤、小柴胡汤、理中汤、五苓散、泻心汤及乌梅丸等，不仅为人熟知，而且被现代临床广为应用。

三、《金匮要略》

《金匮要略》是东汉末年张仲景所著《伤寒杂病论》中的一部分。全书共有25篇，收录了205首方剂，涉及60余种病证，主要涉及内科杂病，同时包括部分外科、妇产科病证。该书是中国现存最早的治疗杂病的专著之一，也是张仲景所创制的辨证论治的代表作之一，被古今医家誉为"方书之祖""医方之经"，是治疗杂病的典范。最初，张仲景只著有《伤寒杂病论》一书。由于战乱，原书失传了。后人将《伤寒杂病论》分为《伤寒论》和《金匮要略》两部分，其中《金匮要略》包含了内科、外科、妇科及儿科的内容。

《金匮要略》涉及疾病的预防、诊断、治疗等各个方面。一方面，首创了以病为纲、病证结合、辨证施治的诊疗体系。张仲景以病分篇进行编写，明确了病因诊断在杂病中的纲领地位。同时，本书提倡诊断时将病和证相结合，脉与症结合，讲究辨证与施治结合。这种病证结合的诊疗思路，在明确病因诊断的基础上将脏腑病证作为杂病病证的核心，指出诊病时应关注脉象的变化，以及脉象可以反映疾病的吉凶顺逆。本书的辨证和施治结合形成了理法方药和脉因证治为一体的杂病诊疗思路，为杂病防治提出了"无病防病，有病早治，以防传变"的预防为主、防治结合的医疗观念，实为一大创举。

另一方面，本书继承了《内经》立法处方的原则，创制了经方262首，配伍严谨，用药得当，配法灵活，功效卓著，并按照其功效分为解表剂、表里双解剂等，且治疗范围广泛。这为方剂学的归类奠定了基础，为后世方剂学的发展提供了重要参考。

四、《温病条辨》

《温病条辨》是清代医学家吴瑭研究温病学术和临床经验的总结。吴瑭所处的时代，医学思想已逐渐脱离了《伤寒论》的束缚而向前发展，但当时并没有一部系统的研究温病学的专著。叶天士在温病学方面的卫气营血辨证理论虽然有丰富的实践经验，但没有得到广泛推广，温病学说也未被广大医家所接受，当时的医学界治疗温病还是以沿袭《伤寒论》的方法居多。医生在诊治过程中经常出现失治、误治等现象，并且因用药比较杂乱，收效甚微。

吴瑭经过潜心研究，兼温病和伤寒两大学派之所长，写成了《温病条辨》一书，共7卷。全书以"三焦辨证"为立意，其中上焦指的是心、肺病变，中焦指的是脾、胃、大肠病变，下焦指的是肝、肾病变。吴瑭提出了"治上焦如羽，非轻不举；治中焦如衡，非平不安；治下焦如权，非重不沉"的辨证理论。同时根据疾病病因和治法的不同，将温病划分为温热病和湿热病两大类。由温热邪气所引起的疾病称为温热病，由湿热邪气所引起的疾病称为湿热病。根据具体的致病邪气确立病名，具体包括风温、温热、瘟疫、温毒、冬温、暑湿、伏暑、湿温、温燥、温疟和秋燥等。吴瑭在阐述温病辨证时，参照了诸多医家思想，如张仲景的六经辨证、叶天士的卫气营血辨证及吴又可的《温疫论》等，形成了一套博采众长且极具个人特色的思想理论体系。

上述经典著作是中医学术中的重要著作，但由于其文字古奥，寓理深邃，初学者很难理解。即使学过中医基础理论的人，也会感到学习和研究这些经典很有难度。因此，有些医学家认为，想要学习中医，应该先从《医学三字经》《药性赋》《汤头歌诀》《濒湖脉学》这四部医籍入手。这四部医籍具有医理浅显易懂、容易掌握和理解的特点，是初学者学习中医最方便实用的教材。

第二节　历代名医

一、张仲景

张仲景是东汉末年著名的医学家，被后人誉为"医中之圣，方中之祖"。他一生勤求古训，博览古籍，创作了不朽的医学名著《伤寒杂病论》。建安元年（196年），他在返乡时发现村里的乡亲因为天气寒冷，很多人的耳朵都被冻伤了，而且感染了不同程度的风寒。于是，他叫徒弟在空地搭了个棚子，煮上药材发放给乡亲。发药的那天正是冬至，发的药是"祛寒娇耳汤"。祛寒娇耳汤是把羊肉和一些祛寒的药物放在锅里煮，熟了以后捞出来切碎，用面皮包成耳朵的样子，下锅煮熟。这味药不仅可以御寒，又可以防止耳朵冻烂，所以张仲景给它取名叫"娇耳"，即饺子。

张仲景在长沙为官期间，瘟疫肆虐，老百姓都找他医治。每日，张仲景都在处理完公务之后，在后堂或自己家中给人治病。由于他医术高超，前来求医的人越来越多，他干脆公开坐堂应诊，首创了名医坐大堂的先例。后来，人们把坐在药店内治病的医生通称为"坐堂医"，这就是中药店称"堂"的来历。

二、孙思邈

孙思邈，京兆华原（今陕西省铜川市）人，相传为楚大夫屈原的后人，是唐代著名的医药学家和道士，被后人尊称为"药王"。

孙思邈出生于一个贫穷的农民家庭，但从小就聪明过人。他长大后开始研究道家老庄学说，并于隋开皇元年（581年）隐居于陕西终南山中，声名日益远播。

孙思邈不仅精于内科，还擅长妇科、儿科、外科、五官科。他主张治疗妇女和儿童疾病要单独设科，并在著作中首先论述了妇儿医学，这称为"崇本之义"。他非常重视妇幼保健，著有《妇人方》3卷和《少小婴孺方》2卷，置于《备急千金要方》之首。在他的影响下，后世医家普遍重视研究妇儿疾病的治疗技术。

孙思邈非常注重预防疾病，提倡辨证施治的方法，并认为只要"良医导之以药石，救之以针剂""体形有可愈之疾，天地有可消之灾"。他还提出"存不忘亡，安不忘危"的观点，强调"每日必须调气、补泻、按摩、导引为佳，勿以康健便为常然"。他提倡注意个人卫生，重视运动保健，主张采用食疗、药疗、养生、养性、保健相结合的方式预防和治疗疾病。他注重研究常见病和多发病，特别是对于那些由于环境、营养和饮食引起的疾病有深入的研究和丰富的治疗经验。孙思邈对于粗脖子、脚气病、痢疾、绦虫和夜盲等疾病进行了详细研究，提出了许多有效的治疗方法和药方，其中包括用海藻等海生植物和动物的甲状腺来治疗粗脖子，用谷白皮煮粥预防脚气病，以及对痢疾、绦虫和夜盲等疾病的特效药方。

此外，孙思邈还强调适时采药的重要性，他根据丰富的药学经验，确定了233种中药材的适当采集时节。他的研究成果不仅推动了中医药学的发展，而且为后人提供了宝贵的治疗经验和启示。

孙思邈的医学理念是"良医之道，必先诊脉处方，次即针灸，内外相扶，病必当愈"。这意味着在治疗疾病时需要采用综合治疗的方法，即结合药物治疗和针灸术。他主张医生应该有自信和气质，同时又要保持小心谨慎，能够灵活应对各种情况。

他不仅研究了中草药和针灸术，还在火药制造方面有所创新，是中国古代火药制造的先驱之一，在他所著的《丹经内伏硫黄法》中，详细介绍了伏火硫黄法的制作方法。此外，他还著有《明堂针灸图》，阐述了针灸术的理论和实践，并提出了许多有关针灸术的观点和方法。

在临床实践中，孙思邈提出了许多独特的治疗方法，如"阿是穴"和"以痛为腧"的取穴法，这些方法至今仍被广泛应用。此外，他还用动物的肝脏治疗夜盲症，用羊的甲状腺治疗地方性甲状腺肿，用牛乳、豆类、谷皮等防治脚气病，这些方法为后来的医学研究提供了宝贵的经验。

孙思邈十分重视民间验方，他认为这些方剂经过千百年的临床实践，可以肯定其疗效。他对古典医学有深刻的研究，对内、外、妇、儿、五官、针灸各科也很精通，他的许多论述开创了中国医药学史上的先河，特别是论述医德思想，倡导妇科、儿科、针灸穴位等为前人所未有。

三、钱乙

钱乙生活在宋神宗元丰年间（1078—1085 年），他治愈了宋神宗长公主女儿的疑难病，得到了皇帝的赏识，被任命为翰林医官。后来，皇子仪国公患瘛疭，众医束手无策，钱乙熬制黄土汤治愈了他，于是被升为太医丞。

钱乙是北宋时期著名的中医儿科专家，被誉为"幼科鼻祖""儿科之圣"，他的代表作是《小儿药证直诀》。钱乙在儿科学上作出了许多开创性的贡献。首先，他明确了小儿的生理和病理特点，提出了小儿五脏虚实辨证纲领，其中心主惊、肝主风、脾主困、肺主喘、肾主虚的辨证纲领被沿用至今。其次，在治疗方面，钱乙主张以中正平和为主，注重小儿脾胃的保护，创制了一系列适合小儿生理病理特点的方剂。他的组方独特巧妙，化裁精当，力戒妄攻蛮补，对小儿疾病的治疗有很大的帮助。钱乙的学术思想对儿科及整个中医理论产生了深远的影响。他的思想启发了后世医家，在儿科诊治、脾胃学说、脏腑辨证理论、方剂学等方面都有深入的发展。至今，钱乙的思想和治疗方法仍被广泛运用于临床实践中，成为中医儿科的重要组成部分。

钱乙从小就"从吕君问医"，勤奋好学，认真钻研《内经》《伤寒论》《神农本草经》等医学经典。尤其是对《神农本草经》的研究，他下了很大的功夫，一丝不苟地"辨正阙误"。有人拿了不同的药请教他，他总是详细解答，不遗漏任何一个细节。他还收集了古今与儿科有关的资料，并加以研究。在钱乙之前，关于治小儿病的资料不多。《史记》中有记载扁鹊曾为小儿医，东汉卫迅著有《颅囟经》，可惜已经失传。巢元方的《诸病源候论》、孙思邈的《千金方》也有关于儿科病的记载。到了宋初，有人托名古代师巫撰写了

《颅囟经》二卷，谈到了小儿脉法、病证诊断和惊痫、疳痢、火丹（即丹毒）、杂证等的治疗方法。钱乙反复研究这部书，深受启发，并在自己的临床实践中应用。钱乙借助《颅囟经》"小儿纯阳"之说的启示，结合自己的临床实践，摸索出一套适应小儿用的五脏辨证法。因此，钱乙被誉为"幼科鼻祖""儿科之圣"，他的学术思想对儿科学和中医理论都产生了深远的影响。

钱乙没有局限于某一个流派，而是从各家经典中汲取精华，自行整理创制。如他创制的六味地黄丸，就是在崔氏八味丸的基础上加以化裁而成的。此方适用于小儿补益，对后世的养阴滋补有着深远影响，如明代李东垣的益阴肾气丸、朱丹溪的大补阴丸等都是由此方演化而来。因此，有人认为钱乙是滋阴派的先驱。

钱乙创制的其他许多方剂也被后人广泛采用，如治疗痘疹初起的升麻葛根汤，治小儿心热的导赤散，治小儿肺盛气急喘嗽的泻白散，治肝肾阴虚、耳鸣、囟门不合的地黄丸，治脾胃虚寒、消化不良的异功散，治肺寒咳嗽的百部丸，治疗寄生虫病的安虫散、使君子丸等。这些方剂临床应用广泛，疗效显著，至今还是临床常用的名方。

钱乙医德医风高尚，不以自己的名声自居，也不诋毁别人的医术，因此得到了众多医生和患者的爱戴和信任。他不分贫富贵贱，一视同仁，认真诊治，授之于药，患者都满意地致谢而归，钱乙的声誉随即在京城中传开。钱乙不仅精通医书，还广泛涉猎史书杂说，天文地理、社会人事无所不晓，他能超越旧有框架，融合自己的观点，大多与科学理论相符合。他精通本草，对物理知识也很了解，能够准确判断药物的功效和副作用，常有人得到了一种特殊的药，或者遇到什么疑难的问题，向他求教，他总能给出正确的答案，充分展示了他渊博的知识。

四、刘完素

刘完素（约1120—1200年），别号守真子，自号通玄处士，金代河间（今河北河间）人。因长年居于河间，被人们尊称为"河间先生"或"刘河间"。据传他的原籍为河北甘肃宁杨边村（今师素村）。

刘完素自幼聪慧，酷爱医书。由于母亲病逝时三次延医不至，使他深受打击，从而立志学医。他25岁时开始研习《内经》，勉力攻读，终于有所领悟，认为人身之气皆随五运六气而有所兴衰变化，并指出运气常变，应当掌握其规律。同时，他阐发了《内经》的病机十九条，认为人体致病皆为火热，治病须使用寒凉法，以降心火、益肾水为第一要旨。

刘完素反对套用古方，批评滥用《太平惠民和剂局方》（简称《局方》）中的燥热之剂。他善于使用寒凉疗法，因此被后世称为寒凉派代表人物之一，也是金元四大家之一。他的著作非常丰富，代表作有《素问玄机原病式》《黄帝素问宣明论方》《素问病机气宜保命集》等。

刘完素所处的时代正是中国医学历史上百花齐放的时期，各种学术思想都在激烈地碰撞、交流和创新。在这样的大背景下，刘完素成为当时最具代表性的四大医学学派之一的"寒凉派"的代表人物。

当时，金人进攻中原，天灾横行，疫病蔓延，疾病肆虐。但是由于沿袭宋时的用药习惯，人们还是继续使用《局方》中的药物治病，而这些药物对于当时疾病的治疗效果较差。刘完素反对套用古方，反对滥用《局方》燥热之剂，他深入研究《内经》中关于热病的论述，提出使用寒凉药物来治疗传染性热病的观点。

河间地区正是金人进攻中原时的主要战场之一，疾病横生，刘完素行医救人，家门前车水马龙，挤满了远道而来的发热患者，甚至还有一些被抬来的昏迷患者。他为他们扎上几针，开出几剂药方，让他们奇迹般地恢复健康。有时，他还会送医送药给那些贫困的患者。一次，他在路上遇到一家人正在送死者入殓，得知是产妇难产致死，但他发现棺中有鲜血淌出，便令人放下棺材，马上开棺诊治。他在难产妇的涌泉穴等穴位扎了几针，妇人竟然苏醒了，再针刺合谷、至阴等穴，胎儿竟然顺利地产下。家属感激不已，视之为神仙下凡。

刘完素的名声逐渐传遍了金朝廷中，金章宗想请他到朝中为官，但几次都被刘完素拒绝了。朝廷无奈，便赐给了他一个"高尚先生"的名号，以表彰他的医术和行医精神。

刘完素以《内经》为学术基础，精研医理。他在研究中发现，《内经》中关于火热病致病原因的内容非常重要，于是选摘了这部分内容，并进行了深入阐释，这就形成了著名的"病机十九条"。此外，他还提出了"六气皆从火化"的观点，认为"风、寒、暑、湿、燥、火"六气都可以化生火热病邪。因此，在治疗热性病的时候，必须先明白这个理论，才能准确处方用药。

刘完素所创方剂如凉膈散、防风通圣散、天水散、双解散等，都是效验颇佳的著名方剂，至今仍被广泛应用。同时，他对《内经》中的五运六气也有深入研究和独到见解，善于运用五运六气的方法来诊病。他认为没有一成不变的气运，也就没有一成不变的疾病。因此，在处方用药的时候必须灵活机变，具体分析。刘完素在治疗热性病方面的完整理论和对五运六气的独到见解，对后世中医学的发展有着深刻影响，甚至对于温病学派的形成也有着至关重要的作用。

五、张从正

张从正是金代著名的医学家，他出生在一个医学世家，13 岁时开始跟随父亲学习医术。他尊崇刘完素的学说，并且在自己的实践中形成了独特的医学理论，以高超的医术成为一代名医。

张从正不仅注重吸收古人的经验，同时也不盲目追崇。他曾告诫麻知几要小心不要迷信仲景在书上的言论。这表明他既尊重医学先辈，又不会盲目接受传统观念。他还说过巢元方是先贤，不应该轻视。但是，如果他们的观点是错误的，因为关系到人的生命，就必须进行辨析。

张从正不只推崇古人的医学理论，也在实践中不断探索创新，形成了独特的医学体系，他的医术胆识和创新精神让他成为了中国医学史上的重要人物之一，他所创立的攻邪派医学理论，对后世医学研究产生了深远的影响。一般医生很少轻易使用的汗、吐、下这三种治疗方法，张从正在治疗中却能大胆地应用。下面列举一则描述他运用汗法治病的医案：一妇人身体发冷，喝热粥，六月天穿着冬衣戴着狐帽，仍感到寒冷，而且常年泄泻不止，每天服用生姜、附子等燥热的药物都没有效果，连续三年求医无果。张从正在诊脉时发现患者脉象强而有力，断定她并不是虚寒，而是有热。于是，张从正用凉布覆盖她的胸前，并用井水反复洒在她身上，妇人大声叫喊"杀人啦"，但张从正并没有停下来的意思，反而让别人按住妇人，继续用冷水淋她。后来，妇人开始大量出汗，长期困扰她的阴寒积热得以散去，随后痊愈。这个医案足以显示出张从正在治疗疾病时胆识过人，对汗法的运用娴熟而准确，这得益于他对医学理论的深入了解，对药物特性的熟悉和丰富的临床经验。张从正认为，所有疾病都是因为邪气侵入身体而引起的，所以他强调在治疗疾病时必须先去除外邪，一旦邪气去除，正气自然平衡，不能因为害怕使用攻邪药物而只顾补益。因此，他创立了独特的"汗、吐、下"攻邪法，成为"攻邪派"的奠基人。

六、李杲

李杲，真定（今河北省正定县）人，晚年自号东垣老人，他在中医学方面有着很高的造诣和贡献。据记载，李杲年轻时曾经游学于江苏、福建等地，广泛学习医学、经史、诗词等方面的知识。后来回到故乡，担任过当地的官员，但因不满当时的政治环境，选择离开官场，专心致力于医学研究。

李杲十分重视脾胃在人体中的作用，认为脾胃为后天之本，脾主运化，胃主受纳，他主张调理脾胃，补益气血，使人体正气充盈，从而达到治疗疾病和强身健体的目的，因此提出了"脾胃学说"，并成为"补土派"的创始人。他的医学理论对于后世医家影响深远，成为了中医学的重要流派之一。

李杲医术精湛，尤其擅长治疗伤寒、痈疽、眼病等疾病，赢得了广泛的赞誉和尊敬。他虽然不以行医为业，但依然受到了很多人的尊重和敬仰。

王善甫小便不通，眼睛凸出，腹部胀大，大腿以上的部位坚硬，不能正常进食。吃了很多甘淡的药物，都没有效果。李杲认为，王善甫的病情很严重。《内经》中提到，膀胱是人体津液的存放之处，必须先经过气化，津液才会排出。但由于王善甫的气不能很好地转化，所以渗透和排泄之药不起作用。如果没有阳气，则阴气无法产生，如果没有阴气，则阳气无法转化。由于王善甫吃的都是阳药，只有阳气没有阴气，所以无法促进气化。因此，李杲让王善甫服用纯阴药，第二天他的病就好了。

西台萧君瑞在二月中患上了伤寒，发高热，医生让他服用白虎汤。尽管他的原始症状消失了，但他的脉搏变得沉细，小便失禁。李杲看完之后认为这是因为他在立夏之前误服白虎汤。白虎汤是一种大寒的药物，只能寒伏脏器，不能通经络。如果不妥善使用此药，则伤寒本病就会隐藏在经络之间。如果再使用大热的药物，就会引起其他疾病，这并不能解决因误服白虎汤而引起的问题。因此，李杲选择了升阳通经的温药来治疗萧君瑞的病。有人想要难为李杲，说白虎汤是大寒之药，如果不使用大热的药物，又怎么能治疗呢？李杲说：伤寒病服白虎汤后，本症隐于经络之间，阳不升则经不通，经通才能见本症伤寒，伤寒显露后，就不难治了。这意味着要让阳气升腾打通经脉，才能治疗伤寒。

李杲治病的方法，一般都是先辨证，再对症下药，从而取得了显著的疗效。其所著之书也广泛流传至今，在医学史上有较大的影响力。

七、朱丹溪

朱丹溪，原名朱震亨，字彦修，是元代著名的医学家。他出生在浙江义乌，因为他的故居旁有一条美丽的小溪叫"丹溪"，所以人称其为"丹溪翁"或"丹溪先生"。朱丹溪医术高超，擅长临证，经常一帖药即可治愈患者，不必再复诊，因此被人称为"朱一帖"或"朱半仙"。

朱丹溪先学习了儒家经典，后改行医道。在研读《素问》《难经》等经典著作的基础上，他到处寻找名医，最终拜在刘完素的再传弟子罗知悌门下，成为融合多家学说的一代名医。朱丹溪认为，三家学说所论的治疗方法，对于泻火攻邪、补中益气等方面还不够全面，因此提出了滋阴大法的观点。他强调了"阳常有余，阴常不足"之说，创立了阴虚相火病机学说，认为人体的阴气和元精很重要，因此他成为了"滋阴派"的创始人。

朱丹溪和刘完素、张从正、李东垣并称"金元四大家"，在中国医学史上占有重要地位。他的弟子众多，方书广为流传，著有《格致余论》《局方发挥》《丹溪心法》《金匮钩玄》《素问纠略》《本草衍义补遗》《伤寒论辨》《外科精要发挥》等著作，对中医药的发展作出了重要贡献。

朱丹溪医术高明，医法大胆，不拘一格，因此在当时备受尊重。有一位浦江的秀才新婚不久，爱妻突然患病去世，导致他忧郁成疾。名医戴思恭多次诊治，却无法见效。最终，戴思恭向朱丹溪请教，并推荐秀才到他那里治疗。朱丹溪切过秀才的脉搏，忽然说："啊！你有喜了！"秀才一听，不禁失声大笑。朱丹溪说："真的，你是有喜了！我给你开个保胎方。"秀才笑得前俯后仰。回到家后，他告诉所有的人："义乌神医朱丹溪说我有喜，哈哈！"整天都在大笑。说也奇怪，药也没吃，半个月后，秀才的病竟然完全好了。戴思恭感到非常惊奇，便去请教朱丹溪。朱丹溪说：古书云喜胜忧，这位秀才悲痛过度，导致忧郁症，主要得调治他的精神。你看他一天笑了多少次，这病不就好了吗？戴思恭对朱丹溪的医学见解非常赞叹，称赞他是一位医心、医德兼备的圣医。

八、李时珍

李时珍，明代著名医药学家，字东璧，晚年自号濒湖山人，出生于今湖北省蕲春县蕲州镇。他与当时"医圣"万密斋齐名，被誉为"药圣"。李时珍曾在楚王府任职，也曾担任过皇家太医院判。他历经27年，走遍了武当山、庐山、茅山、牛首山及湖广、南直隶、河南、北直隶等地，拜师学艺，收集药物标本和处方，并参考了925种历代医药书籍，撰写了超过1000万字的札记，最终完成了192万字的药物学巨著《本草纲目》。除此之外，他还对脉学及奇经八脉有深入研究，著有《奇经八脉考》《濒湖脉学》等多部著作。李时珍在医学领域中的卓越贡献使他被后人尊为"药圣"。《本草纲目》不仅在医学领域有着深远影响，也成为中华民族文化遗产中的瑰宝。

九、叶桂

叶桂（字天士，号香岩，别号南阳先生），清代著名医学家，也是"温病四大家"之一。他出生于江苏吴县（今江苏苏州），祖籍安徽歙县，家族世代从事医疗行业，叶家先祖叶封山自安徽蓝田村迁往苏州。叶天士自幼耳濡目染，接受了家族的医学传承。他最擅长治疗时疫和痧痘等疾病，是中国最早发现猩红热的医家之一。

叶天士在温病学上取得了突出的成就，被誉为温病学派的代表人物之一。他首创了温病"卫、气、营、血"辨证大纲，为温病的辨证论治开辟了新的途径。他的主要著作包括《温热论》《临证指南医案》《未刻本叶氏医案》等。

叶桂，人称半仙，以手到病除的本事著称。连康熙皇帝也感激他治好了自己的搭背疮，御笔亲题"天下第一"的匾额赐给他。叶桂一生治愈过不少奇疾怪病，声名远扬，神仙们都慕名而来请他诊治。传说有一位神仙请他看病，叶桂诊脉后说："六脉调和，非仙即怪。"这让神仙很尴尬，感到羞愧难当，只好匆匆逃走。虽然这只是个传说，但叶桂妙手回春、起死回生的事迹在民间广为传颂。

历史上有这样一个记载，清代的一位京官在得知自己将被外调苏州后，非常高兴，突然失明。他急忙派人请叶桂看病，但叶桂却提出了一些特殊要求：必须备全副仪仗才能前往。京官同意并派人告知叶桂，但他又要求藩夫人亲自前来邀请。这让京官非常生气，但奇迹也出现了，他的眼睛突然明亮起来了。当叶桂赶到藩府时，京官对他的态度大为转变，变得十分友善，并表示感激。叶桂运用《内经》理论，强调心理治疗，用阳治阴，最终成功治愈了这位京官的目疾。这个故事引起了苏州城内外的轰动，叶桂因此名声大噪。名医治奇病，奇术疗顽疾，故事趣闻相传至今，人们无不拍案称奇。

十、张锡纯

张锡纯是中国中西医汇通学派的代表人物之一，他出生于山东诸城，定居于河北省盐山县，创办了我国第一所中医医院——立达医院，并在 1930 年创办了国医函授学校，培养了许多中医人才。由于他具有高超的医术和特殊的地位，因此医名显赫。

1902 年，43 岁的张锡纯在盐山县北部的刘仁村教导幼童。这年秋天，盐山一带霍乱流行，刘仁村的一位妇女染病暴脱，已经殓服，家属拒绝让人入内视察。张锡纯得知此事后，找到了家属，说："患者仍有一息尚存，当可挽回。"随后，他开出了药方，用大剂量的山萸肉、党参和山药治愈了她。家属感激涕零，非常高兴。

张锡纯是一位医德高尚的医生，曾说："人生有大愿力而后有大建树……学医者为了温饱计算则愿力小，为了济世救人计则愿力大。"1919—1920 年，北方暴发霍乱，张锡纯为救治患者不计私利，免费配制中药，并为穷苦患者发放药物。此外，他还创制了"急救回生丹"和"卫生防疫宝丹"两个处方，并登载在《北洋公报》上，挽救了许多人的生命。

张锡纯治疗疑难杂症的医术高超，1918 年他应邀担任立达医院院长。"立达"一词取自《论语》中的"己欲立而立人，己欲达而达人"。该医院位于沈阳市大东路大什字街的一个院落，现在是 138 中学教学楼的所在地。医院有 20 多个房间，设有内科、外科和针灸科，并配备病床，是国内成立最早的中医医院。张锡纯刚到沈阳时，"治愈重危之证多人，声誉大起"，而且"西医难治之证，经先生治疗多立起"。如沈阳县署一位科长患有梅毒，在外国人的医院治疗了 20 多天，头面肿胀，下肢溃烂，全身高热，神志不清，亲友邀请张锡纯诊治，为了避免被外国医生发现，他借口探望朋友。经过诊断后，他认为这是梅毒相关的热病，只服药 2 天，患者意识就大为清醒，于是决定出院到立达医院继续治疗，10 多天后痊愈。来立达医院求诊的人很多，张锡纯每次诊治都会记录病情，在他所著的《医学衷中参西录》中，记载了他在沈阳诊治的 150 多个病例，占总数的 2/3。张锡纯是一位医术高明、怀有仁心的医学泰斗，他对近现代中医学的发展作出了巨大贡献。

第三节　四大药堂

一、北京同仁堂

同仁堂是一个历史悠久的中药品牌，创立于 1669 年，至今已经有 350 多年的历史。在众多老字号中，同仁堂一直是备受国人关注的品牌。近代中国，许多老字号已经衰败甚至消失，但同仁堂却依旧风生水起。同仁堂的创始人是乐氏家族，他们早期是铃医，也就是中国古代对民间行医者的一种称呼，因手摇串铃召唤病家而得名。乐良才是乐氏家族的第一位铃医，他在行医过程中积累了一定的经验，是一位医术精湛的铃医。他之后的几代乐氏人都从事铃医行业。

清顺治初年，太医院设立，乐显扬成为了正式的太医，负责宫廷的医疗事务。乐显扬共育有四子，其中第二子乐凤鸣从小受到了家族中医药的熏陶。乐凤鸣曾试图考取功名，但未能如愿，最终选择继承父亲的医药事业。康熙二十七年（1688年），乐显扬逝世，乐凤鸣继承父亲的遗愿，在南大栅栏路开设了同仁堂药铺。康熙四十年（1701年），同仁堂正式成立，孙岳为同仁堂题写匾额，使"同仁堂"三个字成为了品牌的正式名称。

康熙四十五年（1706年），乐凤鸣撰写了《同仁堂乐氏世代祖传丸散膏丹下药配方》一书，详细记载了每种药的配方、规格、用量、粗细料的配比及单味药的炮制要求。同仁堂药铺的生意越来越好，也开始生产自己的中药制剂，现在已经成为了中国最著名的中药品牌之一。

同仁堂能够传承至今的秘密在于一直坚持品质和信誉。同仁堂对品质的重视，可以从人们传颂的一个小故事中看出。同仁堂有一种叫紫雪散的药方，其古老配方要求用"金锅银铲"炮制。对于这一奇怪的要求，当时许多商家都选择睁一只眼闭一只眼，因为即使不用金锅银铲，也没有人会察觉到。但是，同仁堂人没有忘记祖先的家训，一直以"修合无人见，存心有天知"为准则。在清光绪年间，八国联军侵华时，同仁堂的金锅银铲被抢走，无力再铸造金锅。当时的女掌柜许夫人，面临的当务之急是生产急救用的紫雪散。为了保证药效，一口金锅成了同仁堂上下的头等大事。就在为金锅银铲发愁之际，许夫人发现身边的女眷们佩戴的金银饰品，于是想到了解决办法。她带头拿出了自己所有的金银首饰，其他女眷们也纷纷响应，摘下耳环、褪下手镯、取下发簪等，共凑出大约100余两金银首饰。她们将这些收集上来的首饰认真清洗，用布包裹并全部放到锅中与药一同煮起来，使金银元素在药中发挥作用，确保了古方紫雪散的制药质量。这不仅是一种非常认真的工作态度，更是制药人的精神。正是这种精神才使得同仁堂的药疗效显著，在海内外名声斐然，使"同仁堂"这块金字招牌屹立了300多年而不倒。

二、杭州胡庆余堂

在杭州秀丽的吴山北麓，坐落着气宇轩昂、金碧辉煌的古建筑群，这就是闻名遐迩的"江南药王"杭州胡庆余堂。胡庆余堂的名字来源于《周易》，言："积善之家，必有余庆；积不善之家，必有余殃。"因为秦桧曾有"余庆堂"，胡雪岩将"余庆"颠倒一下变成"庆余"，取名"胡庆余堂"。在创办过程中，胡雪岩一直秉承着货真价实的制药理念，在当地百姓心目中具有极高的地位，因而国内素有"北有同仁堂，南有胡庆余"之称。140多年来，胡庆余堂一直秉承着胡雪岩"戒欺"的祖训，经历了历史的风风雨雨，胡庆余堂已成为杭州历史文化不可或缺的重要组成部分。做工精致的乳钵、粉碎药材的铜船、制作花露的瓷罐……如今胡庆余堂成为中国唯一的国家级中药博物馆。

晚清时期，中国社会动荡不安，在内忧外患的情形下，很多人沉迷于吸食鸦片，长期吸食鸦片的中国人免疫力丧失，经常会感染各种疾病。在杭州城内外，传染病导致死尸遍地都是，在这种社会环境下，"红顶商人"胡雪岩顿生恻隐之心，决心以个人名义向灾区施舍药品，然而仅凭一己之力是不够的，最后胡雪岩凭借其卓越的商业才能，为了拯救百姓于水火，开始筹建胡庆余堂悬壶济世。胡雪岩集巨匠，摹江南庭院风格，耗银三十万两，于1874年完成胡庆余堂的施工，整座建筑犹如仙鹤停驻在吴山脚下。胡雪岩热衷钻研宋代皇家药典，胡庆余堂承南宋《太平惠民和剂局方》，广纳名医传统良方，精心调制丸、散、膏、丹并设置了制丹丸大料部、制丹丸细料部、切药片子部、炼拣药部、胶厂等部门。经过多年潜心钻研，胡庆余堂研发的中药著称于世，这些制成的药品一直沿用至今，且远销海外。在悠久的历史中，胡庆余堂沉淀了丰富独特的文化，可以说是中国传统中医药文化之精华。

三、广州陈李济

陈李济创建于明万历二十七年（1600年），至今已有四百多年的历史。清同治皇帝服用陈李济的"追风苏合丸"后病愈。由此，以"杏和堂"为商号的广州陈李济名躁大江南北。而"帝师"翁同龢在光绪年间为其题写"陈李济"店名，三个鎏金大字至今仍保存完好。可以说，陈李济是我国中药行业的一面旗帜，历史上与北京同仁堂、杭州胡庆余堂齐名，是南方中药代表之一。而且陈李济比同仁堂早69年，更比胡庆余堂早274年。

陈李济以"同心济世"为宗旨，基于历代古方验方，研制生产了数十种中成药，包括膏、丹、丸、散、茶、酒等，药效之灵，制品之精，遍及南北大地，远至东南亚各国，广受好评。每年秋季，举子们都要入京参加科举考试。由于千里迢迢进京赶考，他们不免会受些风寒之侵，水土不服。陈李济在这种情况下，推出了"红纸包一丸"，并自编歌唱颂，歌以赠之，药到病除，赢得了"广药"之誉。陈李济的药品曾经被清代同治皇帝和慈禧太后等人所推崇。据说，慈禧太后长期服食陈李济的"乌鸡白凤丸"，容颜保持老而不衰。

陈李济，作为中国最早建立的制药企业之一，已有四百多年的历史，一直秉承着"诚信为本，同心济世"的宗旨，为中华民族的药物事业作出了巨大贡献。其成功的关键在于一个"济"字。"济"既是给予，是对弱者的扶助，更是创始人及一代代陈李济人的追求。这一精神也是对以"仁"为核心的博大精深的中华传统文化的传承和发扬。

由于陈李济人有济世之心，所以他们坚守古方正药之"正"，选用天字第一号的正品一等的道地药材，如东北的人参、鹿茸，化州的正宗橘红，德庆的何首乌，肇庆的茨实，阳春的砂仁，特别是作为镇店之宝的新会正宗陈皮，以生产出高质量的中药产品。在这种精神的引领下，追风苏合丸、乌鸡白凤丸、壮腰健肾丸、补脾益肠丸等享誉中华的名牌产品也相继诞生。

陈李济人始终奉行"同心济世，长发其祥"的宗旨，将免费为劳苦大众服务列为店铺规章，扶危济困，施药赠茶，代代不辍。更为感人的是，为了预防火灾，陈李济重金从英国进口三部消防水车及有关器材，组织义务消防队，除消防用具外，另备药箱随行应急，消防用具皆书黑底白字"陈李济"。一旦市民遇火灾，他们会立即停工义务施救。虽然历史已经悄然远去，消防车寂静无语，但是陈李济人当年的善举仍然被广州市民口口相传，展示了中华文化中"仁"的精神和传统。

四、武汉叶开泰

叶开泰药铺的历史可以追溯到明崇祯四年（1631 年），当时叶文机的父亲叶神仙带着他逃难到了汉口。叶神仙是一位民间老中医，两人在汉阳古琴台附近摆起了药摊，开始行医卖药。1637 年，叶神仙去世，叶文机接手了父业。当时，湖南岳阳一带瘟疫流行，他前往应诊，并用药治疗，效果显著，深得驻军简亲王的赏识和赞助。于是，他借此机会在汉口鲍家巷口开了一家药铺，并取名"叶开泰药室"，以纪念叶神仙的嘱托"只图国泰民安"，将"叶"氏之姓与"开泰"之意结合在一起，成为"叶开泰"。

叶文机自制药物，悬壶应诊，以医荐药，因为医疗与药物双管齐下，深受百姓欢迎。第三代的叶宏良接手了"叶开泰药铺"，当时社会局势逐渐安定。叶宏良不仅善于理财，而且善于管理家族事业，叶氏家族成员也陆续出仕为官。他的长孙叶名琛通过科举考试进入仕途，并于 1850 年升任两广总督。在第二次鸦片战争中，叶名琛被英军俘虏，为了维护民族尊严，他坚持"宁为玉碎，不为瓦全"的信念，最终选择了吞石自杀，死于印度加尔各答。由于人民对叶名琛的怀念和尊敬，叶开泰药铺的名气也越来越大。叶宏良次孙叶名沣在长兄爱国精神的鼓舞下继承了祖业，刻苦钻研中药药理和成药配方，自制出了独特的名牌产品"八宝光明散""虎骨追风酒""人参桂鹿茸丸""十全大补丸"等中成药，畅销省内外，并远销港澳及东南亚等地，各地求医问药者源源而来，常年不断。

叶名沣随即扩大作坊，发展生产，又使"叶开泰"这块金字招牌更进一步增添了光彩。从乾隆到咸丰这段时期，叶开泰一直在发展壮大。他们将经营范围扩大到了药店和药厂，并且认真修订配方，精选药材，大量自制名产成药，力求保证产品的质量和提高顾客的满意度。同时，他们在对外宣传上也下了很大的功夫，广泛宣传他们的药店和药品，扩大了知名度。1870 年，汉口药材行还没有专业会馆，叶开泰为了取得在八大行中的地位，捐助巨资支持修建药帮会馆三皇殿。在三皇殿落成时，叶开泰借此机会，为叶名琛之妻叶汪氏祝寿，在三皇殿设筋古演三天，引起了全市轰动。叶名琛反洋遗训，提出了"不买洋货，不点洋油灯，不用洋米"等口号，以期抵制西药，扩大中药的宣传。

叶开泰药店的成功，得益于一套行之有效的经营之道和一批传世的名牌产品。作为一家医药店，叶开泰历代经营者都非常注重产品质量。出于对患者的责任心和诚信经营的理念，他们认真选用方剂、精选原料和精心监制。如在制作参桂鹿茸丸时，必须使用一等高丽参；制作八宝光明散时，使用的麝香和冰片指定要来自著名药材行的货品；而制作虎骨追风酒的虎骨则必须选择前有邦骨、后有凤眼的四腿来熬制虎胶。此外，在原料的选配方面，负责的"老总"会亲自掌握配方剂量，并进行分别配制和合剂。在烘制丸药时，必须用各种烘箱将各个品种分别烘干，并使用击碎的木炭灰来覆盖，让丸药缓慢干燥，以保持药味经久不变。

在叶开泰制药作坊的门前，有一幅屏风上写着"宁缺毋滥，不好再来"八个大字。这是时时提醒药事人员，必须具备高度的质量意识，不能因贪图便利而忽视药品的质量。正是由于这种高度的责任感和严格的管理制度，叶开泰药店在医药行业中享有极高的声誉，成为了医药行业的佼佼者。

第四章　成就斐然

第一节　世界上最早的全身麻醉药——麻沸散

中医学是中华文化不可或缺的一部分，历史上几乎每个朝代都有几位妙手回春的医学圣手。从春秋战国到东汉时期，社会经济条件让古代医学得到了长足发展，涌现出不少名医。东汉时期的董奉、张仲景和华佗更是被誉为"建安三神医"，其中最为人所熟知的名医当数华佗。华佗医术高超，精通内科、妇科、儿科、针灸等，尤其擅长外科，后人尊称其为"外科鼻祖"。所谓外科，即处理身体创伤、胸腹急症等，在医治过程中患者常疼痛难忍。为了保障治疗，华佗在前人的基础上，经过多年走访和试验，研制出一种可以麻痹人体神经的药物，这便是世界上最早的医学麻醉剂——麻沸散。华佗将麻沸散与热酒混合，让患者服下，患者会渐渐失去知觉，陷入昏睡，之后华佗便能对其进行开胸剖腹、清除腐肉等高难度的外科手术。整个过程中，患者不会感觉到任何疼痛。待药效过后，患者也能自行清醒。华佗的这一创举为中国古代医学开拓了新的研究领域，麻沸散的发明甚至比美国的乙醚麻醉剂早了一千六百多年，可谓是外科医学的先驱。《三国志》一书有评："华佗之医诊，诚皆玄妙之殊巧，非常之绝技矣。"后世也常用"华佗再世""元化重生"等词语来盛赞医生的医术高超。

相传曹操因为罹患头风，时常痛苦不堪，经人推荐找来华佗为他医治。华佗诊后提出一个治疗方案，让曹操服用麻沸散做全身麻醉，再由他进行开颅手术去除"风涎"，根治头风。然而生性多疑的曹操认为华佗居心叵测，想假借手术之由谋害自己的性命，便下令将华佗关进大牢严刑拷问。华佗在入狱之后，深知自己性命难保，便用一年多的时间把医学知识和经验总结成一本医书，托狱卒好好保管，以便日后能流传于世，广济众生。医书交托之后不久，华佗便病死于狱中。无奈那名狱卒一时疏忽焚毁了医书，书中麻沸散的相关资料也随之失传。麻沸散未能得到传承，实属中国医学史上的一大损失。

第二节　世界上第一部国家药典——《新修本草》

世人只知《神农本草经》《本草纲目》等专记药物的书籍，但其实《新修本草》才是中国第一部由政府颁布的药典，也是世界上最早的药典，它编撰于唐高宗显庆四年（659年）。

7世纪中叶，由于国家的统一，中原地区的经济迅速恢复和发展，西北少数民族的内迁，初唐交通和贸易的发达，西域和印度文化不断输入，使唐代的药品数目和种类不断增加，丰富了我国药物学的内容。当时医家奉为治病指南的《本草经集注》，由于陶弘景编著时存在的种种不足及梁代以后一百多年来传抄改移所出现的错误，已不适应当时形势的需要，因此有必要把药物知识加以总结和整理，以适应医疗上的需要。当时任职于朝廷的医药学家苏敬深感用药治病至关重要，特向朝廷提出编修新的中药学专书之建议。彼时，唐朝廷对科学文化甚为重视，很快即采纳此建议。《新修本草》比1542年颁布的《纽伦堡药典》（欧洲最早的药典）早883年。《新修本草》又名《唐本草》《英公本草》，共54卷。分为《药图》25卷、《图经》7卷、《本草》20卷，正文实际载药850种，以记载药物形态、产地为多，兼述药效、别名等，为后世辨证用药提供了基本依据。

第三节　世界上最早的医学教学模型——针灸铜人

针灸术是我国独特的医疗技术，它具有简、便、廉、验的特点，因而深受人民群众的欢迎。我国古代医学的传授多为师徒私相授受，医药的集体教育一直到南北朝才开始，唐代的太医署是当时世界上规模最大的医学专科学校。为了使学生掌握针灸穴位位置和经络循行方向，早在秦汉时期，人们就绘成针灸腧穴图，南北朝和隋唐时期的针灸穴位图进一步发展，一般绘成正面、背面和侧面三种针灸穴位图，有的图还带有色彩，以标记不同的经络走行方向，易于辨认。唐代的太医署在教学时，基本上就是先在针灸腧穴图上讲解，然后再在人身上具体操作。然而，针灸腧穴图毕竟还是绘在纸上的平面图，位置有时也不容易准确掌握。11世纪初，北宋医官王惟一编修了《铜人腧穴针灸图经》。同时他对雕塑技艺也很有研究，想要突破针灸图教学的限制，做一个针灸模型，供教学之用。在王惟一的主持下，大家商议，开动脑筋，共同参加设计，最后用纯铜铸造了学习针灸用的人体模型。这种针灸铜人制得与真人一样大，男性，中心是空的，四肢内部用木头制成骨架，躯体内还配备有心、肺等脏器，做工十分精细。在铜人的表面，铸刻着全身的十四条经络，这些经络有的从足趾端经躯干走向腹部或头部，有的由手指端走向胸部或面部。在经络循行的路线中，刻铸有一个个的小孔穴，这就是针灸用的腧穴，全身共有三百多个穴名，两侧加在一起共有七百多个穴位，在穴位的旁边还刻铸着这些穴位的名称。针灸铜人还用来考核学生掌握针刺手法的程度。考试的时候，先在铜人的表面涂上一层薄薄的腊，再往铜人体内灌满水，然后给铜人穿上一件薄薄的衣服。老师让学生针刺某些穴位，学生如果扎得准确，在针抽出穴位后，水就顺着针眼渗出来。如果没有扎准，则针扎不进去，当然也就不会有水随之流出。如此精巧的设计让今天的我们也叹为观止。

第四节　世界上最早的法医学著作——《洗冤集录》

《洗冤集录》为宋代宋慈（1186—1249 年）所作，是世界上最早的一部较完整的法医学专著，通称《洗冤录》。宋慈，字惠父，南宋建阳（今属福建）人。宋宁宗嘉定十年（1217 年）进士。历任主簿、县令、通判兼摄郡事等职。嘉熙六年（1239 年）升任提点广东刑狱，以后移任江西提点刑狱兼知赣州。淳佑年间，提点湖南刑狱兼大使行府参议官。这一期间，宋慈在处理狱讼中，特别重视现场勘验。他对当时传世的尸伤检验著作加以综合、核定和提炼，并结合自己丰富的实践经验，完成了这部系统的法医学著作。《洗冤集录》的宋刊本迄今尚未发现，现存最早的版本为元刻本《宋提刑洗冤集录》。内容自"条令"起，至"验状说"终，共 5 卷，53 条。从目录来看，本书的主要内容包括宋代关于检验尸伤的法令、验尸的方法和注意事项、尸体现象、各种机械性窒息死、各种钝器损伤、锐器损伤、交通事故损伤、高温致死、中毒病死、尸体发掘等。《洗冤集录》是集宋慈以前外表尸体检验经验之大成的著作，推动了我国法医学的发展与进步。

第五节　预防天花的人痘接种术

天花是一种由天花病毒引起的烈性传染病，其传染性强，致死率高，长久以来，人类对于该病一直没有有效的防治方法。在英国琴纳发明的牛痘接种法之前，中医早在唐朝就已经开始研究用"人痘"接种预防天花。《牛痘新书》中记载："考世上无种痘，诸经唐开元间，江南赵氏，始传鼻苗种痘之法。"鼻苗种痘法是用棉花蘸取痘疮脓液塞入接种儿童鼻孔中，或将痘痂研细吹入鼻内。但主要是在民间秘传，应用并不广泛。到了宋代，《痘疹定论》中记载：宋真宗时期，宰相王旦的几个子女均不幸死于天花，后他老来得子，取名王素，为了避免王素重蹈覆辙，他便召集许多医师商议防治痘疮的方法。听闻四川峨眉山有"神医"能接种人痘预防天花，遂请该医生为其子种痘。种痘 7 天后，王素全身发热，12 天后痘已结痂。这是中国典籍中有关种痘技术最早的记载。这种方法曾经在世界范围普及，但因为接种人是得了真正的天花，因此有很大的风险。直到后来牛痘的出现，人类对于天花的防治才有了一种更加安全高效的手段。18 世纪伏尔泰曾在《哲学通信》中写道：我听说一百年来中国人一直有此习惯（指种痘），这是被认为全世界最聪明、最讲礼貌的一个民族作出的伟大先例和榜样。

第六节　抗疟疾的青蒿素与诺贝尔奖得主屠呦呦

1971 年 10 月 4 日，中国中医研究院中药研究所的一间实验室里，研究员们屏住呼吸等待着青蒿乙醚中性提取物样品抗疟实验的最后结果。前面的 190 次实验都失败了，紧张与期待交织在每个人心中。终于，结果出来了，对疟原虫的抑制率达到 100%！实验室沸腾了，课题组组长屠呦呦一颗悬着的心终于放了下来，露出欣慰的笑容。这是青蒿素发现史上最为关键的一步。这一天，注定被历史铭记。

44 年后的诺贝尔奖颁奖典礼上，屠呦呦凭借对疟疾治疗作出的突出贡献，为中国本土进行的科学研究捧回了第一个诺贝尔生理学或医学奖，也让中药在世界的舞台上绽放光芒。对此，她总是说"研究成功是当年团队集体攻关的结果"。"呦呦鹿鸣，食野之蒿"，这是《诗经》古老的诗句，仿佛冥冥中已注定屠呦呦与青蒿素的不解之缘。正如青蒿这一不起眼的菊科植物，看似普通却藏有能拯救生命的巨大能量，屠呦呦数十年如一日执着于青蒿素及其衍生物的研究，低调无闻，但她和团队的发现却在全世界治愈了两亿多饱受疟疾折磨的患者。

受喜爱读书的父亲影响，年幼的屠呦呦喜欢在书房翻看医书，对中草药有着浓厚的兴趣。16 岁不幸患上肺结核休学两年的经历，让屠呦呦心中治病救人的梦想更加坚定。几年后，她如愿考入北京医学院（现北京大学医学部）药学系，毕业后分配在中国中医研究院（现中国中医科学院）中药研究所工作。当时科研设备陈旧，科研水平不高，不少人认为研发抗疟药物这个任务难以完成。屠呦呦铿锵有力地说"没有行不行，只有肯不肯坚持"，自此踏上寻药之路。她广泛收集历代医籍，查阅群众献方，请教老中医专家。仅用 3 个月的时间，就收集了 2000 多首处方，在此基础上整理了包含 640 个方药的《疟疾单秘验方集》。经过周密的思考，屠呦呦设计了研究方案，对青蒿设计了用低温提取，控制温度在 60℃以下，用水、醇、乙醚等多种溶剂分别提取，将茎秆与叶子分开提取等实验方案。课题组夜以继日地研究，终于在 1971 年第 191 次低沸点实验中发现了抗疟效果 100% 的青蒿提取物，并在次年提炼出抗疟有效成分青蒿素。疟疾与艾滋病、癌症一起，被世界卫生组织列为"世界三大死亡疾病"。青蒿素的发现，为世界带来了一种全新的抗疟药。以青蒿素为基础的联合疗法已成为疟疾的标准治疗方法，过去20多年间，在全球疟疾流行地区广泛使用，为世界人民的健康作出了巨大贡献。屠呦呦说，青蒿素是传统中医药献给世界的礼物。中国科学家把青蒿素这件宝物挖掘出来，将希望的光芒照亮世界遭受疟疾病痛的角落。

第七节　经络与针灸麻醉原理的研究

经络是运行气血、联系脏腑和体表及全身各部的通道，是人体功能的调控系统。经络学也是针灸和按摩的基础，是中医学的重要组成部分。经络学说是中医学基础理论的核心之一，源于远古，服务当今。在两千多年的医学历史长河中，一直为保障中华民族的健康发挥着重要的作用。针灸麻醉是一种根据经络理论，以针灸方法镇痛的麻醉技术，具有术中患者清醒、对生理功能影响少、副作用小、术后恢复快的优点，是中西医结合的重要成就之一。在唐代薛用弱的笔记小说《集异论》中，就有政治家兼医家狄仁杰，用类似针刺麻醉的方法为患儿取鼻部肿瘤的记载。1955年，我国已经普遍将针灸麻醉用于小手术的辅助镇痛。从1958年开始，上海、西安的有关医疗单位率先开展研究，用针刺麻醉配合西医手术。1958年8月30日，上海市第一人民医院耳鼻喉科一位年轻住院医师尹惠珠在为扁桃体患者手术时，凭术后止痛的经验，尝试在患者双侧合谷穴分别进行针刺。在没有注入任何麻醉药的情况下，尹惠珠顺利地对患者的扁桃体进行切开、分离和摘除，整个过程中，患者并没有感到明显疼痛与不适。随着针灸麻醉机制研究的不断推进，该技术在临床中应用的范围也越来越广。针灸麻醉作为我国针灸学的重大发现，近年来临床应用和学术理论均得到了长足的进展，成为现代外科手术的一种非药物性麻醉方法，对外科麻醉与痛觉生理学的研究产生了重要的推动作用。

第八节　血瘀证与活血化瘀法的研究

血瘀证是中医学中的一种常见证候，表现为血液循环不畅，停滞瘀积所引起的固定性刺痛、舌质、皮肤紫暗或有瘀点、瘀斑、腹部瘤积等症状。血瘀证常见于多种疾病，如腹痛、噎膈、胁痛、臌胀、中风、癫狂、痛经、闭经，以及西医的肿瘤、肝硬化、冠心病、脑血管意外等。

　　活血化瘀是针对血瘀证的中医治疗方法，具有活血脉、散瘀滞、消癥瘕的作用。但是，活血化瘀的现代科学内涵以往少有研究。近年来，陈可冀院士通过大量文献研究和临床实验，结合长期临床工作经验，证明血瘀证与多种病理生理改变有关，如血液循环和微循环障碍、血液高黏滞状态、血小板活化和黏附聚集、血栓形成、组织和细胞代谢异常、免疫功能障碍等，其中以心脑血管病为主，也可能包括感染、炎症、组织异常增殖、免疫功能和代谢异常等其他疾病。

　　陈可冀院士将活血化瘀法的基本作用归纳为"活其血脉，化其瘀滞"两方面，结合现代药理研究对其作用机制进行了科学阐释。血瘀证的治疗应针对病因病机，采用中药活血化瘀的方法，调整患者的血液循环，消除瘀血和淤积，从而达到治疗疾病的目的。

　　陈可冀院士认为，血瘀证初期形成通常是由于血液生理功能异常，表现为血液浓稠、黏滞、凝聚和血小板功能异常，从而导致血液流变性改变。血瘀证具有广泛的含义，涉及心脏、脑等多个组织器官的生理功能异常。因此，活血化瘀治疗的核心在于活化血脉，即改善血液的流动性，使血液在血管中畅通无阻。通过大量的临床和实验研究，陈可冀院士证实了反映活血化瘀治疗原理的相关药物可以改善血液的物理化学特性和流变状态，改善心脑血管功能和微循环灌注，揭示了"活化血脉"相关药物的具体药理作用。他主编了《血瘀证与活血化瘀研究》《实用血瘀证学》等与活血化瘀理论相关的专著，在传统血瘀证和活血化瘀理论的基础上，系统地建立了现代活血化瘀学术理论体系。血瘀证系列标准、专著和相关实验方法的建立、推广和应用，极大地推动了我国中医药事业的现代化进程。

第九节　中医药防治疫病

　　两千多年来，中医药在与疫疠（传染病）做斗争的过程中，积累了宝贵的经验和丰富的理论，在战胜病魔的过程中，形成了较为完善的预防和治疗措施。千百年来的抗疫实践证明，运用传统中医药对传染病的治疗方法不仅有效，而且患者预后效果良好。即使是在科学技术、信息技术高度发达的今天，中医药在预防和治疗新发传染病中仍然发挥着重要作用。如在2003年严重急性呼吸综合征（SARS）的防治工作中，广州中医药大学附属医院积极运用中医药实现零死亡，这样的防治效果，得益于中医系统性思维指导下的辨证论治。自新型冠状病毒肺炎疫情发生以来，中医药全程深度介入救治过程，在防、治、康各个阶段均发挥了重要作用。中西医结合、中西药并用，已成为我国新冠肺炎疫情防控的一大特点。在本次疫情防控过程中，中医药关口前移、重心下沉、早期介入、全程干预，从而形成了行之有效的"中国方案"，并筛选出以"三药三方"为代表的一批有效方药。

　　习近平总书记指出，中医药学凝聚着深邃的哲学智慧和中华民族几千年的健康养生理念及实践经验，是中国古代科学的瑰宝，要努力实现中医药健康养生文化的创造性转化、创新性发展，使之与现代健康理念相融相通，服务于人民健康。我们要传承师古不泥古、创新发展不离宗，加大对中医药常见康复方法的推广和创新，将中医药抗疫的经验发扬光大；加强中医药康复服务机构的建设和管理，开展中医抗疫康复方案和技术规范的研究，积极开展中医特色康复服务；强化中医药康复专业人才的培养和队伍建设，增加基层中医康复服务供给，切实提升中医药康复服务能力和水平。

第五章　未来可期

第一节　激励与挑战

新中国成立 70 多年来，我们见证了党中央领导中医药事业创造的一个又一个辉煌成就，见证了中医药人矢志不渝、砥砺奋进的不变初心。几代党和国家领导人对中医药事业的重视与支持、关注与期望，凝聚了全行业的精气神，助推中医药事业不断传承发展。1950 年，毛泽东同志为第一届全国卫生会议题词——团结新老中西各部分医药卫生工作人员，组成巩固的统一战线，为开展伟大的人民卫生工作而奋斗！ 1958 年，他在给杨尚昆同志的信中对于举办西医离职学习中医班做出批示，"中国医药学是一个伟大的宝库，应当努力发掘，加以提高"。这些指示纠正了社会上歧视中医的倾向，充分肯定了中医药的价值，为中医药传承创新发展提供了思想指导和方向引领。

1955 年，中国中医研究院成立时，周恩来总理曾亲笔题词——发扬祖国医药遗产，为社会主义建设服务。这一举措，启动了中医药人才培养、中医药科学研究等工作，为中医药的振兴发展提供了良好的开端。1978 年，改革开放的春风吹遍神州大地，成为中医药教育发展的转折点。邓小平同志在卫生部向中共中央提交的《关于认真贯彻党的中医政策，解决中医队伍后继乏人问题的报告》中批示，"要为中医创造良好的发展与提高的物质条件"。这是我国中医药事业走向恢复发展新起点的标志。中共中央以转批该报告的形式发布了［78］56 号文件，成为党中央为中医工作颁发的纲领性文件。党的十八大以来，以习近平同志为核心的党中央把中医药工作摆在更加突出的位置，多次对中医药工作作出重要指示。

2015 年，习近平总书记在祝贺中国中医科学院成立 60 周年的致信中说："中医药学是中国古代科学的瑰宝，也是打开中华文明宝库的钥匙。当前，中医药振兴发展迎来天时、地利、人和的大好时机，希望广大中医药工作者增强民族自信，勇攀医学高峰，深入发掘中医药宝库中的精华，充分发挥中医药的独特优势，推进中医药现代化，推动中医药走向世界，切实把中医药这一祖先留给我们的宝贵财富继承好、发展好、利用好，在建设健康中国、实现中国梦的伟大征程中谱写新的篇章。"这番关于中医药工作的重要论述，充分肯定了中医药在人类文明史上的重大贡献，解决了长期困扰中医发展的重大争议问题，为新时代中国特色社会主义的中医药振兴发展指明了方向。

中医药传承创新发展取得的成就充分说明，党的领导是中医药事业兴旺发达的根本保证。没有党的坚强领导，就没有中医药今天的发展成就。当然我们也应该看到，近百年来，现代科技迅猛发展，人们的思想观念、生活环境发生了巨大改变，中医学也遇到了前所未有的挑战。依托现代科技革命飞速发展的西医成为生命科学领域的主流，科学理念的深刻变化对中医学的理论体系、知识结构、逻辑思维甚至语言表述等都产生了巨大影响，形成了冲击和挑战，中医学只能与时俱进。2021 年 5 月 12 日，习近平总书记在河南考察时强调："我们要发展中医药，注重用现代科学解读中医药学原理，走中西医结合的道路。"相信在党的领导下，中医药的发展道路必将越走越宽广，中医药也将为健康中国贡献一份力量！

第二节　古老与年轻

国医大师邓铁涛有这样的观点："中医不止是有记载的三千年，而是伴随着中华文明生发、绵延的五千年，他也不是古老不变的，随着医学的不断进步和创新，中医也在思变，我说他是年轻的医学。"中医药学是几千年来从未中断的科学文化，中医药学在历史的长河中，一直传承不绝，保持着完整、连续的状态，是人类文化史上的奇观。中医学有着独特的理论体系，丰富的科学内涵，对常见病、多发病疗效显著。

此外，中药资源丰富、品种多、副作用小、安全性高，在防治疑难病、慢性病和传染病等方面显示出了良好的前景。近年来，在中医药学者的共同努力下，中医学与现代科学不断融合，借助现代科学手段，在中医基础理论研究、中药研究、中医临床研究等领域取得了长足进步。

中医基础理论的研究正经历着变革，相关理论问题得到了一定程度的科学诠释。这种飞速发展的背后是中医基础理论强大的生命力与包容性，与西医学、物理学、生物学、社会心理学等学科的碰撞使得中医基础理论得到了新的诠释与发挥。

中药学，特别是临床中药学的研究成为一大亮点。在中药基本理论及中医理论指导下，根据临床需要对中药进行加工、配伍、调配、临床效验的评估及指导临床应用。在运用中医药理论，使中药密切结合临床，在人体内发挥最大、最合理的防治疾病的功效，用现代科学方法探讨其相关作用机制等方面，临床中药学的研究都取得了突出的成绩。

临床研究是医学科学研究的重要组成部分，中医临床医学研究借鉴西医的临床研究方法，在研究目标、研究方法、过程监管、结果报告及证据转化等环节的设计、优化和实施，切实提高了中医临床研究的证据质量。通过建立中医群体与个体相结合的研究评价方法，整合了中医临床研究的多来源证据体，并应用药症关联网络方法研究和阐释中医临床多途径、微效应的特色机制，逐步形成全面整体验证中医临床疗效的方法和技术体系。

总之，依托现代科技革命而崛起的西方医学，凭借其完整的理论体系、严密的逻辑推理及显著的临床疗效，逐渐被确立为科学而标准的医学体系，并成为衡量和评判一切医学体系是否科学的标准。古老的中医学拥有两千多年的历史，一直是作为主流医学为中华民族的健康保驾护航，其临床疗效全世界有目共睹，有着自身的理论与实践体系。但是，在思想方法、理论阐释和临床治疗上与西方医学存在较大差异。因此，在科技高速发展的今天，如何继承古老的传统中医，并使之与现代接轨，从而更深层次地发展中医，是摆在现代中医人面前不可回避而又并不轻松的问题。

第三节　中国与世界

一把草药、一根银针，凝聚着古老东方民族的智慧。新中国成立 70 余载中医药取得的辉煌成就，再次彰显了中医药在我国卫生领域的重要地位。中医药作为民心相通的"健康使者"，不仅是中华民族的宝贵财富，更是维护世界人民健康的重要力量。自古以来，中医药作为中华文明与世界各国文明融合的独特纽带，其对外交流、服务世界的作用从未停止。如今，凝聚着中华民族数千年智慧的中医药一如既往，依然携手世界同行。

目前，中医药国际化步伐显著加快，4 种中成药已获美国食品药品监督管理局（FDA）批准开展Ⅲ期临床研究；一批中成药正在开展欧盟注册研究；一批中药材品种纳入《美国药典》和《欧盟药典》；国内多家大学及中医药专业医疗机构在海外建立中医药中心，覆盖范围包括中亚、欧洲、美国、澳大利亚等国家和地区。《中国的中医药》白皮书显示，中医药已传播到 183 个国家和地区。中国政府与 40 多个国家、国际组织和地区主管机构签订了专门的中医药合作协议。

据世界卫生组织统计，有 103 个会员国认可使用针灸，其中有 18 个国家将针灸纳入医疗保险体系。有 30 多个国家和地区开办了数百所中医药院校，培养本土化中医药人才。中药正逐步进入国际医药体系，已在俄罗斯、古巴、越南、新加坡和阿联酋等国家以药品形式注册。中医药海外中心和国内基地合作国家达 88 个，累计服务外宾约 13.4 万人次，其中外籍患者约 12 万人次。此外，中医药在应对癌症、心脏病、糖尿病、阿尔茨海默病等方面越来越得到国际学术界的认可。自新冠肺炎疫情暴发以来，我国实行中西医结合，推广使用中医药诊疗技术，在抗击新冠肺炎疫情过程中取得了令人瞩目的成就，并得到了国际社会的认可和高度评价。

作为世界传统医药的重要组成部分，中医药为人类健康事业作出了巨大贡献。尽管中医药国际化并非一路坦途，但中医药在世界范围内的认可度仍然得到了较大提升。随着中医药国际合作力度的不断加大，中医药国际化发展将迎来新的机遇和挑战。在新的征程中，它仍将不断与时俱进，向世人展现传统医学的价值和魅力。

第二篇

中医药的认知智慧

第一章　天地之气与万物本源

气是古代中国人对宇宙和生命的感知和认识。在中国哲学中，气是基于道而形成的，用于表述世界本体的最基本哲学范畴之一。它也是中国古代哲学中对中医影响最深远的哲学概念之一。

第一节　气的定义

气在甲骨文中写作 ☰，金文或小篆中写作 ≒或 ⻢，均是云气的象形字。《说文解字》中也注明："气，云气也。"这表明"气"原本是古人对云气的认识和描述。后来被引申为一种无形无象、不断运动并充斥天地的原始物质。这实际上是古人对空气的合理想象。如《列子》中提到："天，积气耳。"中国古代的先哲们在道论的基础上，采用了"气"的概念，指代构成天地万物的初始物质，并赋予其哲学本体论的含义。

中国古代哲学认为，气是一种无形无象的、不断运动的物质。气由道所化生，具有极其细微而分散，肉眼看不见，又不断运动、弥漫于整个天地时空的物质特性，成为构成物质世界的基础。因此，气具有以下三个方面的含义。

第一，气是构成天地万物的本源。道是本源、规律，而气则是道在物质世界的具体体现。气是构成天地万物最原始、最微小的物质基础，包括生命体在内的一切形质，都是由气聚合而成。

第二，气是充塞于天地之间而又不断运动的无形存在。气作为天地万物的本源，是一种极为精细微小的物质，虽然无形可见，但却是客观可感知的存在，并弥漫、渗透、充满整个天地时空。而天地万物不断地运动变化，则是气永恒运动的表现。

第三，气是联系万事万物的中介。万物源于气，天地之间之所以万物各异、气象万千，都是气运动变化的结果。各种事物之间也通过它们的共同本源——气，而产生了一定的联系。尤其是当精气学说与阴阳五行学说有机结合起来后，气更通过其阴阳五行的属性和分类而成为联系事物的中介。

在中国古代哲学中，气不仅是构成天地万物的本源，也是生命现象的本源。根据《庄子·至乐》中的一则典故"鼓盆而歌"记载，庄子认为人本来没有生命，甚至没有形体，而是夹杂在恍惚的境域之中，变化而有了气。气变化而有形体，形体变化而有生命。因此，人的生命正是气聚散的结果。在《庄子·知北游》中，也有"人之生，气之聚。聚则为生，散则为死……故曰：通天下一气耳"的记载，进一步说明了气与生命之间的关系。人的生命是由气聚合而成的，而当气散去时，生命也随之结束。

第二节　气的运动变化

中国古代哲学认为，气是构成天地宇宙的本源，是自然万物的基础。这是中国古代气论最核心的观点。《淮南子·天文训》中说，宇宙演化的最初阶段，并不存在任何有形的实体，整个空间充满了混沌无序、微细无形的物质，这就是气。所谓"气有涯垠"，就是指气充满宇宙时空的特性。而"太虚无形，气之本体"，则表明气极为微细且不可见，因此称之为"无形"，这也是气存在的本质形式。

天地万物的生长、变化和消亡，都是由气的不同形态变化所决定的。在宇宙诞生时，气的本体是一种无形的存在。然而，无形之气的运动会使它们聚合起来，产生各种有形的物质。这些有形的物质再分散后又变回了气。所有事物的生与灭，都是由气的聚合与分散决定的。气的聚散变化并不是杂乱无章的，而是按照一定规律有序进行的。气是由"道"所化生的，并且依靠"道"而运行。因此，气的运动变化、聚合和分散都受"道"的规律的支配。由此产生的天地万物的生成和变化也同样受"道"的规律的支配。因此，"道"之规律就是气的规律，也就是万物之规律。所谓阴阳五行等万物之理，也是借气的运动变化而体现在天地万物之中的。

气具有活泼的生机和运动不息的特性，在整个自然界中都始终处于不停的运动变化之中。由气生成的新事物不断出生成长，由小到大，而老的事物则由盛转衰，乃至死亡消散。因此，气无处不在、无时不有，是天地万物生化、发展与变化的动力源泉。中国古代先哲基于对宇宙运行与生命活动机制的深入认识，深刻阐发了气的运动变化机制，提出了气机与气化的概念，用以概括气的运动变化规律。

气机是指气体有序运动的特性。古人认为，气永不停止的运动是它的根本属性。由于所有事物都是由气聚合而成的，因此任何事物的发生、发展和变化都是气运动的最终表现。气始终处于永不停止的运动中，这是它内在属性的体现，不需要外部力量推动。气的运动属性根源于它自身内在的矛盾运动，这被古人总结为阴阳的消长变化。气本身可以分为阴气和阳气，二者既相互对立又相互制约，协调统一，始终处于相互作用和相互转化之中，这使得气始终处于健康的运动状态。在中国古代哲学中，气的运动形式多种多样，包括上升下降、内外转换、散聚变化、吸引排斥等，这都是气的阴阳相互作用产生的结果。

在古代，人们认为人体的生命活动也是由气永不停息的运动所推动的，而人体内部的气也是按照生命的规律升降与出入。所谓气机升降，就是指气在人体内部按照生命规律不断地运动；而气机出入，则是指人体与外界环境之间物质与能量有规律地交换与代谢。这些认识客观地反映了生命现象与生命活动的本质特点，即人体是一个不断运动的整体。人体通过气机的升降出入不断吸纳新的物质，与自然界进行物质交换，并保持内部环境的动态平衡。五脏藏精、六腑通泻、气血运行、津液输布与代谢等各种人体功能与生命活动，都是基于气机的升降出入运动才得以进行。任何一个具有生命的个体，都必然存在气机的升降出入运动。如果气的运动不协调，人就会生病；如果气的运动完全无序，那么气机就会断绝，人就会死亡。

气化是指气体在运动中所产生的变化。在古人的认知中，万物都源于气的运动和变化，因此气化可以泛指事物一切形态的运动变化。气化运动包括了形成、形变和气化为形等形式。如果气聚集在一起，就会形成有形的物体，这就是气化为形的过程；相反，有形的物体如果分解，就会回归到气的状态，这就是形化为气的过程。在这个过程中，有形体和气之间也会不断地进行升降出入等气机转换，从而促进了形与形之间的相互转化。对于自然界而言，气化是万物产生、存在、发展、演变乃至消亡的根本原因，也是自然界生机勃勃的体现。

人体的生命活动，除了气机的升降出入推动物质交换外，还包括气化运动。气化运动是指气的运动所产生的变化，可以将外来物质转化为人体需要的有形物质和无形气体。有形物质在气的推动下，也可相互转化，如津液转化为血液、食物转化为营养成分等。人体的脏腑身形、精血津液都是通过气化生成的，同时也通过气化活动进行各种物质间的转化。气化过程实际上是物质和能量的转化过程，它概括了人体各种新陈代谢活动。因此，气化运动是人体生命活动的重要表现形式之一。

中医学认为，气是构成人体的基本物质，气化是生命活动的本质形式，生命的存在依赖不断进行的气化运动。通过对气化运动的认识，可以了解人体正常的生理活动和异常的病理变化。通过对失常的气化运动的研究，可以改变病理状态，治愈疾病，恢复健康。因此，在中医学理论中，气化的重要性远高于形体，这是中医学和西医学之间的重要区别之一。

第三节　中医学的气

中医学的理论体系中，气扮演着重要的角色，它是中医学对人体与生命的认识基础。虽然在哲学和中医学中，气的研究对象侧重不同，但气的概念在两者之间有所共通。

中医学承袭了中国古代哲学对气的认知，认为人体之气具有无所不在、内外贯通、周而复始的运动特性。在中医学中，气是生命的起源和终结，一旦气绝，生命就会停止。气的运动属性也是生命物质的运动表现。

在古代观念中，气首先是指构成整个世界的本源性物质，包括人体，这是广义的气。而在中医学中，人体之气则指无形无质但却是维持人体生命活动的重要物质。人体之气包括元气、宗气、营气、卫气、血气、精气、水谷之气等不同概念，它们各司其职，相互依赖，共同维持人体的生命活动。

人体之气是一种无形的物质，它与哲学中所说的构成万物的初始之气有所不同。人体之气是构成人体的重要组成部分，也是人体生命活动的关键因素，"人之有生，全赖此气"。它在全身运行并激发着各个脏器和经络的功能活动，具有很强的活力。因为它属于阳性物质，所以它的运动不休，也是人体热量的来源。同时，人体之气还起着防御外邪入侵的作用，能够控制血液和体液，以防其流失。人体的物质与能量代谢过程及所有的功能活动都可以视作气的运动所产生的变化，都是气参与的结果。基于这些认识，中医学阐释了许多生理现象或病理过程，如中医学认为，当气充沛，运行正常时，人体各脏器和经络的功能活动健全，体温正常，抗病能力强，机体处于健康状态。相反，如果气有虚实或运行失常，那么整体或部分脏器和经络的功能活动就会减弱或出现障碍，体温失常，易为邪气所侵害，会经常生病，而且不容易痊愈，并可能会出现其他一系列的疾病表现。

中医学认为，人体的形体是由气的聚合构成的，同时也有无形之气弥散于体内，周游不息，无处不在。气与物质的结合使人体各个部分紧密相连，形成了一个整体。因此，人体上下内外是相互联系的，局部病变会影响到整体，整体病变也会反映在局部；一个脏器的病变可能会影响到其他脏器，其他脏器的功能也可能会反馈到这个脏器；外在的一些变化可以反映出内在脏腑的功能活动，通过调节内在功能活动，也可以消除外在的疾病表现。正是气的作用使人体成为了一个统一的整体。

不仅是人体自身，人和自然界的万物也是由同一而相互贯通的气所构成。人与自然界之间不断地进行着各种各样的物质和能量交换，这也不过是气运动变化的体现。通过人体的饮食和呼吸等过程，体内外的气进行着升降出入的交换，使人与自然界紧密联系在一起。更为重要的是，通过虚空中普遍存在的气的中介作用，人能够感受到天地日月的变化，并在生理和病理过程中做出相应的反应。从中医学的角度来看，人与天地相参主要是因为气的中介作用。正是通过气的这种作用，人与自然界表现出了统一性。

中医学利用气的中介作用来阐释万物相互联系的概念。它涵盖了人体与外部环境之间、人体内部各脏腑之间，以及病因病机、诊断治疗、中药配方、针灸和气功等与医学相关的各个方面的联系。如《内经》使用阴阳二气来说明人与自然界密切相关，表达了生命活力贯通天地的观点。同时，中医学也利用五行之气来解释人体内部脏腑之间的联系，如"百病皆生于气"就是说明了疾病的病因和发病之间的关系。

第二章　阴阳与事物的两个方面

阴阳学说是古代朴素的对立统一理论，是古人认识宇宙本源和阐释宇宙变化的一种世界观和方法论，属于中国古代唯物论和辩证法的范畴。阴阳学说认为，世界是物质的，物质世界是在阴阳二气的相互作用下发展和变化的。阴阳学说作为中医学特有的说理工具，渗透在中医学的各个领域，影响着中医学的形成和发展，指导着中医临床实践，是中医学理论体系中的重要组成部分。

第一节　阴阳的定义

阴阳的概念大约形成于西周。西周时期的诗歌中已有多处"阴阳"的记载，如《诗经·大雅》中就有"既景乃冈，相其阴阳，观其流泉"。《周易》中的易卦由阴爻（－－）和阳爻（—）组成，阴爻和阳爻分别以符号的形式表示了阴阳的概念。阴阳学说是古人在长期的生产实践中观察和体验而形成的。阴阳最初的含义比较朴素，是指日光的向背，向日为阳，背日为阴。古人生活在大自然中，经常接触日月往来、白天黑夜、阴雨晴天、温暖寒冷等两极或相反现象的变化，于是逐渐产生了相互对立而又统一的"阴"和"阳"的概念。《说文解字》中提到"阴，暗也。水之南，山之北也""阳，高明也"。早期人类对阴阳的理解，不过是正反两个方面，后来逐渐引申，凡明、火、晴、春夏为阳，与之对立的暗、水、阴、秋冬则为阴；天、上、动为阳，与之对立的地、夏、静则为阴等。

哲学意义上的阴阳是在春秋战国时期逐渐形成的。此时的哲学家不仅认识到事物内部存在着对立的阴阳两个方面，而且认识到这两个方面是不断运动变化和相互作用的，还认识到阴阳的相互作用是推动宇宙万物产生和变化的根本动力。这一时期的哲学家们，已经把阴阳的存在及其运动变化视为宇宙的一种基本规律，并广泛地运用于阴阳双方的对立互根、消长转化等关系中，解释宇宙万物的形成，以及宇宙万物之间的普遍联系。由此可见，阴阳理论是古人以观察太阳活动为背景形成的。从对日光向背之原始含义，经过广泛的联系，逐渐抽象出阴阳的概念及阴阳的对立统一规律，到用于认识宇宙万物。

　　阴阳是对自然界相互关联的某些事物或现象对立双方属性的概括。既可概括宇宙中相互对立且相互关联的两个事物或现象，又可代表同一事物内部相互对立又相互关联的两个方面。中医学中的阴阳概念，既有生活常识的阴阳内涵，也有哲学层面和中医学层面的定义，绝大多数情况下是指后两者。哲学层面的阴阳又称为属性阴阳，是对自然界相互关联的某些事物或现象对立双方的属性概括，用于对事物的属性予以标识，体现了事物对立统一的法则。所谓中医学层面的阴阳，特指人体内密切相关的相互对应的两类（种）物质及其功能的属性。其中阳（又称为阳气），是对具有温煦、兴奋、推动、气化等作用的物质及其功能属性的概括；阴（又称为阴气），是对具有滋养、濡润、抑制、凝聚等作用的物质及其功能属性的概括。

第二节　事物的阴阳属性

　　阴阳学说认为，宇宙间既相互关联又相互对立的事物或现象，或者同一事物内部相互对立的两个方面，都可以用阴阳来概括分析各自的属性。阴阳，既可以表示相互对立的事物或现象，如天与地、日与月、水与火等；又可以表示同一事物或现象内部对立的两个方面，如寒与热、动与静、升与降、明与暗等。

　　用阴阳属性划分的事物、现象，或者一个事物内部的两个方面，应该是相互关联的，必须在同一层次、同一水平、同一范畴中，才可以用阴阳属性概况说明。如水和火、寒和热、昼和夜、脏和腑、气和血等，它们都是彼此相互关联、相互对立的，可以用阴阳属性概括。但水和热、火和寒不属于相互关联的事物，就不能用阴阳来分析其属性。

　　事物的阴阳属性并不是绝对的，也有相对性的一面。事物阴阳属性的相对性，即如果事物的总体属性发生了改变，或比较的层次或对象变了，则它的阴阳属性也会随之改变。事物阴阳属性的相对性，主要表现在相互转化性和无限可分性。相互转化性是说在一定条件下，阴可以转化为阳，阳也可以转化为阴。如属阴的寒证在一定条件下可以转化为属阳的热证，属阳的热证在一定条件下也可以转化为属阴的寒证。无限可分性是说阴阳双方中的任何一方又可以再分阴阳，即所谓阴中有阳、阳中有阴。如昼为阳，夜为阴。白天的上午与下午相对而言，则上午为阳中之阳（太阳），下午为阳中之阴（少阴）；夜晚的前半夜与后半夜相对而言，则前半夜为阴中之阴（太阴），后半夜为阴中之阳（少阳）。（表1）

表1　事物阴阳属性归类表

属性	空间（方位）	时间	季节	温度	湿度	重量	性状	亮度	事物运动状态
阳	上/外/左/南/天	昼	春夏	温热	干燥	轻	清	明亮	上升/运动/兴奋/亢进
阴	下/内/右/北/地	夜	秋冬	寒凉	湿润	重	浊	晦暗	下降/静止/抑制/衰退

第三节　阴阳学说的基本内容

阴阳学说的基本内容可以概括为阴阳对立、阴阳互根、阴阳消长、阴阳转化四个方面。

一、阴阳对立

对立相反是阴阳的基本属性，宇宙间很多事物和现象都具有对立相反的两个方面。《管子·心术上》中提到："阴则能制阳矣，静则能制动矣。"阴与阳之间的对立制约，使阴阳之间维持了动态平衡，因此促进了事物的发生发展和变化。如春夏秋冬有温热凉寒的气候变化，春夏之所以温热，是因为春夏阳气制约了秋冬的寒凉之气；秋冬之所以寒冷，是因为秋冬阴气制约了春夏的温热之气，如此循环，年复一年。同样，人体阴阳之间的动态平衡，是阴阳双方相互对立、相互制约的结果。如人体中的阳气能推动和促进机体的生命活动，加快新陈代谢；而人体中的阴气能调控和抑制机体的代谢和各种生命活动，阴阳双方通过相互制约而达到协调平衡，使人体生命活动得以维持健康有序，正如《素问·生气通天论》中提到的"阴平阳秘，精神乃治"。

阴阳对立统一理论对方剂的组成具有一定的指导意义。如《伤寒杂病论》中的"麻杏石甘汤"，方中麻黄、石膏相配，麻黄性热走表，发散闭郁肺气之外寒；石膏性寒走里，清其郁结之内热。两药一性发散，一性沉降，相反相制，从而调节气的升降平衡，恢复肺的生理功能。再如《太平惠民和剂局方》中的"川芎茶调散"，主治风邪外袭、上犯头目的头痛。方中川芎、荆芥、防风、薄荷、白芷等都具有升散上行、疏风的特点，配以清茶一味调下，取其苦降之性，缓解上述疏风药温燥升散太过之性，使以升为主的药效中具有降的因素，从而起到升降平衡的作用。

二、阴阳互根

阴阳双方具有相互依存、相互资生、互为根本的关系。阴与阳任何一方都不能脱离另一方而单独存在，每一方都以相对的另一方的存在作为自己存在的前提和条件。如热为阳，寒为阴，没有热也就无所谓寒，没有寒也就无所谓热。阴阳互用，指阴阳双方具有相互资生、促进和助长的关系。如王冰注《素问·生气通天论》说："阳气根于阴，阴气根于阳，无阴则阳无以生，无阳则阴无以化。"

阴阳的互根互用关系，广泛地用来阐释自然界的气候变化和人体的生命活动。如春夏阳气渐升，阴气也随之增长，天气虽热而雨水也增多；秋冬阳气渐衰，阴气随之潜藏，天气虽寒而降水也较少。如此维持自然界气候的相对稳定。《素问·阴阳应象大论》说："阴在内，阳之守也；阳在外，阴之使也。"指出阴气为阳气守持于内，阳气为阴气役使于外，阴阳相互为用，不可分离。

利用阴阳的互根互用关系可以理解方剂的配伍应用。如《伤寒杂病论》中的"炙甘草汤"常用于治疗阴血不足、阳气虚弱证的心动悸、脉结代等。本方由两组药物组成，一组是阿胶、麦冬、麻仁、地黄，具有滋养阴液的作用；另一组是桂枝、人参、生姜、甘草、大枣，具有温阳益气的作用。两组中药相配，阴阳并补，阳升阴长，则悸动可止而其脉可复。

三、阴阳消长

阴阳双方并不是静止不变的，二者处于不断增减、盛衰、进退的运动变化过程中，阴阳双方的运动过程在一定范围、时空之中保持着动态平衡。阴阳出现消长变化的根本原因在于阴阳之间存在着的对立制约与互根互用的关系。

1. 阴阳互为消长

在阴阳双方彼此对立制约的过程中，阴与阳之间可出现某一方增长而另一方消减，或某一方消减而另一方增长的互为消长的变化。前者称为阳长阴消或阴长阳消，后者称为阳消阴长或阴消阳长。如以四时气候变化而言，从冬至春及夏，气候从寒冷逐渐转暖变热，这是阳长阴消的过程；由夏至秋及冬，气候由炎热逐渐转凉变寒，这是阴长阳消的过程。以人体的生理活动而言，各种功能活动（阳）的产生，必然要消耗一定的营养物质（阴），这就是阳长阴消的过程；而各种营养物质（阴）的新陈代谢，又必须消耗一定的能量（阳），这就是阴长阳消的过程。现代研究证明，人体内的交感神经系统活性、免疫系统活性、外周免疫细胞成分、抗利尿激素及肾上腺皮质激素的分泌、血清电解质含量、代谢水平等均存在昼夜的不同变化，如人体内淋巴细胞的数量和功能强弱有昼降夜升的变化规律，这与中医学阴阳消长节律是相关的。

2. 阴阳皆消皆长

在阴阳双方互根互用的过程中，阴与阳之间又会出现某一方增长而另一方亦增长，或某一方消减而另一方亦消减的皆消皆长的变化。前者称为阴随阳长或阳随阴长，后者称为阴随阳消或阳随阴消。如上述的四季气候变化中，随着春夏气温的逐渐升高而降雨量逐渐增多，随着秋冬气候的转凉而降雨量逐渐减少，即阴阳皆长与皆消的消长变化。人体生理活动中，饥饿时出现倦怠乏力的表现，即因为精（阴）不足而不能化生气（阳），属阳随阴消；而补充精（阴）可以产生能量（阳），也就增长气力，则属于阳随阴长。

四、阴阳转化

事物的阴阳属性在一定条件下可以向其相反的方向转化，即属阳的事物可以转化为属阴的事物，属阴的事物也可以转化为属阳的事物。如一年四季气候的变化，属阳的夏天可以转化为属阴的冬天，属阴的冬天又可以转化成属阳的夏天。人体的病证，属阳的热证可以转化为属阴的寒证，属阴的寒证又可以转化为属阳的热证。

阴阳双方的消长运动发展到一定阶段，事物内部阴与阳的比例出现了颠倒，则该事物的属性即发生转化，所以说转化是消长的结果。阴阳相互转化，一般都产生于事物发展变化的"物极"阶段，即所谓"物极必反"。因此，在事物的发展过程中，如果说阴阳消长是一个量变的过程，阴阳转化则是在量变基础上的质变。《素问·阴阳应象大论》以"重阴必阳，重阳必阴""寒极生热，热极生寒"来阐释阴阳转化的机制。事物的发生发展规律总是由小到大、由盛而衰，事物发展到极点就要向它的反面转化。可见任何事物在发展过程中，都存在着"物极必反"的规律。"重阴必阳，重阳必阴"的"重"，"寒极生热，热极生寒"的"极"，都是阴阳消长变化发展到"极"的程度，是事物的阴阳总体属性发生转化的必备条件。

阴阳的相互转化，既可以表现为渐变形式，又可以表现为突变形式。如一年四季之中的寒暑交替，一天之中的昼夜变化等，即属于渐变的形式；夏季酷热天气的骤冷和冰雹突袭，急性热病中由高热突然出现体温下降、四肢厥冷等，即属于突变的形式。在疾病的发展过程中，阴阳的转化常表现为在一定条件下寒证与热证的相互转化。如邪热壅肺的患者，表现为高热、面红、咳喘、气粗、烦渴、脉数有力等，属于具有一派实热表现的阳证。邪热极盛，耗伤正气，可致正不敌邪，突然出现面色苍白、四肢厥冷、精神萎靡、脉微欲绝等，转化为具有一派虚寒性表现的阴证。再如寒饮中阻的患者，本为阴证，但寒饮停留日久，郁滞不行，可以化热，转为阳证。上述两个病例中，前者的热毒极重，后者的寒饮停久，即促成阴阳相互转化的内在必备条件。

🌸 知识链接　阴阳处处在

在日常生活中，阴阳几乎是无处不有，无处不在。如在一个家庭中，如果妻子在事业上、名望上成就比较高，丈夫略逊一筹，民间称这个家是"阴盛阳衰"。说到天气，今天阳光明媚，明天阴天下雨，也有阴阳的问题在里面。人的性格，有阳光性格，开朗活泼，这个人是阳光男孩、阳光女孩；或者这个人总是阴阴的，性格阴柔，还有不好听一点的，这个人有点阴险，也有阴阳的问题。

"阴阳"这两个字，或者说这两个概念，最初的意思非常简单，分别指太阳照到和太阳没照到。所以，"阳"就是有太阳，晴天；"阴"就是没有太阳，阴天。后来，渐渐引申为下雨、不下雨；低处、高处；背阴、向阳等，有时也引申为黑夜和白天。

随着文化的发展，"阴阳"的定义越来越抽象化，被提升为天地之间的"气"。在周幽王时代。某日发生了地震，一个大臣借机进言说，为什么会地震呢？因为"阳伏而不能出"。"阳"伏在地里不能出来。"阴迫而不能蒸"，"阴"压迫着大地，使得阳气不能蒸发而出，于是有地震。阳气在哪儿呢？它不是在天上，而是在地下。

《庄子》中有一段定义式的解释，明确阐述了阳气和阴气的地位和运动方向，言："至阴肃肃，至阳赫赫。肃肃出乎天，赫赫发乎地，两者交通成和而物生焉，或为之纪而莫见其形。消息满虚，一晦一明，日改月化，日有所为，而莫见其功。生有所乎萌，死有所乎归，始终相反乎无端而莫知乎其所穷。"这段话关注的不是阳气、阴气各在什么地方，而是它们的运动方向。阳气由下向上运动，阴气由上向下运动，所以阴气是"出乎天"，阳气反而是"发乎地"。这是一种非常重要的辩证思想，不是从静止的视角认识"阴阳"，而是从运动中领悟"阴阳"，从而参透世界。

很多人都熟悉成语"否极泰来"，其中的"否"和"泰"就是《易经》两个卦的名称。这个成语的意思是说，当逆境达到极点时，就会向顺境转化，坏运到了头，好运就来了。泰卦的卦象是上坤下乾，而否卦的卦象则是上乾下坤。按照自然界的规律，乾代表天和阳气，坤代表地和阴气。天本在上，地本在下，否卦的排列顺序应该是正确的，但为什么反而不吉利呢？这就反映了中国人独特的思维方式。中国人不注重"形"，而注重"象"。《易经》中所说的泰卦和否卦的吉凶是从"象"上来分析的，是超越了形式的，强调的是它们的功能和作用。从功能的角度来看，泰卦和否卦中的"天地"并不是指实际的天和地，而是指天气、阳气和地气、阴气。天气上升，地气下降，它们向着相反的方向发展，就无法交流融合，没有沟通，断开了。因此，否卦是不吉利的。而泰卦，则是地上天下，地气往下降，天气往上升，天地之间形成了交流和融合的状态，正好体现了天地阴阳的交合，阴阳相合，万物才能生长繁盛，"天地交而万物通也"，所以叫作"通泰"，象征吉祥。中医有一个方剂叫"交泰丸"，适用于心肾不交、夜寐不宁等症，可达到心阳（即心火）下降而交于肾阴，肾阴（即肾水）上升而济于心阳，使心肾两脏的阴阳、水火、升降关系处于平衡、相济、协调的状态，以维持人体正常的生命活动。

到了春秋战国时期，"阴阳"几乎被推广应用到所有方面。起初，"阴阳"只是就天而言，随后又就地而言，再后来又作为天地之间的"气"，继而又成为"气"里面的总领。最后，"阴阳"观念弥漫于一切自然现象之中，到处都用"阴阳"来解释，而且层层深入，反复推进。《道德经》说："道生一，一生二，二生三，三生万物，万物负阴而抱阳，冲气以为和。""道生一","道"是纯无,"一"是纯有。纯有不是具体的有,而是笼统的有,也就是说,"一"是笼而统之、无形无状的有。"一生二","二"是阴阳。万物负阴而抱阳"就是"三"和"二"的关系。"三"就是万物,万物就是"三"。《素问》里有一段话是这样说的:夫言人之阴阳,则外为阳,内为阴;言人身之阴阳,则背为阳,腹为阴;言人身之脏腑中阴阳,则脏者为阴,腑者为阳……故背为阳,阳中之阳,心也;背为阳,阳中之阴,肺也;腹为阴,阴中之阴,肾也;腹为阴,阴中之至阴,脾也。

可见,仅是人体与阴阳一项,就有"人之阴阳""人身之阴阳""人身之脏腑中阴阳"的区分,以及"阳中之阳""阳中之阴""阴中之阴""阴中之至阴"的辩证,我们不能不叹为观止。

第四节　阴阳学说在中医学中的应用

《素问·阴阳应象大论》说:"阴阳者,天地之道也,万物之纲纪,变化之父母,生杀之本始,神明之府也。治病必求于本。"意思是说,阴阳是宇宙间的一般规律,是一切事物的纲纪,是万物变化的起源,生长毁灭的根本,有很多很大的道理在乎其中。凡医生治疗疾病,必须求得病情变化的根本,而道理也不外乎"阴阳"二字。

阴阳学说作为一种方法论,广泛应用于中医学的各个方面,主要是用来说明人体的组织结构、生理功能、病理变化,并指导临床的诊断和治疗用药。

一、阐释形体结构

根据事物阴阳属性既可分又可变的观点,中医学认为人体的一切形质结构都可划分为相互对应的阴阳两部分,"人生有形,不离阴阳"。就人体部位来说,上部为阳,下部为阴;体表为阳,体内为阴;背属阳,腹属阴;四肢外侧为阳,四肢内侧为阴。以脏腑来分,五脏(心、肝、脾、肺、肾)属阴,六腑(胆、胃、小肠、大肠、膀胱、三焦)属阳,五脏之中又可分出阴阳,如心、肺居上属阳,肝肾居下属阴。每一脏腑又有阴阳之分,如心有心阴、心阳,肾有肾阴、肾阳,胃有胃阴、胃阳等。另外,经络也可分为阳经、阴经等。

二、概括生理功能

中医学认为,人体正常的生命活动是阴阳两个方面保持协调平衡的结果,也就是"阴阳调和"。人体的物质基础属阴,而生理功能活动属阳,二者互相依存。生理活动以物质为基础,而生理活动的结果又不断促进物质的新陈代谢。如果人体的阴阳不能相互依存,相互为用，人的生命就会中止。就不同功能而言，推动、气化、兴奋、激发及制约寒凉等功能属于阳，滋润、濡养、宁静、抑制及制约温热等功能属于阴。

1. 说明病理变化

阴阳学说还被中医学用来说明人体的病理变化，认为疾病的发生是人体阴阳失衡所致。阴阳失调的表现形式很多，可归纳为阴或阳的偏盛偏衰，以及对另一方的累及等，这些可统称为"阴阳不和"。许多情况下，疾病发生、发展的过程，就是正邪抗争、各有胜负的过程。这一过程可以用阴阳偏胜、阴阳偏衰、阴阳互损、阴阳转化进行概括性的解释。

阴阳偏胜包括阴偏胜和阳偏胜，是指在邪气作用下（或本身功能病理性亢奋）所致的阴或阳的任何一方高于正常水平的病变，《内经》说"阴胜则阳病，阳胜则阴病。阳胜则热，阴胜则寒"。阴阳偏衰包括阴偏衰（阴虚）和阳偏衰（阳虚），指阴或阳低于正常水平的病理变化。《内经》指出"阳虚则外寒，阴虚则内热"。由于阳虚，不能制约阴寒，可出现虚寒征象，即阳消阴长，阳虚则寒；阴虚，无力制约阳，可出现虚热征象，即阴消阳长，阴虚则热。阴阳互损指体内的正气，特别是阴液与阳气之间的病理关系，包括阴损及阳和阳损及阴。阴阳互损体现了阴阳互根互用的关系。阴阳互损的最终表现为阴阳俱损、阴阳两虚。阴阳转化指阴阳失调所表现出的病理现象，在一定的条件下可以相互转化，《素问·阴阳应象大论》中的"重寒则热，重热则寒""重阴必阳，重阳必阴"就是来说明这类病理情况的。

2. 指导疾病的诊断和治疗

中医学认为疾病发生发展的原因是阴阳失调，所以对于疾病，无论病情如何复杂多变，首先应该审别阴阳，可明确疾病的基本属性，是属阴证还是阳证，既可以用阴阳来概括证型，又可以用阴阳来分析望、闻、问、切四诊。如望诊色泽鲜明者属阳，晦暗者属阴；闻诊声音洪亮者属阳，语声低微者属阴；脉象浮、数、洪大者属阳，沉、迟、细小者属阴等。从证型来看，病位在表属阳，实证属阳，热证属阳；而病位在里属阴，虚证属阴，寒证属阴等。辨证之中，虽有阴、阳、表、里、寒、热、虚、实八纲，但其中阴阳是总纲，其他六纲隶属于阴阳两纲。如此把握阴阳，才能执简驭繁，提纲挈领。

在确定治疗原则和临床用药时，中医学也是以阴阳学说为指导的，"谨察阴阳所在而调之，以平为期"，这是中医治疗学的基本原则。如对于阳邪过盛所致的实热证，以热者寒之的原则用寒凉药物清热。对于阴盛所致的实寒证，则应以"寒者热之"的原则用温热药来祛寒。而对于阴虚所致的虚热证，要以滋阴药以补虚。对于阳虚引起的虚寒证，则要以温阳药以补阳。在阴阳两虚的情况下，就要阴阳两补了。总之，是使阴阳偏盛偏衰的异常现象得以纠正，复归于协调平衡的健康状态。阴阳理论还可以用来概括药物的性味功效，作为指导临床用药的依据。以寒、热、温、凉的药性（四气）而论，一般来说，寒凉药属阴，温热药属阳。以辛、甘、酸、苦、咸的药味（五味）而言，酸、苦、咸者属阴，辛、甘、淡者属阳。以升、降、浮、沉的药物作用来讲，具有收敛、沉降作用者属阴，而具发散、升浮作用者属阳。在临床用药时，应根据疾病的阴阳性质决定治疗原则，再根据药物的阴阳属性来决定用药。

总之，治疗疾病，主要根据病证的阴阳盛衰确立治疗原则与方法，然后结合药物性能的阴阳属性选择用药，来纠正疾病过程的阴阳失调，从而达到"以平为期"治愈疾病之目的。

第三章　五行与事物的基本属性

五行学说是中国古代的一种哲学思想，是研究以木、火、土、金、水所指代的五类事物之间相互资生、相互制约的关系，以此来说明整个物质世界的运动变化和普遍联系的一门学问。

第一节　五行的定义

五行中的"五"，是指木、火、土、金、水五种物质及其所指代的五类事物。五行中"行"的含义相对复杂些。行的本意是道路，在甲骨文里写作 彳，很像十字路口。这是一个具体的东西，但同时强调了通行的意义。一条路就可以通行，所以十字路口暗示了四通八达，着重于行的动词意味，也就是前进、行进。因此行有两层含义：一个是道路，另一个是行进。所以五行的行也应该有两层意思：第一，它是物质元素；第二，它是处在运动中的。第二点很重要，外国人在翻译五行时，往往把握不住"动态"这个内涵，所以刚开始多把五行翻译成"five element"。Element 是元素，并不包含动态的意义。后来著名的科技史专家李约瑟先生建议，改用"energy"来翻译，译作五种能量。能量的能，就把行的动态感表达出来了。由以上可知，所谓五行，就是指木、火、土、金、水五种物质及其所指代的五类事物的运动变化及其相互联系。

我们的先人认为，世界万物都是由木、火、土、金、水五种基本物质所构成的，一切事物都可以用五行的特性加以推理、演绎和归类，五行之间的相生、相克规律是宇宙间各种事物运动变化和普遍联系的基本法则。这是五行学说的基本含义。其实，按现在的说法，五行学说就是中国古人认识自然现象和探索自然规律的一种宇宙观和方法论。五行中的木、火、土、金、水各行都有各自的特性。五行的特性是古人在长期的生活和实践中，通过悉心观察，在对木、火、土、金、水五种物质认识的基础上，再进行抽象而逐渐形成的理论概念，用来分析各种事物的五行属性和研究事物之间的相互联系。五行的特性虽然源于木、火、土、金、水，但实际上已超越了这五种具体物质的本身，而具有更广泛的含义。所谓"金"并不是黄金，"水"也不是专门指平时喝的水，千万不能把五行看成五种物质。下面对五行的特性逐一介绍。

木，代表树木，代表草，代表了生命中的功能和根源，草木被砍伐以后，只要留着根，第二年又会生长起来，"离离原上草，一岁一枯荣。野火烧不尽，春风吹又生"。这就是木的特性，生长力特别强，长得也特别快，木就代表了生发的生命功能。古人称"木曰曲直"。曲直，实际是指树木的生长形态，为枝干曲直，向上、向外周舒展。因而引申为具有生长、升发、条达、舒畅等作用或性质的事物，均归属木。火，代表了热能，古人称"火曰炎上"。炎上，是指火具有温热、上升的特性。因而引申为具有温热、升腾作用的事物，均归属火。土的特性，代表了地球本身，古人称"土爱稼穑"，是指土有种植和收获农作物的作用。因而引申为具有生化、承载、受纳作用的事物，均归属土。故有"土载四行"和"土为万物之母"之说。金，古人称"金曰从革"，从革是指变革的意思。引申为具有清洁、肃降、收敛等作用的事物，均归属金。凡是坚固、凝固的都是金，上古时代不同于现代科学分类，当时对于物质世界中有坚固性能的，一般用"金"来代表。水，古人称"水曰润下"，是指水具有滋润和向下的特性。引申为具有寒凉、滋润、向下运行的事物，均归属水。水也代表了流动性，有周流不息的作用。

五行之间具有相生和相克的关系，相生就是指某一行对另一行有滋生和促进的作用，如木燃烧可以生火，所以称木生火，五行相生的次序是水生木、木生火、火生土、土生金、金生水，如此循环往复；相克就是指某一行对另一行有限制或约束的关系，如水可以灭火，所以称水克火，五行相克的次序是水克火、火克金、金克木、木克土、土克水，如此循环往复。西汉大儒董仲舒在《春秋繁露·五行相生》中提出"五行者，五官也，比相生而间相胜也，故为治，逆之则乱，顺之则治"，五行者，"比相生而间相胜也"。所谓"比相生"，是指毗邻的两行之间有相生的关系，如木与火毗邻，故木火相生，木生火，其余照此类推。"间相胜"，是指中间间隔了一行的两行之间有相胜的关系，相胜即相克，如木与土之间隔了火，故木土相克，木克土，其余照此类推。同一个木，有两个功能，既可以生火，又可以克土。这一点很重要，我们不仅要知道相生相克的表面现象，还要注意到更大范围的内在关系。木生火，火又生土，这个时候木就去克土。从木开始，木生火，火又继续生土。如果没有一种力量制约这个继续生下去的趋势的话，就会生生不息，一直到最后产生系统论所说的震荡。而震荡将导致整个系统的崩溃。那么，如何才能使这个系统保持平衡呢？木生火的同时，又去克土，这样，当土生金的时候，力量就会小一些，金就会诞生在一个适当、中和的位置上。"比相生而间相胜"只是揭示了现象，事实上，五行具有自我约束、自我控制的机制。这使整个系统能够维持平衡，保持稳定地发展，而不致发生震荡。这是一个非常重要的系统论思想。

生克关系是阴阳五行的基本关系，假如以五行中的一行为主，称为"我"，则与其他四行构成四种关系，可称为"克我""生我""我生""我克"。以土为例，克我者为木，生我者为火，我生者为金，我克者为水。董仲舒还有一个说法，那就是"子报父仇"。比如土受克于木，但是土不能反过来克木，于是它就转了一个弯，生出一个儿子金，让金去克木，以此来保持自己应有的地位。事实上，五行的五个元素构成了一个网络，甚至超越网络，形成了一个系统。五行是系统中的五个点，每一个点都与其他四点有密切关系，并通过特定功能作用于其他四点，影响自己的存在和整个系统的存在与运行。

五行实际上代表了自然、社会中的各种现象，人们可以把自然、社会中的各种现象纳入木、火、土、金、水的五行系统中加以解释。五行生克的理论虽然不是很科学，许多地方似乎也没有讲清楚，但是有些内容的确很深刻，清楚地反映了世界系统化、网络化的普遍联系。

◉ 知识链接1　箕子说五行

箕子被孔子称誉为"殷有三仁"之一，另外两位是微子、比干。他在谈治国方略的九类大法（洪范九畴）时，第一类就是五行。下面就是《尚书·洪范》中箕子论述五行的内容。

"一，五行：一曰水，二曰火，三曰木，四曰金，五曰土。水曰润下，火曰炎上，木曰曲直，金曰从革，土爰稼穑。润下作咸，炎上作苦，曲直作酸，从革作辛，稼穑作甘。"箕子虽然谈了五行的问题，但并不等于他创立了五行的学说，五行学说是后世沿着他的思路继续发挥发展而来的。中国的固有学问，往往是滚雪球式的发展，大体是前面一个人说那么几句话（微言），后面的人跟着长篇大论地阐发（大义），像《道德经》一书原文总共才五千字，可为其注释阐发者，从周秦诸子直到今日，竟有数百家之多，保守估计，字数也要超过千万字。其中有从哲学角度给予注释的，有从美学角度给予注释的，有从文学角度给以注释的，有以"道"为最高信仰、神仙学说为中心、性命双修为手段、追求今生今世、长生不老为宗旨加以注释的，也有从盈虚消长、循环管理的角度给予注释的，甚至还有从性学角度予以阐发《道德经》的微言大义的。真可谓林林总总，洋洋洒洒，公说公有理，婆说婆有理。五行学说也是这样发展过来的。

◉ 知识链接2　建筑中的五行意蕴

浙江宁波有个著名的藏书楼，叫天一阁，是我国现存最古老的私人藏书楼，也是世界上现存历史最悠久的私人藏书楼之一。始建于明嘉靖四十年（1561年），建成于嘉靖四十五年（1566年），原为明代兵部右侍郎范钦的藏书处。

它为什么叫天一阁呢？原来这个名字是根据《周易》中"天一生水，地六成之"来命名的。因为火是藏书楼最大的祸患，而"天一生水"，可以以水克火，所以取名"天一阁"。书阁是硬山顶重楼式，面阔、进深各有六间，前后有长廊相互沟通。楼前有"天一池"，引水入池，蓄水以防火。到过天一阁的人都会发现，它是六间房的开间，这在中国是比较特殊的。在其他地方，开间大多是单数，如故宫是九开间，一般人家是三开间。其实，无论是天一阁的名字，还是六开间的格局，都源自"天一生水，地六成之"。为什么呢？藏书最怕火。根据五行相克的道理，要想制住火，就得用水。储水当然要用水缸了。于是，就盖一栋六开间的房子，并把房子涂成黑色，起名叫天一阁。五色中黑色与水相应，黑色代表水；六开间代表"地六成之"；天一就是"天一生水"。都与水有关，一切都是水，所以这个地方就不会着火了。此外，承德有个藏书楼叫文津阁，与天一阁一样，也是六开间。

清代乾隆皇帝为了存放《四库全书》，命人效仿天一阁的建筑结构建造了南北七阁。这七大藏书楼分别是北京的文渊阁、文源阁，承德的文津阁，沈阳的文溯阁，扬州的文汇阁，镇江的文淙阁，杭州的文澜阁。每个藏书楼的名字当中都有一个带"水"的字，水克火，有避免火灾的意思。但是，自然火灾好避免，人为火灾却难免。阁与书历尽沧桑，伴随着中国近代史上的频繁战乱而饱受摧残，文淙阁、文汇阁、文源阁先后遭兵火焚毁，只有文渊、文津、文溯、文澜四阁尚屹立人间。

北京故宫里的颜色也有深奥的寓意。故宫多用黄色琉璃瓦，室内的颜色也多为黄色，乾清宫的布置尤其突出。在五行中，"黄色"代表"土"，土是万物之本，皇帝也是万民之本，所以皇宫多用黄色。故宫中唯一使用黑色琉璃瓦的建筑是藏书楼文渊阁。在五行中黑色象征水，水可以克火，所以藏书楼用黑瓦，代表水克火，取防火之意。设计可谓用心良苦。北京城就是一种无形的文化，比如东边有崇文门，是文官走的，西边有宣武门，走武官。左文右武，文治武安。东方为木，主生，西方为金，主死，所以进北京赶考的举人要进崇文门，死人出殡要走宣武门。

第二节　五行学说在中医学中的应用

自古以来，中国先贤把五行理论巧妙地运用于医学领域，以五行辩证的生克关系来认识、解释生理现象，适应内部自然规律以养生，掌握人体运行机制以防病治病，积累了丰富的经验。

一、事物的五行属性归类

1.归类法
事物的五行属性是将事物的性质与五行对应的属性相类比得出的。比如肝主升，与木的生发特性相类比，所以肝归属木；心阳主温煦，与火的炎上特性相类比，所以心归属火；脾主运化，与土的转化特性相类比，所以脾归属土；肺主降，与金的肃降特性相类比，所以肺归属金；肾主水，与水的润泽特性相类比，所以肾归属水。

另外，方位对应五行也是通过将地理环境的特性与五行对应的属性相类比来得出的。比如日出于东方，与木的生发特性相类比，故东方归属木；南方炎热，与火的炎上特性相类比，故南方归属火；日落于西，与金的肃降特性相类比，故西方归属金；北方寒冷，与水的润泽特性相类比，故北方归属水。通过这样的类比，可以更好地理解事物之间的相互关系和演变规律。

2. 推演法

五行学说将万物的性质与五行的特性相类比，从而归属于五行之一。如肝主筋和肝开窍于目，因为肝属于木，那么"筋"和"目"也属于木；心主脉搏和心神，心属于火，那么"脉"和"舌"也属于火；脾主运化和肌肉，所以脾属于土，那么"肉"和"口"也属于土；肺主呼吸和皮毛，肺属于金，那么"皮毛"和"鼻"也属于金；肾主水液代谢和生殖，肾属于水，那么"骨""耳"和"二阴"也属于水。五行学说认为，属于同一五行属性的事物都存在着关联。如方位的东、自然界的风、木及酸味的物质都与肝相关。

在人体中，五行学说将人体的各种组织和功能归结为以五脏为中心的五个生理系统。五脏包括肝、心、脾、肺、肾，与五行分别对应。每个脏器都有其主要的生理功能和特定的精神活动，同时还有相应的组织、器官、液体、气味、情感和颜色等与之相关联。

二、说明脏腑的生理功能与相互关系

五行学说将人体的脏腑器官与五行的特性相类比，以此说明五脏器官的生理活动特点。如肝喜条达，主疏泄，有木生发的特性，因此被归为"木"属性；心阳具有温煦的作用，有火阳热的特性，所以被归为"火"属性；脾为生化之源，有"土"生化万物的特性，因此被归为"土"属性；肺气主肃降，有金清肃、收敛的特性，因此被归为"金"属性；肾有主水、藏精的功能，有水润下的特性，因此被归为"水"属性。

此外，五行学说还说明了人体脏腑组织之间生理功能的内在联系。如肾（水）之精可以养肝，肝（木）藏血以济心，心（火）之热以温脾，脾（土）化生水谷精微以充肺，肺（金）清肃下行以助肾水。这就是五脏相互资生的关系。同时，肺（金）气清肃下降，可以抑制肝阳的上亢；肝（木）的条达，可以疏泄脾土的壅郁；脾（土）的运化，可以制止肾水的泛滥；肾（水）的滋润，可以防止心火的亢烈；心（火）的阳热，可以制约肺金清肃太过，这就是五脏相互制约的关系。

五行学说还涉及人体与外界环境、四时五气及饮食五味等的关系。总之，五行学说应用于生理，就在于说明人体脏腑组织之间，以及人体与外在环境之间相互联系的统一性。

三、说明脏腑间的病理影响

人体脏腑之间的相互影响不仅存在于生理活动中，而且存在于病理情况中。如肝脏疾病可能会传染脾脏，这是因为木克土；而脾脏的疾病也可以影响肝脏，因为土侮木。肝脾同病时，它们会互相影响，即木郁土虚或土壅木郁；肝病还可能影响心脏，这就是母病及子；肝病还可能影响肺脏，是木侮金；而影响肾脏则称为子病及母。其他脏器的疾病也是如此，可以用五行生克乘侮的关系来说明它们在病理上的相互影响。

四、用于疾病的诊断和治疗

1. 运用于疾病的诊断

根据五行学说，每个脏腑都有对应的颜色、味道和脉象，可以通过观察患者的面色、口味和脉象来判断其患有疾病的脏腑。如面色青、喜酸味、脉象弦紧者可诊断为肝病，面色赤、口味苦、脉象洪大者可诊断为心火亢盛。

此外，不同脏腑之间也会相互影响，存在着相乘、相侮、母病及子和子病及母四种传变关系。如脾虚的患者面色青，可诊断为木乘土，即肝病传脾；肺病患者面色红，可诊断为火乘金，即心病传肺。五脏中任何一个脏有病，都可以传及其他四脏。

从患者的面色与脉象之间的生克关系来判断疾病的预后。如肝病患者面色青，脉象弦紧者，属于相符之脉，预后良好。如果出现反常脉象如浮脉，则预后不良。

2. 运用于疾病的治疗

五脏疾病可以相互传变，如肝病可以传至脾（木乘土），因此可以预先补养脾气，以预防疾病传变。治疗原则可概括为"补母泻子"，即对于虚证使用补益的方法，对于实证使用泻下的方法。对于母子关系的虚证，如肝虚可补肾水以生肝木；对于母子关系的实证，如肝实可泻心火以泻肝木。此外，根据相克关系制定治疗原则，即泻强者之强，补被克者之弱。如肝木太过可以泻之，而补脾土。在药物治疗方面，滋水涵木法是滋补肾阴以涵养肝阴，适用于肾阴亏损而肝阴不足的病证；培土生金法是健脾益肺的方法，适用于脾失健运而肺气虚弱的病证；扶土抑木法是用疏肝健脾药治疗肝旺脾虚的一种方法。

在针灸和精神疗法方面，可以运用五行相克的原理来选择穴位和调节情绪。如悲伤可以克制愤怒，这是因为悲伤属于肺金的属性，而愤怒则属于肝木的属性。在实际运用中，阴阳五行学说常是相互联系、不可分割的。通过阴阳五行学说的结合，不仅可以说明事物之间矛盾双方的一般关系，而且可以揭示事物间更为具体和复杂的相互联系和制约关系，这有助于解释复杂的生命现象和病理过程。

五、临床应用

中医学的五行学说，是将人体各部分归属木、火、土、金、水五大类。同类事物之间发生纵的联系：如属于木的，有肝、胆、目、筋、怒、青、酸、风等，其相互之间的联系是肝开窍于目，肝主筋，怒伤肝，肝病易生肝风等；望诊时，青色多属肝风，赤色多属心火，黄色多属脾湿，白色多属肺寒，黑色多属肾虚；用药时，酸味入肝，苦味入心，甘味入脾，辛味入肺，咸味入肾等。各类事物之间发生横的联系：即运用生克、乘侮等变化来说明五脏之间在生理和病理情况下的相互联系。如某一脏有病，既可以因生克关系由另一脏传来，也可以通过生克关系传到另一脏。"见肝之病，知肝传脾，当先实脾""虚则补其母，实则泻其子"等就是这个理论的具体应用。而五行之中，火的攻击最强悍，水的缓和能力最好，木的治愈能力很强，金的冲击能力最强，土的防御能力最好。

◎ 趣味故事　小儿的生皮与出痘

人在天地间，禀阴阳之气而生，遵循五行而相生相克。因此，五行全则人全，五行不全则人不全。元代，江南的张雨村媳妇生了一个男孩，但男孩生下来后全身无皮，见者无不看后欲呕，欲丢弃之。后来家人求救于名医葛可久。葛可久叫患儿家人用糯米粉涂抹婴儿的身体，再用丝绸包好，将婴儿埋在土中，留出头来，以便喂奶。这样两天两夜，婴儿全身就长出了皮来。人们十分惊讶，请教葛可久。葛可久说，婴儿无皮是因为他缺少五行中的土。患儿家人恍然大悟，原来这家人是靠舟船生活的，母亲在船上怀孕，很少上岸，因此缺乏地气，胎儿的皮肤不能生长。葛可久说："我之所以这样治疗，就是要让婴儿多沾些地气，地属土，有了土，五行全了，人行也就全了。"

还有钱塘县有一位叫沈好问的医生，精通小儿医术，尤其擅长治疗痘证。江鲁陶有个孩子刚一岁，出痘，只出现了三颗，分别在额头上、耳朵后和嘴唇旁。请来沈好问来诊治，沈医生说："从孩子出痘的部位来看，他的心、肾、脾三经逆传，土克水，水克火。这种情况下，应该攻，而不应该补，攻的话则可以把毒散开，补的话就会让心、肾、脾自相残杀，那将十分危险。"按照沈医生的治疗方法，治疗到第14天的时候，小孩的痘明显变得圆润，眼看就要成功了。这个时候，一个庸医见这个小孩太小，觉得太可怜了，应该补一补，就给小孩开了参汤服用。沈好问知道后，大惊失色："为什么要服参汤呢？完了，这个孩子活不过二十一天！"半个月后，小孩果然病发身亡。

所以，学习中医一定要明白五脏六腑相生相克的道理。像这样不熟悉五行相克相生的怕攻而喜补，只会遗患于患者。了解了五行相生相克的道理，就会明白中医不是头痛医头、脚痛医脚的原因。一个人感冒咳嗽了，肺部有了麻烦。肺是金，要想帮助金增加力量，必须先去扶助土，因为土能生金，土是脾胃，所以一定要同时调理脾胃，并顾及肾水及大小肠。事实上，金（肺）有毛病，一定会累及土和水，所以肺有了咳嗽，胃气绝对不适，肾气也受肺金的影响，而引起耳鸣。中医学的理论根据五行，在治疗的时候，要找到病源所在，彻底进行治疗，所以并不是头痛医头，当头痛发作时，反而要医治其他部位了。

第四章　藏象与人体的五脏六腑

第一节　五脏六腑的定义

脏腑又写作"藏府""臟腑"，是中医学对于人体诸内脏器官的统称。

先秦时期，人们已经对人体内脏的结构有了基本的了解，并为大多数内脏器官取了名字。然而，当时的人们并没有清晰的脏腑概念，常将肝、胆、心、肺、脾、肾、肠、胃等并称，没有将脏与腑区分开来，甚至将内脏和其他组织相混淆。在《列子·汤问》的一段记载中，有个叫"偃师"的人献给周穆王一个神奇的人体模型，剖开后发现"皆傅会革、木、胶、漆、白、黑、丹、青之所为。王谛料之，内则肝、胆、心、肺、脾、肾、肠、胃，外则筋骨、支节、皮毛、齿发，皆假物也，而无不毕具者。合会复如初见。王试废其心，则口不能言；废其肝，则目不能视；废其肾，则足不能步。"这段记载表明，当时的人们把肝、胆、心、肺等内脏并称，显然当时还没有"藏"与"府"的概念。此外，剖开模型后废心"口不能言"、废肝"目不能视"、废肾"足不能步"的说法也很有趣，虽然是指模型，但也提示我们中医早期对藏府功能的认识。

"藏"与"府"的概念在先秦时期就出现了，在《内经》中已发展成熟。在古文中"藏"与"府"均有仓库之意，但"藏"偏重储藏珍贵物品，有储藏或闭藏之意；"府"则通常用于存放较大量的一般物品。据此，古人将体内脏器归为两类：一类是以实体脏器为主，古人认为具有藏蓄精气的作用，即"五藏"；另一类则是以带有空腔的器官为主，其功能大多与传导变化水谷与津液有关，即"六府"。《内经》中对此给出了明确的定义，《素问·五脏别论》曰："所谓五脏者，藏精气而不写也，故满而不能实；六府者，传化物而不藏，故实而不能满也。"《灵枢·本脏》言："五脏者，所以藏精神血气魂魄者也；六腑者，所以化水谷而行津液者也。"

在古代解剖学知识的基础上，根据人体内部五脏六腑的形态结构及其功能特点，将它们分为三类：五脏——肝、心、脾、肺、肾；六腑——胆、小肠、胃、大肠、膀胱、三焦；奇恒之腑——脑、髓、骨、脉、胆、女子胞。其中，《内经》对五脏和六腑尤其重视，并为它们给出了明确的定义与区别。五脏所藏的是精、神、血、气、魂魄，六腑所司的是化水谷、行津液。这种理论在其概念明晰的情况下，很快被人们接受，并为后世所遵从。

《内经》对五脏六腑的生理功能进行了详细描述，如心主血脉和神明；肺主气司呼吸，通调水道；脾主运化与分清泌浊；肝主疏泄和藏血；肾主生殖、生长发育及水液代谢；胃主受纳水谷；小肠主受盛和化物等。五脏六腑的功能正常与否，直接影响人体的生命活动。人体的生理功能往往需要几个脏腑配合才能完成，如水谷的转化、输布和排泄。这些功能的完成不仅依靠脾胃的腐熟运化和传输作用，还需要肝气疏泄、肾气温煦、肺气宣散、心脉载运等功能的协同作用，这充分体现了人体的整体性。

《内经》已出现了"藏象"概念。其中，"藏"指藏于人体内部的脏器，包括五脏、六腑等；而"象"则是指人体外部表现的生理和病理现象。古人认为，人体内部脏腑的生理活动和病理变化一定会在人体外部有所表现，即为"藏象"。因此，中医学家可以通过观察人体外部的变化，推断出人体内部脏腑的功能变化和病变情况。藏象是人体内在系统现象和外在表现的统一体，对于判断人体健康、诊断和治疗疾病具有重要意义。

第二节　脏腑与古代解剖学的发展

我国的解剖学发源较早，最初是源于杀牲祭献，解剖动物并进一步比附人体，也是认识人体结构的一种重要方式，而残酷的战争与人祭、人殉等，也同样对人体解剖学知识的积累起到了一定的促进作用。在中国古代，人体解剖学是相当发达的，《史记·扁鹊仓公列传》中记载上古名医俞跗"治病不以汤液醴洒，镵石挢引，案扤毒熨，一拨见病之应，因五脏之输，乃割皮解肌，诀脉结筋，搦髓脑，揲荒爪幕，湔浣肠胃，漱涤五脏，练精易形"。俞跗之事虽已无可考，但这段记载反映了古代医学确有实施外科手术的记录，若没有准确的解剖学知识，这是不可能做到的。

《内经》中有记载，古代已经有意识地对人体进行解剖。在《灵枢·经水》中记载了人体解剖的过程和结果，包括皮肉、脏腑、血脉等的大小、形状、颜色、质地等特征。说明当时人们对人体解剖有一定的认识和掌握。在《灵枢·肠胃》中还详细描述了人体消化道各部分的位置、长度、形状等信息，并进行了度量和比较。如大小肠长度与食管长度的比例为35∶1，这与现代解剖学的测量数据基本吻合。这表明中国早期的解剖学非常发达，对人体结构和功能有深刻的认识。

中医对于人体脏腑的认识同样是以解剖学为基础发展起来的。在《内经》中,已将人体脏器进行归类,并有大量关于脏腑解剖的记载。如《灵枢·师传》中提到:"五脏六腑,心为之主,缺盆为之道,骱骨有余,以候骨竭骨亏。"论及了心脏的位置;《灵枢·九针论》中提到"肺者,五脏六腑之盖也",论及了肺的位置。这些认识都是建立在解剖学知识的基础上的。早期中医学认为五脏六腑都是确指的实体器官,后来将人体各种基本的生理功能分类,分别归属于各个脏器。但在古代中医的观念中,形而上的"道"最为重要,人体结构的解剖知识只是形而下的"器"的层次,无须过多关心。因此,尽管古代中医解剖学非常发达,但却始终无法进入医学的主流。现代中医学通常认为五脏是五大功能系统,这是后人的认识。

第三节　脏腑与五行

先秦时期,人们还没有清晰的脏腑概念,常把肝、胆、心、肺、脾、肾、肠、胃等当作同等重要的脏器,没有明确的脏腑区分。《庄子》首次提到了"五脏",而体现齐国稷下学宫思想的《管子》则明确指出了五脏为脾、肺、肾、肝、心,还将它们与五味、五肉、九窍等相匹配,说明人们已经初步意识到五脏与五行之间的联系了。

早期的藏象学理论众说纷纭,没有统一的标准,仅脏的数量就有"五脏""六脏""脏""十一脏""十二脏"等多种说法。在不同的古籍中,胆、胃、肠、脑等也被指为脏器之一。直到两汉时期,《内经》以五行学说为核心,在经学思想的指导下,将各种不同说法基本统一到同一个藏象学理论体系中。这才形成了我们现在所熟悉的藏象学内容。

两汉时期,以阴阳五行学说为理论基础的经学是当时的主流思想,而《内经》则是当时非常重要的医学典籍之一,对藏象学的认识深受经学的影响。其中,五行学说对藏象学理论体系的构建具有非常重要的意义。

藏象学说认为,虽然五脏六腑都各自有其独特的生理功能,但在机体的生命活动中,脏腑及各器官、组织、形体诸窍之间是相互结合、相互协调的。藏象学以五脏为主体,运用五行理论的组织原则,将六腑、五体、五官、九窍、四肢百骸等联系成有机的整体。五脏则代表着人体的五个系统,人体的所有组织、器官都可以包括在这五个系统之中。

《内经》将五行与五脏相匹配,以木配肝、火配心、土配脾、金配肺、水配肾。其他如六腑、五体、五窍、五华、五志、五声等人体组织器官与生理功能同样依次匹配。五行的相生相克关系也同样体现在人体功能活动上,五脏之间相互制约,若某一脏出现病变,五行中的一行太过或不及,就会使制约超过正常限度,而导致其他脏的疾病。同时,通过对其他脏的调整也可以起到对病变脏的调整治疗作用。这一思想在《内经》中则体现为"亢则害，承乃至""虚者补其母，实则泻其子"等治疗原则。

不仅如此，中医学还认为人与自然界保持着高度的统一性，藏象学又运用五行学说将自然界的方位、季节、气候等与人体五脏功能系统密切联系，勾画出了一个内外相应的整体脏腑模式。（表2）

表2 五行归类与配属

五行		木	火	土	金	水
自然界	方位	东	南	中	西	北
	季节	春	夏	长夏	秋	冬
	气候	风	热	湿	燥	寒
	星辰	岁星	荧惑	镇星	太白	辰星
	五化	生	长	化	收	藏
	五畜	鸡	羊	牛	马	彘
	五谷	麦	黍	稷	谷	豆
	五音	角	徵	宫	商	羽
	五色	青	赤	黄	白	黑
	五味	酸	苦	甘	辛	咸
	五臭	臊	焦	香	腥	腐
人体	五脏	肝	心	脾	肺	肾
	五腑	胆	小肠	胃	大肠	膀胱
	五体	筋	脉	肉	皮	骨
	五官	目	舌	口	鼻	耳
	五华	爪	面	唇	毛	发
	五声	呼	笑	歌	哭	呻
	五志	怒	喜	思	忧	恐
	发育	生	长	壮	老	已

通过五行学说，将人体的脏腑器官及它们与自然界之间的关系进行了归类和推理，形成了中医学的藏象理论。中医学认为，人体与自然界之间存在着相应的关系，通过观察自然界五行气的盛衰变化，可以推知人体五脏之气的盛衰变化，从而对疾病的发生和变化趋势作出相应的判断。这一理论为中医学的生理、病因、病机、诊断、治疗、养生等方面提

供了基础。五行学说的引入，促进了中医藏象理论的成熟和发展，标志着中医理论发展到了一个新的阶段，具有非常重要的意义。

第四节　脏腑与人体的生理功能

对人体生理功能的描述是中医藏象理论的核心内容。天人合一是古人普遍认同的观念，在古人的心目中人与天地、自然、社会是一个统一的整体，人体就是天地与社会的缩影。因此，在《内经》中将人体脏腑与人类社会做了一个生动而又有趣的类比。《素问·灵兰秘典论》曰："心者，君主之官也，神明出焉。肺者，相傅之官，治节出焉。肝者，将军之官，谋虑出焉。胆者，中正之官，决断出焉。膻中者，臣使之官，喜乐出焉。脾胃者，仓廪之官，五味出焉。大肠者，传导之官，变化出焉。小肠者，受盛之官，化物出焉。肾者，作强之官，伎巧出焉。三焦者，决渎之官，水道出焉。膀胱者，州都之官，津液藏焉，气化则能出矣。凡此十二官者，不得相失也。"在此，《内经》把心脏比作一国的君王，其他脏腑比作群臣百官，将治理国家的政策比作人体的生理活动，君主与群臣各司其位，各负其责，就国家而言就能繁荣昌盛，就人体而言就会健康长寿，这非常形象地说明了各脏腑的生理功能。

一、心——君主之官，神明出焉

中医学认为心脏是人体生命活动的主宰，地位最为崇高，故曰"心者，五脏六腑之大主也，精神之所舍也"。心的功能一般被归纳为主血脉和主神志两个方面，在《内经》中都有大量的论述。

心主血脉。心脏被认为是主宰血液循环的重要脏器，它通过推动和调控血液在脉管中的运行，使血液流注全身，发挥着营养和滋润作用。心脏的气力可以推动血液流动，将营养物质输送到全身的脏腑、形体器官和孔窍中。心脏与脉管相连接，形成了一个封闭的系统，成为血液循环的中枢。心脏持续搏动，推动血液在全身的脉管中循环不断，使血液不断地周流，成为血液循环的动力。

心主血脉的生理作用主要有两个方面：一是运行血液以输送营养物质。心脏的气力推动血液在脉管中循环运行，血液携带着营养物质供给全身，使五脏六腑、四肢百骸、肌肉皮毛等身体各部分都能得到充分的营养，保持其正常的功能活动。二是心脏也参与生血的过程。从胃肠消化吸收的精微物质，通过脾脏的运化作用，上升清散精微，输送至心肺，在肺部完成吐故纳新的过程后，血液就变得赤红，持续不断地补充新鲜血液。

心脏有规律地跳动，与心脏相连的脉管也会产生有规律的搏动，称为脉搏。在正常生理状态下，心脏功能正常，气血运行畅通，全身器官功能正常，脉搏会有均匀、平稳、有力的节律。反之，如果出现异常，脉搏就会有异常的变化。中医的脉诊就是通过触摸脉搏的跳动情况来了解全身气血的盛衰，作为诊断疾病的依据。

心脏也是主宰神志的重要脏器，也称为心藏神明或心主神明。它负责统领全身的脏腑、经络、形体和窍孔的生理活动，并且主要管理人的精神、意识、思维、情感及性格倾向等方面的活动。心所承载的神，既包括广义上主宰人体生命活动的神，也包括狭义上的精神、意识和情感等。

古代人们认为思维和精神活动都属于心的功能范畴，因此有诸如"心想事成""心灵手巧"等成语。这意味着心脏在中医学中被视为思维和意识的源泉，与人的精神活动密切相关。心的活动对于人的心智状态和情感体验起着重要作用。心主神志的理论观念帮助我们理解心脏的重要性，并揭示了心与精神、情感等方面的密切联系。

在先秦时期，人们就将心与精神、思维、意识乃至性格、品行等联系在一起。如《尚书·大禹谟》中有"人心惟危，道心惟微"的说法，《诗经·绿衣》中有"我思古人，实获我心"的表述，《论语·雍也》中提到"其心三月不违仁"等。这类用法在先秦文献中频繁出现。《左传·昭公二十一年》中提到"和声入于耳而藏于心"，说明当时人们普遍将记忆的功能归属心。而《管子·心术》中的"心也者，智之舍也"的说法则是"心主神明"理论最早的表述。

《列子·汤问》中甚至还有一则"扁鹊换心"的传说，描述了以下情节：鲁公扈和赵齐婴两人患病，共同请扁鹊治疗。扁鹊治愈了他们，然后问道：你们之前的病是外因侵袭了你们的脏腑，是药物和石头所能治愈的。但现在你们患有与体同生同长的病，我是否可以为你们进行手术治疗呢？两人回答说：请先生说明缘由。扁鹊对鲁公扈说：你志向坚强但体力薄弱，所以在谋划方面较为擅长，但在果断方面较为不足。而赵齐婴志向虽弱但体力较强，所以在谋虑方面较为不足，但在专注方面较为擅长。如果交换你们的心脏，将能达到一个更好的平衡。扁鹊随后给他们喝下毒酒，使他们陷入三天的昏迷，然后进行手术，互换了心脏，最后用神奇的药物使他们苏醒过来。两人回到各自的家中，却发现妻子无法认出对方。于是两家争执到扁鹊那里，扁鹊解释了原因，案件得以解决。

此二人将心脏通过手术置换之后，性格、记忆也随之改变，甚至导致妻子无法辨认，这将"心"对精神思想的主导作用发展到了极端的地步。由此可见，"心主神明"的思想很早就已深入人心。

此外，在先秦时期已经有了"心为君主之官"的思想。如《荀子·解蔽》中提到"心者，形之君也，而神明之主也"，《管子·心术》中也有"心之在体，君之位也；九窍之有职，官之分也"的描述。虽然这些典籍的记载并没有将心与其他脏器进行比较，但已经明确了心在人体内的核心地位。考虑到甲骨文中心是唯一出现的内脏器官，这一思想的出现不太可能是偶然的。在应激反应中，人们可以明显感觉到心跳的加速。原始人常处于恐惧、紧张、惊骇等情绪引起的应激反应中，这必然会给他们留下特别深刻的印象。因此，对心的崇拜及将心与精神思想联系起来可能就是从那时开始的。

从西医的角度来看，人的意识和思维活动是大脑的生理功能，是大脑对外界事物的反应。这个观点在中医文献中早有相关的论述。然而，在中医的藏象学说中，脏腑的概念虽然包含了一些解剖学的成分，但从主要角度来看，它是一个表示各种功能联系的符号系统，是人体整体功能模型的一部分。因此，中医学将思维活动归属心，心在很大程度上也包括了大脑的功能。而到了明清时期，医学家们进一步提出了血肉之心和神明之心的概念，进一步明确了心的功能所属。

二、肺——相傅之官，治节出焉

相傅，即宰相，是国家百官中的首领，扮演着辅助君主行政的重要角色。在人体中，肺担负着重要的职责，它主宰着百脉，调节全身气血，因此称为"相傅之官"。

肺最主要的功能是主持气机，掌管呼吸。肺是体内外气体交换的场所，通过呼吸作用，不断吸入清新空气，排出污浊气体，实现人体与外界环境之间的气体交换，维持基本的生命活动。肺还参与宗气的生成，肺吸入自然界的清气，与脾胃运化的食物精华相结合，形成宗气，储存于胸中的"气海"之中。宗气是组成全身气血的重要成分，宗气的生成与否关系着全身气血的盛衰。因此，肺也具有管理全身气血的生成和运行的作用，调节全身的气机，称为"肺主一身之气"。

所谓气机，是指气的运动，包括升降出入等基本形式。肺的呼吸运动是气升降出入运动的具体表现。肺有规律地进行呼吸，对全身气血的升降出入运动起着重要的调节作用。如果肺主一身之气的功能正常，各个脏腑的气血就会旺盛。相反，如果肺主一身之气的功能出现异常，则会影响宗气的生成和全身气血的升降出入运动，表现为气虚症状，如气息不足、声音低弱、肢体乏力等。

肺还具有宣发和肃降两个重要功能。宣发和肃降是肺气功能活动的两个方面，宣发指肺气向上或向外发散的功能，主要表现为将气血津液分布到全身，并通过出汗等方式调节水液代谢。肃降则是指向下和向内清肃通降的功能，包括将吸入的清气和脾转输到肺的津液引导下行，最终形成尿液排出体外。因此，"肺主宣发肃降"是对肺调节全身气机升降进出的总结。

主行水也是肺脏的重要功能。肺主行水，也称为通调水道，指肺对水液的分布和排泄起着调节和疏通的作用。肺通调水道的功能依赖肺气的正常宣发和肃降，对维持机体水液代谢平衡具有重要作用。

肺朝百脉与其主气功能密切相关。朝百脉指营气在肺内生成后随血液输送到全身的过程，其生理作用是协助心脏推动血液循环。这里的"朝"表示向着、汇聚的意思，各种脉络的血液都需要通过肺进行滋养才能供给全身。肺主气，心主血，全身的血液和脉络都属于心脏的统辖范围。心脏的跳动是血液流动的基本动力，而血液的流动还依赖气的推动，随着气的升降而运行到全身。肺主一身之气，贯通百脉，调节全身的气机，因此能够辅助心脏推动血液循环。肺可以协助心脏运行血液，调畅气机，但也包含着对其他脏腑的统摄作用。因此有"肺主治节"的说法。《内经知要·藏象》中说道："肺主气，气调和则诸脏腑听从其调节，无所不治，所以称之为治节之官。"这也是将肺称为"相傅之官"的主要依据。

另外，肺在五脏中的位置最高，因此有"肺为华盖"的说法。"华盖"原指古代帝王车上的遮盖物。肺位于胸腔中最高的位置，包裹在心脏四周，肺也主管着全身的表面，是脏腑的外卫。就像为帝王遮风挡雨的华盖一样，肺具有保护脏腑、抵御外邪的功能。然而，由于肺处于抵御外邪的第一线，最容易受到邪气侵袭，同时其解剖结构呈现出"肺叶晶莹白净""虚若蜂窠"的形象，因此也称为"娇脏"，即指柔嫩的脏腑。

三、肝——将军之官，谋虑出焉

所谓"将军之官"，是指肝脏具有主导升发的生理特点，表现为刚强、躁急的特性。肝脏在五行中属木，喜欢通畅，不喜欢郁结，就像春天的树木生长一样通畅，充满生机。只有保持肝气升发通畅的特性，才能维持其正常的生理功能。因此，有"肝主升发"的说法。然而，肝气既容易上升逆乱，又容易过度升发，性格坚强，因此被比喻为"将军之官"。

肝最主要的生理功能是主疏泄，即指肝具有疏通、畅达全身气机的作用，进而促进精血、津液的运行输布，调节脾胃之气的升降，促进胆汁的分泌排泄及情志的舒畅等。疏指疏通、畅达，泄指升发、排泄。疏泄即疏通和升发，用以指代通畅。肝主疏泄的生理功能主要涉及人体全身气机的畅通。气机指的是气的升降出入运动。肝脏的疏泄功能对全身脏腑组织的气机升降出入之间的平衡协调起着重要的调节作用。肝脏的疏泄功能正常，可以确保气机通畅，气血和调，经络畅通，从而使脏腑组织的活动保持正常协调。

调节精神情志是肝主疏泄的另一个主要作用。情志指的是情感和情绪，人的精神活动除了受心神控制外，还与肝脏的疏泄功能密切相关，因此有"肝主谋虑"的说法。谋虑指的是思考和考虑，深思熟虑。肝脏主谋虑指肝脏辅佐心神参与调节思维、情绪等神经精神活动的功能。在正常生理条件下，肝脏的疏泄功能正常，肝气升发，既不过度亢奋也不抑郁，通畅而舒达，这样人体才能更好地协调自身的精神情志活动，表现为精神愉快、心情舒畅、思维清晰、情绪稳定、意志坚定、血气平和。如果肝脏的疏泄功能受损，就容易导致人的精神情志活动异常。疏泄不及表现为抑郁、消沉和多愁善感等；疏泄过度则表现为烦躁易怒、头痛头胀、面红目赤等。因此，在七情之中，肝脏主怒，患有肝病的人常易怒。通常我们用"大动肝火"来形容一个人发怒，这个说法即源于这种医学理论。此外，肝脏主疏泄的功能还有助于促进脾胃的消化吸收、胆汁的分泌排泄、维持气血的循环运行及调节水液代谢等。

肝脏还有一个主要功能是贮藏血液。肝藏血指的是肝脏具有储存血液、调节血量及防止出血的功能。在《内经》中，最重视肝脏"藏血"的功能。这一理论最初应该是基于解剖学的认识。在人体内脏中，肝脏的血液供应最为丰富，全身约有1/4的血液流向肝脏。古人在宰杀牲畜或进行祭祀时，可能已经深刻地认识到了肝脏的这一特点，因此形成了"肝藏血"的说法。

在正常的生理情况下，人体各部分的血液量是相对恒定的。然而，不同的生理情况会导致人体各部分的血液量发生变化。当机体活动剧烈或情绪激动时，各部分需要的血液量也相应增加，这时肝脏储存的血液会被输送到机体的周边部位，以满足机体活动的需要。而在安静休息和情绪稳定时，由于全身各部分的活动减少，机体周边的血液需求量也相应减少，部分血液会重新储存在肝脏中。因此有谚语说"人动则血运于诸经，人静则血归于肝脏"。由于肝脏具有贮藏血液和调节血量的功能，所以称为"血海"。

此外，《内经》还提到了"肝藏魂"的说法，《灵枢·本神》中称"肝藏血，血舍魂"，指出肝脏与人的精神活动和睡眠功能有密切关系。虽然肝脏与其他四脏一样负责贮藏，但后世对此理论的发挥较多，仅次于"心藏神"而远远超过魄、意、志等方面。这说明古人已经意识到阴血不足与人的精神状态失调有着密切关系。

肝脏的疏泄功能在维持人体的生殖功能中也扮演着重要角色。在女性一生中，血液起着重要的作用。由于月经的排出、怀孕期间的血液供应和分娩后的出血等，女性的身体始终与血的功能密切相关。因此，女性常存在气血失衡的情况，即气相对充足而血相对不足。肝脏主要负责储存血液，与冲脉和任脉有内在的联系。肝的疏泄功能可以直接影响经血的运行。因此有谚语说"女子以肝为先天"，强调肝脏对女性的重要性。当肝脏的疏泄功能正常时，足厥阴经的气可以畅通，冲脉和任脉得到协助，任脉通畅，太冲脉旺盛，则月经按时而来，带下分泌正常，怀孕和分娩顺利。如果肝脏的疏泄功能失调，导致冲脉和任脉失调，气血不和，就会引发月经、带下、胎产等的问题，以及性功能异常和不孕等疾病。这说明肝脏的疏泄功能对于女性的生殖系统健康至关重要。

四、脾——仓廪之官，五味出焉

仓廪之官，指的是负责管理粮仓的官员。俗话说"民以食为天"，我们所摄入的食物和水都需要经过脾胃的消化吸收，才能转化为身体能够利用的营养物质。在人出生之前，胎儿的生长依赖肾脏中储存的先天之精；而出生后，所有的生命活动都必须依靠后天脾胃将水谷食物运化成营养物质来供给身体使用，因此我们称脾为"后天之本"。

脾脏的主要功能是主运化。运化指的是转运和消化吸收。脾脏能够将饮食中的水谷物质转化为细小的营养精华和体液，并将其吸收和输送到全身各个脏器中。这包括水谷物质的转化和水液的运输两方面。需要注意的是，中医学中的脾并非西医概念中的脾脏。在西医学中，脾脏是人体最大的淋巴器官，具有储存血液、造血、清除老化的红细胞和免疫应答等功能。但在中医学中，脾的概念与此不同。就其生理功能而言，脾包含了人体所有的消化功能，远远超出了脾胃在解剖学上的范畴。因此，我们可以说中医学中的脏腑实际上是一个功能系统的概念，而非仅是解剖学上的器官。

饮食物的消化和营养物质的吸收、转运是一个复杂的生理过程，涉及脾胃、肝胆、大小肠等多个脏腑的协同作用，其中脾脏起着主导作用。"水谷"一词广义上指各种食物。脾脏主要负责运化水谷，即对食物的消化和吸收。脾运化水谷的过程包括以下几个步骤：首先，食物在胃中经过初步的腐熟消化，然后通过小肠的消化吸收作用，经过脾脏的磨谷消食作用，再转化为细小的水谷精微（也称为水谷精气）；其次，脾脏吸收这些水谷精微并将其输送到全身；最后，水谷精微上升输送到心肺，转化为气血等重要的生命物质，这个过程称为"脾气散精"。简单来说，脾脏主要负责运化水谷，包括消化水谷、吸收转运精微并将其转化为气血的重要生理功能。

进食后，食物的消化和吸收主要发生在胃和小肠中，而经过消化吸收形成的水谷精微则依靠脾脏的转运和散精作用，向上输送到肺脏，由肺脏注入心脉，转化为气血，然后通过经脉输送到全身，以滋养五脏六腑、四肢百骸及皮毛、筋肉等各个组织器官。简言之，脾脏主要负责运化水谷，包括消化水谷、吸收转运精微并将其转化为气血。

由于饮食中的水谷是维持人体生命活动所必需的主要营养物质来源，也是气血生成的物质基础，因此脾胃称为后天之本，气血生化之源。这一理论在养生和疾病防治方面具有重要的指导意义。

脾脏还有一个重要功能，即脾主统血。这指的是脾脏具有调节血液循环，使血液在经脉中正常流动而不溢出的功能。脾气能够统摄全身的血液，使其正常循环而不会泄漏到血管外。脾脏通过气摄血的作用来实现统血的功能。脾脏是气血生化之源，而气是血液的主宰，血液随着气的运行而流动。当脾脏的运化功能良好时，气血充盈，气能够统摄血液，气旺则固摄作用也较强，血液不会溢出血管而引发出血现象。相反，如果脾脏的运化功能减退，营养物质不足，气血会虚弱，气虚则失去统摄血液的能力，导致血液离开脉道，从而引发出血现象。一般来说，我们在临床上遇到的皮下出血、便血、尿血、月经过多等出血症状，通常是由于脾脏无法统血所致。

五、肾——作强之官，伎巧出焉

肾脏称为"作强之官"，意味着它能够产生强劲的力量。肾脏具备保持人体精力充沛、强壮有力的功能。人的智慧和技巧都源自肾脏。肾脏之所以能够主宰力量和展现技巧，与其储藏精气和促进骨髓生成的功能有关。当肾气充盈、精气充足时，人精力旺盛，反应敏捷，筋骨强健，动作有力。相反，肾脏精气不足，骨髓生成不足的人，往往会出现腰酸背痛、精神疲惫、头昏健忘、动作迟缓等表现。

肾藏精是肾最重要的生理功能。肾藏精是指其能够贮藏和封藏人体的精气。精气分为先天之精和后天之精。先天之精是通过父母传承的，与生俱来，是构成人体和生殖繁衍的原始物质。在胚胎发育过程中，精气是形成胚胎的基础物质，是生命的根本。因此，称为"先天之精"。先天之精储存于肾脏中，在出生后通过后天之精的不断补充，成为人体生育繁衍的基本物质，也称为"生殖之精"。后天之精源于水谷精微，通过脾胃的消化吸收转化，并灌溉五脏六腑。当食物进入胃后，经过胃的腐熟和脾的运化，形成水谷之精气，并转输到五脏六腑，成为各脏腑的精气。这些精气充盛的部分除了供应脏腑自身的生理活动外，剩余部分则储存于肾脏，以备需要时使用。当五脏六腑需要这些精微物质供养时，肾脏将储存的精气重新供给各脏腑。一方面不断储存，另一方面不断供给，循环往复，生生不息。这就是肾脏储藏五脏六腑精气的过程和作用。先天之精是维持人体生命活动和促进机体生长发育的基本物质。

肾精是胚胎发育的原始物质，同时也促进生殖功能的成熟。肾精的生成、储存和排泄对于繁衍后代起着重要作用。人类生殖器官的发育和生殖能力都依赖肾脏。人出生后，先天之精和后天之精相互滋养，从幼年时期开始，肾脏的精气逐渐充盛。当发育到青春期时，随着肾精的不断充盛，产生了一种促进生殖功能成熟的物质，称为"天癸"。那么，什么是天癸呢？"天"代表先天、天生水，水是万物的根本；"癸"是十天干中的第十位，属于五行中的水属性，是阴性的。肾脏是先天之本，属于五行中的水，是阴性的太阴之一。因此，天癸实际上指的是肾脏中精气所形成的微细物质，它对人体的生殖功能具有整体调控的作用。

天癸的产生和衰竭，反映了人体从青春期到衰退期的盛衰变化规律。这一过程在《内经》中被总结为"七八节律"。对于女性而言，以"七"为度数。七岁时，女性的肾气开始旺盛，牙齿和头发开始生长；十四岁时，女性的生殖发育微细物质——天癸开始产生，月经开始出现，生育功能初具备；二十一岁时，女性的肾中精气充盈，智齿长出，也标志着生长发育的结束；二十八岁时，女性的身体筋骨肌肉强壮，头发浓密，功能达到高峰；到了三十五岁，人体阳气最旺盛的阳明经开始衰退，女性的身体功能逐渐下降，面容开始变得干燥，头发脱落；四十二岁，阳明、太阳、少阳三阳经衰退，表示人体的阳气已经枯竭；四十九岁，辅助生殖功能的任脉虚弱，天癸枯竭，女性月经停止，形体老化，生育功能丧失。这个过程描述了女性天癸、阳气和气血从盛到衰的过程。

而对于男性，以"八"为度数。八岁时，男性的肾气开始旺盛，气血开始充盛，牙齿和头发开始生长；十六岁代表男性生殖功能的物质——天癸产生，男性精气旺盛并外泄，出现遗精现象，具备生育能力；二十四岁，男性的肌肉骨骼强壮，牙齿已经发育完全，生长发育期结束；三十二岁是男性身体最强壮的阶段，此时骨骼粗壮，肌肉发达；四十岁，男性肾中的精气开始衰退，头发脱落，牙齿硬度下降；四十八岁，头部的阳明经气血开始衰竭，面容失去养分，变得干燥，发鬓斑白；到了五十六岁，男性的肝气衰竭，筋脉失去滋润，活动受限，天癸枯竭，精气减少，肾脏退化，形体随之老化；六十四岁时，男性的肾气已经枯竭，牙齿和头发没有了营养来源，自然脱落。这个过程描述了男性天癸、阳气和气血由盛而衰的过程。

"七八节律"是人类生命的一般过程，包括生、长、壮、老、已等阶段。在这个过程中，肾精是人体生长发育最为重要的物质，天癸则是由肾精转化而来的。天癸作为促进男性和女性生殖成熟的物质，伴随着他们的一生。天癸的衰竭也意味着男性和女性生殖功能的衰退。只有肾精充足，天癸才能充分产生，五脏的功能才能旺盛，脾胃所转化的后天精气才能充足。只有先天和后天的精气同时旺盛，人才能健康地完成少年、青年、壮年、老年的过程，达到"皆度百岁，而动作不衰"的境界。

肾脏除了藏精外，还有一个重要的生理功能是主持水液代谢，因此称为肾主水。水液是指体内所有正常液体的总称。肾主水指的是肾气能管理和调节全身水液代谢，包括两个方面的内容：一是肾气对参与水液代谢的脏腑有促进作用；二是肾气主持调节尿液的生成与排泄。

在正常情况下，饮水进入胃，经过脾的运化和转输，向上输送至肺，肺通过宣发和肃降的作用调节水道，使有用的津液通过三焦通道输送到全身，发挥其生理作用；而代谢后的废液则转化为汗液、尿液和气体，分别从皮肤汗孔、呼吸道和尿道排出体外，以维持体内水液代谢的相对平衡。在这个代谢过程中，肾的蒸腾气化作用使肺、脾、膀胱等脏腑在水液代谢中发挥各自的生理作用。经过脏腑组织利用后的水液（包含洁净的部分）从三焦下行回归到肾，通过肾的气化作用分为洁净和重浊两部分。洁净的水液再次通过三焦上升，回归肺部并分散至全身；而重浊的水液则转化为尿液，下行到膀胱，通过尿道排出体外，如此循环往复，以维持人体水液代谢的平衡。肾主水还意味着肾脏对体内津液的输送和排泄起着非常重要的调节作用。一旦失调，可能导致小便排泄异常，引发水肿等病理现象。

此外，肾脏还参与人体的呼吸过程，这称为"肾主纳气"。纳气指的是肾脏摄纳肺部吸入的清气，使其深入人体。尽管呼吸运动主要由肺脏完成，但必须依赖肾脏的纳气功能，才能维持呼吸的适当深度，确保体内外气体的正常交换。肾主纳气在人体的呼吸运动中具有重要意义。只有当肾气充沛、纳气正常时，才能使肺部的呼吸均衡，气道畅通。如果肾脏的纳气功能减退，无法有效摄纳吸入的气体归于肾脏，就会出现肾不纳气的病理表现，如呼吸频繁而浅、吸气困难、活动时容易气喘等症状。因此，肾脏的纳气功能对人体至关重要。

六、六腑

六腑包括胆、胃、小肠、大肠、膀胱、三焦。前文提到的心、肝、脾、肺、肾五脏，从形态上看，都属于实体性器官；从功能上看，五脏主要负责"藏精气"，也就是生化和贮存气血、津液、精气等微妙物质，主持复杂的生命活动。而六腑从形态上看，属于管腔性器官；从功能上看，主要负责"传化物"，也就是接收和消化水谷，转化和排泄废物，主要参与食物的消化、吸收、运输和排泄过程。中医学中的脏腑体系主要以五脏为核心，但六腑的作用也不可忽视。只有五脏和六腑各司其职，人体的生命活动才能正常运转。因此，五脏和六腑的相互协作是维持人体健康的重要因素。

胆是六腑中的首要器官。在《素问·灵兰秘典论》中，胆被描述为"中正之官，决断出焉"，它既有贮藏和排泄胆汁的功能，也主要负责决断和判断事物、做出决定。这在很大程度上是对"肝者，将军之官，谋虑出焉"的辅助和补充。我们通常用"胆子"来形容一个人的勇气和决断力，这个概念也是从胆主决断引申而来的。

胃是人体对食物进行消化吸收的重要器官，中医学通常将其与脾脏一起合称"脾胃"。在《素问·灵兰秘典论》中，它们被描述为"脾胃者，仓廪之官，五味出焉"。胃的主要功能是接收和初步消化食物，使其转化为精气。在与脾脏的合作下，胃将食物转化为气血和津液，供养全身，其重要性不亚于五脏。胃还负责保持食物消化和废物排泄过程的顺利进行。胃喜欢湿润而不喜欢干燥，因此保持足够的津液对于食物的消化和吸收至关重要。

小肠是"受盛之官，化物出焉"，大肠是"传导之官，变化出焉"，它们的主要功能都是参与饮食水谷的消化过程。食物和饮水在经过"仓廪之官"胃的腐熟后，向下传送。小肠主要负责接受和消化食物，分泌和分离清浊物质，将食物充分消化后的精微物质通过脾脏传输至全身，而食物残渣经过小肠的阑门进入大肠，在大肠中代谢，水分渗入膀胱形成尿液，因此也称为"小肠主液"。大肠主要负责传导和转化食物残渣，同时吸收其中的大量水分，形成粪便。通过吸收水分，大肠也参与体内的水液代谢，因此称为"大肠主津"。

膀胱为"州都之官，津液藏焉"。膀胱是贮存尿液并排出体外的器官，通过膀胱的气化功能，将代谢后的浊液转化为尿液，并排出体外。膀胱位于最下方，是三焦水液的归宿之地，就像一个集结了四方水液的都市一样，因此称为"州都之官"。

三焦被描述为"决渎之官，水道出焉"。三焦的作用主要有两个方面：一是水液运行的通道，二是将水谷的精微物质转化为气血和津液的通道。由于它是人体重要的气血和水液运行的通道，所以称为"决渎之官"。

除了之前提到的五脏六腑，人体还有一个非常特殊的器官，称为心包络。心包络，简称心包，又称膻中，是心脏外部的包膜，是心脏周围的组织结构，上面有经络贯通，用于气血的运行，统称心包络。由于心包络是心脏的外围组织，因此起到保护心脏、防止邪气侵袭心脏的作用。藏象学说认为，心是君主之官，邪气无法侵袭，所以当外邪入侵心脏时，首先会影响到心包络，所以说凡是邪气侵犯心脏，都会先侵犯心包络。实际上，心包络受邪所引起的病变与心脏相关，因此在辨证和治疗上也大致相同。在《素问·灵兰秘典论》中称心包络为"臣使之官，喜乐出焉"，实际上强调的是心包络保护心脏的功能。由于人体的五脏六腑共有 11 个，与人体的十二经脉相匹配时，手厥阴经常与心包络相对应，称为手厥阴心包经。因此，在一定程度上，心包络也被视为人体五脏六腑体系的重要组成部分。

第五章　气精血津液与生命哲学

气精血津液在现实生活中可以直接感知到它们的存在，而不仅是抽象的物质实体或生理理论。在当下的生活环境中，我们可以感受、体验、观察到气精血津液的动态运动和变化。如气、阴阳、五行作为被归类的象征或思想所捕捉的意象，作为万物的本质本身也在气精血津液中展现出来，用来解释气精血津液的运动变化和主宰作用。从广义上来说，气精血津液甚至包括了一切事物和现象，所有的精神和物质现象都是由最基本的"气"衍化而来，都由一气构成，这也是为什么《庄子》中说"通天下一气耳"。同样，身体也是由气衍化而来的，由气组成、维持和推动着生命活动。

第一节　身体之气

一、身体之气的定义

目前，在中医学界关于"气"的解释存在两种主要观点：一种观点认为气是一种非常微妙的物质实体，而另一种观点则将气视为人体的生理功能。然而，这些说法都具有相对的片面性。"气论"不是关于物质一元论还是精神第一性的问题。在中国哲学史上，"道"和"气"并不像西方哲学中的"物质"和"精神"那样处于截然对立的状态。中医文化根本不存在物质与精神的二分对立观念，也没有将理想与现实、形式和内容二分的抽象概念式形而上学。它没有将身体之气局限于物质元素或生理功能，而是涵盖了身体之气的多个维度。这两种观点都忽视了气的生成论内涵，以及气作为身体动力的方面，它的特征是无形、恒动、意象性和形神合一的。

首先，气论作为生成论，是一套用气来解释世界如何生成和生命本质的理论体系。它认为气可以化生万物，精气则派生出生命。《庄子》中说："人之生，气之聚也；聚则为生，散则为死。"强调了气的聚散对于生命的生成和死亡的主宰作用。《灵枢·经脉》中提到："人始生，先成精。"认为精气在生命形成之前存在，并且促成生命的诞生。在生成论的意义上，气既具有一定的物质性，作为生成生命的起始物质，又具有一定的精神性，作为生命神魂、意志的源泉。

其次，气也存在于身体中作为动力和功能。气不仅是生命潜能从潜在状态到实际活动的动力，也是生命所展现的功能作用。如气能推动和促使身体的生理和精神成长、完善和成熟。另外，气还具有温煦身体、防御病邪、固摄精血津液并促进它们相互转化为人体所需营养等作用。气在身体中起着重要的作用，既是动力又有功能，对于维持生命活动的运行至关重要。

最后，气在人体中是一种无形的、形而上的、整体恒动的存在。与西医注重有形的物质结构研究不同，中医更加关注形而上的无形气对身体的主导作用。在西医的视角下，身体的物质结构可以通过微观分子和细胞的还原来解析，因此，他们关注的重点是如何通过物理、生物、化学等科技手段改变这些微观结构以调整病理形态。然而，中医认为这些都是形而下、有形的"器物"世界，过于纠缠于微观物质结构，存在着陷入抽象、静态、孤立、机械唯物主义的危险，不能从整体上把握真理，无法深入了解存在于器物中的形而上的"道"和"气"。

中医学认为，只有实现道术的统一，才能避免纸上谈兵。同时，也能树立文化自信，超越西医的"科学化认知"，避免对中医学术和诊疗的异化和扭曲。事实上，世界本身就是一个动态的有机整体，在气的升降浮沉的运动中，人与世界成为生态共同体。生命是无法被切割和还原的，它是由"气"和"象"共同构成的。中医强调整体观念，认识到气的重要性，从而探索和理解生命的本质。

此外，气还是身体的意象对象。我们常将气与象结合在一起，称为"气象"，而象实际上就是气的本质。尽管气是无形的，无法被直接观察到，但它能够通过"象"来显现在人的心灵中，通过人的视觉、听觉、思维和触觉等感知能力来触及物象。通过观察物象所隐含的阴阳五行的象征意义，如明暗、寒热、虚实、快慢等，我们可以获取气的存在状态和运动趋向。在这种情况下，对象与心灵是相互构成的关系，气的意象实际上是由意向对象与人的主体意向综合构成的结果。举例来说，中医通过观察面部、舌苔、脉搏等身体象征作为意向对象，将脏腑的生理、病理和心理的信息获取出来。然后通过意象中固有的阴阳五行象对这些气象进行分类、辨证和分析，最终形成对身体状态的综合评估。同样，中医利用"药象"来了解药物的性味所蕴含的药气，进而利用药物的气来纠正身体气的不协调状态，使药象与身象相匹配。这些都是在人的意象参与下，为了捕捉生命气而形成的意象学问。在这里，气不仅是单一的物质元素或抽象的物质结构，而且是人体意象感知到的具有丰富形象的内在存在。

最后，气还存在于知觉、情感和意志的层面。身体的气既是物质微粒，又与人的知觉、理性、情感和意志融为一体。人的生命中并不存在纯粹的物质气或单一的精神气，而气具有与人的情感、思维和意志活动相应的灵活精神维度。如中医提到五脏有五脏神，它们与情感有关，肝主怒，心主喜，肺主悲，脾主思，肾主恐。脏腑器官与精神之间存在着相互作用和互动的关系，它们相互影响，脏腑器官的气的状态会影响精神气的状态，同样，精神的异常也会影响脏腑气的运动。如《内经》认为思虑过度会伤害脾脏，怒气胜过思虑。思虑过度会影响到脾脏的功能，阻碍脾脏正常的运化能力，同时也会影响正常的思虑活动。在五行理论中，木气克制土气，所以当思虑过度时，需要通过肝脏的木气来平衡过度的土气。其他脏腑的情志也存在着相应的五行相克关系，如怒伤肝，悲胜怒，肺脏的金气能够克制肝脏的木气，以平衡过度的怒气所引发的不良反应。同样，喜伤心，恐胜喜；忧伤肺，喜胜忧；恐伤肾，思胜恐。

二、身体生理之气的构成

作为身体的生理气，从先天和后天的角度来看，主要包括先天之气和后天之气。先天之气是在身体形成之前存在并生成身体的气，也称为先天真元之气，主要凝聚在父母的肾脏中。后天之气是身体形成后起到滋养作用的气，称为水谷之气，主要生成于脾胃。中医认为肾是先天之基础，脾胃是后天之基础，肾中的元气决定了遗传力量的强弱，脾胃之气则决定了营养能力的大小。先天元气是身体所有气的根源，先天气与后天气之间存在着体和用的关系，后天之气是先天元气的具体作用表现。

后天之气又可以分为三种。水谷之气充盈全身，其中在经络、血脉、隧道内运行的称为营气，它是水谷的精纯阴柔之气，主要起到滋润养护身体的作用。在经络血脉外运行的称为卫气，它是水谷的精纯阳刚之气，具有抵御病邪、温养肌肤、调节汗液的功能。宗气则是积聚在胸中并主管呼吸的气，它由肺的呼吸所吸取的清气和脾胃生成的水谷精气相合而成。营气、卫气、宗气三种气体是先天元气所生的后天之气的具体表现形式。

先天之气分化为三种气体，包括体表的膀胱气、体内的肺气及半表半里的三焦气。其中，膀胱气主要作用于皮肤和毛发，协调营卫之气的运行，主导体表的调节功能；肺气负责呼吸的宣降作用，辅助心脏调节气血、津液和脏腑功能，主要调控体内的气机运行；三焦气运行于肌肉和皮肤之间的空隙，协调身体半表半里的功能。

三、身体之气的运动

身体内的气与自然界的气运动具有相似之处，都经历着升、降、浮（出）、沉（入）的运动过程。在自然界中，地气受热气的温暖影响而上升，天气受冷气的凝聚作用而下降。春季万物复苏，夏季植物茂盛，阳气升发和向上升腾的运动尤为活跃；而秋冬季节万物凋零，水结霜降，阳气收敛和潜藏的运动变得突出。同样，人体内的气也遵循自然界气的运动规律。在春夏季节，阳气向上运动并显现在体表，春季肝气升发，夏季心气推动和调节血液循环的功能达到最大化；而在秋冬季节，阳气向下运动并进入体内，肺气在秋季主导着全身气机的肃降，肾气则在冬季更好地发挥封藏精气和阳气的作用。脾气属于土气，在每月的后 18 天及每年的 6 月表现得最为旺盛，扮演着气机中枢的角色并发挥最大的作用。

五脏系统的气化运动是体现这种升降运动的典型形式。心肺位于五脏的上部，以气下降为宜；肝肾位于下部，以气上升为常态；而脾脏位于中央，作为气的升降中枢。清代医家黄元御提出，脏腑的气围绕着脾胃的中枢，呈现左旋的环状升降运动。脾气左旋，促使位于左侧和上方的肝气和心气上升发散；胃气右旋，使肺气下降于右侧，肾气下降于下方。五脏的气运动周而复始，以一年为一个完整的周期，与四季的气化运动一致。六腑包括胃、大肠、小肠、膀胱、胆、三焦，主要以通降为主要功能。然而，不能将五脏六腑的气机升降运动绝对化。如肺以降气为主，但同样需要宣发。在感冒时，需要宣发肺气，出汗以解表，将病邪从内部驱散到外部。脾气作为中枢，无法单独完成升降的协调功能，还需要肝气的上升疏泄和胃气的通降等其他脏腑的协同配合。如果肝的阳气上升过盛，容易出现头晕、颈强、中风等症状，这时需要平抑肝阳之气，使过度上升的阳气下降。肾气同样存在升降过程，上升则与下降的心气相互交融，实现心肾相互调节的和谐，降则体现为肾接纳肺气的功能，避免肾不纳气导致肺气逆行引起的咳嗽和气喘等疾病。六腑在饮食和水谷消化吸收的过程中，吸取精微和津液参与全身代谢，总体而言以降为主，但其中也蕴含着升的作用。身体的内外表里与五脏六腑的气运动虽然涉及升降出入的过程，但并没有绝对的升和单纯的降，而是升中有降，降中有升，环形旋转，循环无端。身体之气的升降是相互促进、相辅相成、互相生成的关系，而不是对立和统一之间的斗争性矛盾。阴阳五行学说也不适用于身体之气。

四、气与疾病

《素问·举痛论》指出："百病皆生于气也。"说明气的运动变化异常是疾病的根源。气可分为阴气和阳气，所有病气可分为阴病、阳病和阴阳皆病三类。只有阴阳平衡，没有过度或不足，才是气的和谐状态，也是身体健康的标准。从不足的角度来看，有阴虚、阳虚和阴阳皆虚三种情况；从过度的角度来看，有阳亢、阴盛和阴阳皆过三类情况。前者是虚证，当阴虚无法控制阳气时，容易导致阳气过盛的病态表现，如骨蒸潮热、盗汗、眼干涩、红肿等症状。可以使用一些凉润的药物如沙参、石斛、麦冬、玄参等来补充阴气，使阴水之气充足，则虚火会自然潜藏。切忌使用苦寒的野菊花、夏枯草、金银花等药物来降火，以免伤及温养身体的阳气。虚火不是实火，只能通过滋阴来降低火势。六味地黄丸是这一理念的经典应用范例。而在属于后者的实证中，只有过度的阳气亢盛才能使用苦寒的药物来泻火。阳虚的患者通常阴气较重，容易感到寒冷，手脚冰凉，乏力，有些人还可能出现水肿。善于补阳气的医生通常会在补充阴气的药物中加入附子、肉桂等温热的补阳药物，以在阴中寻求阳气的恢复。桂附地黄丸就是这一思想的典范。阴阳皆虚或阴阳皆盛是阴气和阳气都出现病态的情况，如阴阳皆虚既有阴虚的上火，又有阳虚的怕冷等表现，这是整体气的不足所致。

此外，还存在气虚（通常指中气、元气和卫气的虚弱）及与气机升降失调相关的疾病。如气虚导致的乏力、气闷和喘息，属于气闭的症状；大小便不利是气脱的表现；大量出汗和肢体冰凉是气逆的症状；呕吐和眩晕是气陷的表现；脏器下垂是气滞的症状；胀满是气滞的表现。总而言之，中医治疗的理念不仅在于畅通气机运动的路径，还在于调节有余与不足，以恢复阴气、阳气的动态平衡。

🌸 中医气理论的诊疗案例

1. 脾胃之气生之本

李东垣是金元四大家之一，在行医过程中非常注重培补脾胃之气，曾经用补益脾胃的处方拯救了全城百姓。这个故事发生于1232年，蒙古大军横扫中原，攻打金代都城汴梁（今河南省开封市）之际。由于遭遇蒙军数日的围困，汴梁城中百姓严重缺粮，忍饥挨饿。暂时解围之后，每天都有上万的城内百姓因病死亡，大家都以为是瘟疫流行，人心惶惶。城中的医生按照治疗瘟疫的方法处方开药，发汗或者泻下，竟然无效。人命关天，在这种十分危急的情况下，李东垣反复推导，详细分析了疾病的前因后果，恍然大悟，这哪是什么外感瘟疫病啊？这分明是内伤病，这不就是脾胃受伤，运化无力导致的吗？原来，城内被围时，百姓饥肠辘辘，脾胃空虚，还要拼命守城，四肢劳倦。解围后突然有了粮食可吃，就拼命吃，结果导致脾胃受伤，谷物不消而大量死亡。所以，李东垣创制了补养脾胃的名方——补中益气汤，把该方磨成粉给百姓吃，活人无数。

2. 助胃养元治胃病

元代大医罗天益曾治愈过两浙江淮漕运使崔君长子云卿的胃病。云卿25岁，身体肥胖，爱吃肉食，经常犯热证。他听信朋友的劝告，吃了一些寒凉的食物和药物来以寒制热，没想到却生了时寒时热的疟疾。漕运使家听信虚名，病急乱投医，请来一位庸医论治，为除疟竟用了有毒的砒霜等药物，非但没能治好疟疾，更伤及脾胃，出现胃痛、腹痛、呕吐、泄痢、肠鸣等症状，胃脘经常钻心疼痛，生不如死，人已经渐渐虚脱，病情危重。家人请了好多医生来诊治，都没有效果。名医罗天益诊断其为气虚胃寒，脾胃之气不足，用了暖胃驱寒、健运脾胃的中药及热灸将他治愈了。

3. 怒能胜思疗情志

金元四大家之一的张从正善于用五行相克法治疗情志病。曾有一位富家妇人，思虑过度，两年都无法入眠，医不能治。她的丈夫听说了张从正的大名，就请他前来诊治。张从正到他家后，认真地把过妇人的脉后，说："妇人两手的脉象都是缓脉，是脾气出现问题了，是脾的情志为思的原因引起的。"于是灵机一动，背着妇人与其丈夫合谋，想要故意激怒她。张从正的表演开始了，而且非常入戏，让贵妇人信以为真。他首先故意抬高诊费，漫天要价，逼迫富人一家忍痛接受了远高于行市的价格。之后在其家蹭吃蹭喝，还一连饮酒数日，纵乐享受，不开一方，显然忘了来是为了治病。最后，"三十六计，走为上策"，他故意装作没人注意他，趁机逃跑了。这可把贵妇人气坏了，破口大骂他是大骗子，怒火中烧，还出了一身汗。谁曾想，当晚就犯困入眠，还一连睡了八九日方醒，可把过去缺的觉补上来了。睡醒后就开始正常饮食，脉象也恢复正常了。

第二节　身体之精

一、身体之精的定义

身体内的精分为广义的精和狭义的精。广义的精是气凝聚形成的极其微妙的物质，也称为精气，常被认为是生命的基础物质，称为先天之精。《灵枢·经脉》中提到："人始生，先成精。"意味着精在身体之前即存在，只有气凝聚成精才能形成身体。精和元气常被视为生命生成的源泉，二者合称精气，但在单独使用时，"精"指的是作为万物生成本源的物质性元气。此外，从精华、精微的角度来看，身体内的血液、津液、髓及食物中的精微物质都属于广义精的范畴。但是，血液、津液和髓等物质精微部分并没有精所具备的生成生命本源的功能。

狭义的精主要指的是肾脏所藏的精气，也称为生殖之精，是促进人体生长发育和维持生殖功能的基本物质。父母通过自身的生殖之精来繁衍后代，而新生命则依赖生殖之精来形成胚胎。另外，还有由脾胃消化食物而产生的水谷之精，也称为后天之精。水谷之精为五脏的生理活动提供必需的营养物质，维持身体形体和心智的正常功能。生殖之精和水谷之精相互依赖，互相作用。生殖之精为水谷之精的正常运转提供原始和持续的动力，而水谷之精则为生殖之精提供持续不断的营养补充，两者共同维持身体正常的生理和心理功能。

二、精的生理功能

一是精起着繁衍人类生命的重要作用，确保生命代代相传。具体而言，通过父母的生殖过程，生殖之精在母体内积聚，产生新的生命。生殖之精由先天之精和后天之精凝聚于肾脏中，形成精气，除了生成生殖之精外，肾精还推动胚胎逐渐成长为健康的身体，并生成肾气，维持生命的延续和繁衍活动。

二是精是生长发育的动力。肾中的精气主导和推动身体从弱小到强壮的过程。肾精就像一颗种子，经历生命从潜在到实在的过程，实现存在和潜能逐渐释放。当身体发育到极限时，肾精开始虚衰，生命活动的动力不足，负面因素占据上风，身体就逐渐衰老和消亡。

三是精还能转化为血液。中医理论认为，肾主骨生髓，骨骼的发育是否健全完全取决于肾精的调控。精和血有着共同的源头，髓可以转化为血液，而肾精则是骨髓、脑髓和血液生成的根源。如果肾精不足，就会引发骨质疏松、牙齿松动、精神疲乏、贫血、失眠和健忘等相关疾病。因此，我们常说"养精蓄锐"，养护精气是保持旺盛生命力的根本。

四是精还可以转化为神。在古代，人们习惯用"精"来强调生命的本源，而用"神"来表达无法言说、能够自主感知和活动的灵动气息。精是生成神的基础，神无法自行生成，只有在精的凝聚和活动的基础上，才能产生神，并保证神的正常功能。

五是精能滋养脏腑器官。先天之精生成五脏器官，并赋予其形态和功能，但要实现脏腑器官功能的发挥和持续运作，需要后天之精由脾胃转化并不断滋养维护。

三、精相关疾病的论治

精是人体最宝贵的精华，其不足常会导致多种疾病。如肾精主导生长发育，充足的肾精对身体健康至关重要。如果肾精不足，常导致发育迟缓、体弱多病和精力不佳等问题。为了解决这个问题，宋代医家钱乙发明了著名的方剂——六味地黄丸，主要用于治疗先天禀赋不足的儿童，现代人也将其扩大应用于治疗成人的肾精不足和阴虚症状。此外，肾精不足还常导致不孕不育等问题，中医医生常在治疗不育的方剂中添加一些补肾益精的中药，如枸杞子、女贞子、菟丝子等种子类药物，以提高精液的质量和活力。

肾精不足还经常引发贫血问题，许多贫血的病证是由于肾精亏虚所致。中医常使用一些黑色和红色的中药来补肾益精补血，如黑色的熟地黄、女贞子、制何首乌、制黄精，红色的枸杞子、花生衣、当归等。

五脏都能藏精，精的充足保证了五脏的正常运转。如果精气不足，还会影响五脏的神志状态，导致精神疾病的出现。为了针对性地补充精气，常根据归属于哪个脏腑的经络来选择药物，如黄精入肺、脾、肾经，主要补充这三个脏的精气，熟地黄主要入肾经，以补充肾脏之精。此外，还有一些与精液相关的疾病，如遗精、滑精和早泄等，需要在补充肾精和肾气的同时，使用芡实、金樱子、桑螵蛸、煅牡蛎等收敛药物来治疗。

❀ 与精相关的趣味案例

*五子衍宗填精髓。*五子衍宗丸是一首著名的方剂，由枸杞子、菟丝子、五味子、覆盆

90

子、车前子五味种子类药物配制而成，具有补益精气、填精补髓、提高精子质量、增强生育能力的功效。在唐代，该方秘藏于道门之中，其雏形是五子守仙丸，药方记录在《道藏·悬解录》中。当时，唐玄宗已是中年，宠爱杨玉环，但他的精力已经不及壮年。道士张果献上五子守仙丸，还吟歌一首："返老成少是还丹，不得守仙亦大难。要见鬓斑今却黑，一日但服三十九。松竹本自无艳色，金液因从大制乾。五子可定千秋旨，百岁如同一万年。"盛赞该方能养颜延年，白发复黑。玄宗服用后果然神通气达，精力旺盛，非常高兴，封张果为"银青光禄大夫"。该方遂被宫廷收藏，以确保皇家子孙世代兴旺，龙脉绵延。

据说宋代的宋真宗体弱多病，生育能力不足。遂服用太医推荐的五子守仙丸，终于生下了后来也成为皇帝的宋仁宗。在宋代，五子守仙丸俨然成了衍嗣的神药，上至官方编修的《圣济总录》，下至民间刊印的《博济方》，都收录了该方。五子衍宗丸的名称，则出现于明代张时彻的《摄生众妙方》。到清代中晚期，五子衍宗丸又流行于宫廷之中。其时，由于近亲婚姻等因素，皇帝们的生育能力一代比一代弱，身体也更加赢弱，御医就拿出五子衍宗丸，发挥其补肾益精、繁衍宗室的效果。

第三节　身体的血液

一、认识血液

血液是人们最直观感受到的流动在血管中的红色物质，是维持生命最重要的液体。中医不注重对血液物质成分的还原和分析，认为血液不是单一的液态，而总是与气和精联系在一起，称为"气血"或"精血"。中医也不过分关注血液的静态微观结构，而是注重其动态整体的意象结构。如中医的脉诊是通过观察经脉、动脉和血气的大小、强弱和速度等意象和形态来进行诊断的，动脉的血气搏动遵循阴阳五行生克的规律性，能通过医者触觉和心灵的意象联合来感知。另外，中医学认为血液不是单一的颜色，而是五彩斑斓的，医生通过观察面色、舌象、经络的颜色等来判断气血的寒热虚实情况，浅淡、青紫、晦暗等复合色与红色相结合，冷色调通常表示气血阴寒，而暖色调则相反。浅色常表示气血不足，而深色则可能表示气血实或有瘀血现象。中医还通过观察血液的渐变色，感知气血的顺逆状态，获取有关疾病吉凶和康复的诊断信息。

血液不仅是物质，还与人的精神息息相关，血和神气常一起被提及，突显了精神意志的活跃性。《灵枢·营卫生会》中说："血者，神气也。"血是灵动的，具有神识、意识和情感的能量。我们常说"热血沸腾""满腔热血"，当岳飞在他的词中说"怒发冲冠"时，更多的是在传达气血上涌时的愤怒，而不仅是在表达他愤怒时气血的上涌。情绪中的愤怒之火让与情绪相连的气血同步上涌，而不是气血的上涌导致了情绪的愤怒，这不是一个物质优先的问题。另外，血虚的人容易心烦，而心烦的人更容易出现血虚的情况，经常心烦的情绪状态会导致血虚，进而引发与血液相关的过敏性疾病等问题。很多人由爱生恨而伤心失血，导致心慌、心悸等心脏疾病。在很多情况下，一个人的性情、道德和伦理导致了气血紊乱的疾病，是疾病产生的根本原因。

二、血液的生成与循行

血液的形成源于水谷的精气和肾精。水谷的精气是血液生成的直接原料，它经过脾胃的运化作用，首先输送到脾。脾脏将其转化为津液和营气，然后向上输送至肺脏。肺脏通过调节气机的作用，将津液和营气进一步转化并注入心脉，经过心脏的温煦和气化作用，最终转化为红色的血液。

心脏是推动血液循环的中心，它将血液推送到肝脏，肝脏发挥着藏血和疏泄血液的功能。脾脏还发挥着统血的作用，它能调节血液在脉络中的运行，使之不至于外溢。

此外，肾精也是生成血液的重要来源。肾精既可以通过精髓的转化产生血液，也可以转化为肾气，促进脾胃对谷物精微的消化吸收，进而生成血液。

三、与血液相关的疾病论治

引发血液相关疾病的主要原因是血液运行的平衡状态被打破，主要涉及过度或不足的因素。如血液不足可引发贫血、头晕、心悸、健忘、耳鸣、视力模糊、月经量减少甚至停经等症状，这主要归因于脾气虚弱无法消化谷物精华及肾精不足无法产生血液。治疗时需要选择健脾益气和补肾精的中药。

另外，过度的血热会导致鼻出血、崩漏、高血压、皮肤病等，可以选择一些具有凉血作用的中药，如白茅根、芦根、生地黄等，甚至可以使用放血疗法。对于一些既存在血虚又有血热的情况，如部分头发变白、眼睛红肿，以及血虚导致的干燥并易受风引发的风疹等，可以进行滋阴养血祛风的治疗。

还有一些高血压是由气虚、痰湿郁闭及气滞血瘀等原因引起的，需要根据辨证选择补气、开窍、化痰、活血的方法治疗。针对月经失调的疾病，除了归因于脾脏无法统血、任脉不固、肾气不足、肝气郁结外，还需要考虑自身是否因贪凉导致寒气郁闭血脉，以及最近是否因易怒忧郁而导致肝气不畅。

◎ 趣味案例

晋惠公与秦国交战，却要骑一匹郑国进献的战马，遭到晋大夫庆郑的反对。他说：古代的人遇大事出行，一定会乘坐本地所产的马。因为它生于本地，与当地人的心灵相通，安心于主人的教训，能够听从主人的命令。可您现在乘坐异地之马而去征战，马会水土不服，恐惧生变，易受惊而逃跑。马受惊会呼吸散乱，狡戾愤懑，血液奔腾加速，血脉扩张，导致血虚于内，扩张于外的"外强中干"，身体活动无法自主，进退不得，周旋不能，国君您一定会后悔的。

第四节　身体的津液

一、津液的定义

津液是指人体中可被吸收和利用的各种体液的总称，包括泪水、唾液、鼻涕、关节液、胃液、肠液等，是人体所需的基本物质。除精血外，其他的液体都可以称为津液。

津液包含两类物质，即津和液。"津"字原本指的是船在水中航行的形象，在人体中则象征精气流动于肌肤表面的情景。津的质地清晰、流动性强，主要分布在肌肤表面，并能深入血液中，起到滋润肌肤的作用。液的质地较为浑浊，运动相对稳定，滋润着筋骨、脑髓及内脏器官。在病理状态中，存在着伤津、脱液等不同情况。通常将津归于阳气所化，将液归为阴气所产生的物质。

二、津液的生成与输布

与血液生成的过程相似，津液也是依靠胃消化水谷和脾运化精微之气而产生的。脾不仅将津液输送至肺部，还通过肺的调节作用将津液布散于全身。肺接受脾的津液后，将其分布到体表，并通过肃降功能向身体的其他器官和下部输送，同时将代谢后的浊液输送至肾和膀胱。通过肾的作用，其中可利用的部分被吸收利用，剩余部分转化为尿液，从膀胱排出体外。肝通过调节气机的作用，推动津液的运动和调畅。身体的三焦是水道，三焦通畅保证了津液的正常流通。津液的代谢是各个环节协调配合的结果，如果其中出现障碍，可能会导致水肿、胀满、痰湿等与体内水液积聚相关的疾病。

三、津液的功能

津液具有多种功能，包括润养身体、生血、自我平衡和排泄废物等。津液是一种滋润的营养物质，可以滋润肌肉、脏腑和骨髓，防止由营养物质缺乏而引起口渴、皮肤干燥、体重减轻等病证。津液具有生血的作用，它与营气共同渗入血液中，补充和稀释血液，保持血液的平衡和正常浓度，使血液循环顺畅。津液还能自我动态调节，增强身体适应内外环境的能力。如在高温环境下，津液通过汗腺排出体外，带走大量热量，减少高温对身体的损害；对于口渴的患者，渴望喝水的本能促使他们大量饮水或摄取富含水分的食物，以转化为津液，弥补津液的不足。最后，身体代谢后的津液可以自主排出体外，减少无用物质在体内的积累，防止有毒物质引发疾病。

四、与津液相关的疾病论治

津液不足会导致身体和精神方面的多种疾病。首先，当津液不足时，其滋润功能下降，容易出现口干、口渴、咽喉肿痛、器官萎缩、关节磨损等问题。在孔窍方面，可能会出现便干便秘、尿发黄、鼻干或鼻出血、眼干眼涩等。而在体表方面，可能会出现皮肤干燥、龟裂、脱发及手脚脱皮等症状。其次，脏腑津液不足，濡养功能缺乏，可能导致烦躁、易怒等情绪类疾病。再次，津液不足可能导致血液生成不足，引发血虚等疾病。最后，津液不足会降低身体适应外界环境的能力，容易引发中暑、冻伤、脱水等情况。以上都是津液不足的表现，治疗应根据具体原因进行辨证施治。如果是胃阴不足引起的口渴，可以使用养胃阴的中药进行治疗；如果是关节磨损，可采用滋补肝阴、肾阴的方法，因为肝阴和肾阴分别滋养筋脉和骨骼。此外，如果出现津液代谢障碍，可能会出现痰饮和水湿等问题。治疗时应采用针对性的方法，如温阳行水、清热利湿、健脾祛湿、发汗行水、补气行水等。

◉ 趣味案例　朝服玉泉寿百岁

孙思邈的《千金方》中记载了一则常服食玉泉（唾液）而得长寿的故事。一日曹操和大臣皇甫隆聊天，曹操捋着胡须，非常惊奇又好生羡慕地问道：听说您已经一百多岁了，然而体力不衰，耳目聪明，颜色和悦，真是太美了！莫非您有什么绝招吗？如果可以传授学习，我想把它秘传于当地。皇甫隆赶快回答说：我时常听说修道的蒯京已经178岁了，还很强壮。人家说他每天早晨服食玉泉、叩齿，从而使他强壮而气色甚佳。玉泉，说白了就是口中的唾液。具体做法是在早上还未起床的时候，搅动舌头使津液布满于口腔，然后吞下，并叩齿14遍。这个绝招叫作"练精"。

舌上生津，唾液是津液的重要源泉。道家称其成为"金津玉液""琼浆""玉泉"，可见它具有极其珍贵的滋养作用。历史上，大量服食"玉液"的道人得以长寿的例子比比皆是。李时珍的《本草纲目》认为每天服食唾液能够"灌溉脏腑，润泽肢体，祛病延年"。唾液作为宝贵的津液，有润养脏腑、养阴生血、滋润肌肤、滑利关节孔窍等作用。每天坚持练习服食唾液，事实上就是在吞服、凝练精气。唾液进入人体后，转化为精气。明代龚居中的《红炉点雪》道明服食唾液的效用，言："津既咽下，在心化血，在肝明目，在脾养神，在肺助气，在肾生精，自然百体调畅，诸病不生，此除后患之功也。"

第六章　经络与人体的交通网络

第一节　经络的定义

经络是指经脉和络脉的总称，是人体内运行气血、连接脏腑、沟通内外、贯穿上下的通道系统。经脉是经络系统的主要通路，负责运行血气、滋养阴阳、润泽筋骨、提高关节灵活度。络脉则是经脉的分支，内部连接脏腑，外部分布于肢体和关节。经络的作用是运行气血、联系脏腑和身体的筋骨关节，贯穿全身内外。经络分为经脉和络脉两大类，经脉是指主要的路径和通道，而络脉是指分支和连接部分。经脉通行于体内深部，络脉多在体表较浅的部位，有些络脉甚至可见于皮肤表面。经脉粗大，络脉细小，经脉纵向分布，络脉纵横交错，遍布全身。经脉常在体表显露，而络脉大多分布在脏腑组织中，很难从外表看到。经脉和络脉共同构成人体的经络系统，承担着运行气血、连接脏腑等重要功能，使得人体的各个部分形成了一个有机统一的整体。经络系统理论是中医学重要的概念之一。

第二节　经络系统的组成

人体的经络系统由经脉、络脉及其连属部分组成。经络系统在内连属于脏腑，在外连属于官窍、筋肉、皮肤，所以《灵枢·海论》说它"内属于腑脏，外络于肢节"。

一、经脉

经脉是经络系统的主干，可以分为三类：正经、经别和奇经。正经又称为十二正经或十二经脉，包括手三阴经、足三阴经、手三阳经和足三阳经。这些经脉具有特定的起止位置、循行路径和交接顺序，它们在身体的分布和走向上遵循一定的规律。十二正经与脏腑有直接的联系，它们相互之间也存在表里关系。这些经脉是气血运行的主要通道。经别是从十二经脉中分出的重要分支，也称为十二经别。经别起源于四肢的肘部和膝部以上位置，它们加强了十二经脉中表里经脉之间的联系，并起到补充十二正经的作用。虽然经别是十二经脉的分支，但它们仍然属于经脉的范畴。奇经包括督脉、任脉、冲脉、带脉、阴跷脉、阳跷脉、阴维脉和阳维脉，共有 8 条，称为奇经八脉。奇经充当着统率、连接和调节十二经脉中气血的作用。与十二正经不同，奇经八脉并不是气血运行的主要通道，它们与脏腑之间没有直接的联系，而且它们之间也没有表里关系。换句话说，奇经八脉不是气血的常规通道，而是在十二经脉满溢时才起到收纳的作用。

二、络脉

络脉是经脉的小分支，可以分为别络、浮络和孙络。别络是络脉中较大的一类，它与本经相邻并走行，主要用于加强十二经脉中相对应的表里经脉在体表上的联系。别络能够到达一些正经所无法到达的部位，可以弥补正经的不足，还具有统领全身经络的作用。一般认为别络有十五支，包括十二正经和任督二脉各有一支别络，再加上胃的大络，共称为"十五别络"。不过，《内经》中提到胃的大络称为虚里，如果将其计算在内，则有十六支别络。孙络是络脉中最细小的一类，属于络脉的再次分支，分布于全身各处，难以计数。正如《灵枢·脉度》所说"络之别者为孙"，《素问·气穴论》中提到孙络具有去除异常邪气和通达营卫之气的作用。浮络是位于人体浅表部位的络脉，它广泛分布于身体各处，没有固定的位置，起到沟通经脉和输送气血至肌肉和表皮的作用。

三、连属部分

经络系统中的连属部分指的是经络与内部的脏腑相连，与外部的筋肉和皮肤相连的部分，主要包括经筋和皮部。经筋是指经络系统中气血在筋肉和关节中"结、聚、散、络"的体系，是十二经脉的附属部分，因此也称为"十二经筋"。它连接着四肢和全身的骨骼肌肉，主要负责关节的运动功能。皮部则是指经络系统中功能活动在体表反映出来的部位，也是络脉中气血散布的地方。《素问·皮部论》中提到："凡十二经络脉者，皮之部也。"根据十二经脉在体表上的分布范围，将全身皮肤划分为 12 个部分，与十二经脉相对应，因此也称之为"十二皮部"。《素问·皮部论》中还提到："欲知皮部，以经脉为纪者，诸经皆然。"

第三节　十二经脉

一、名称

十二经脉对称地分布在人体两侧，分别沿着上肢或下肢的内侧或外侧循行。每条经脉都与一个脏腑相对应，因此，每条经脉的名称由三个部分组成：手或足、阴或阳、脏或腑。行于上肢、起于或止于手部的经脉称为"手经"；行于下肢、起于或止于足部的经脉称为"足经"。分布于四肢内侧的经脉属于"阴经"，分布于四肢外侧的经脉属于"阳经"。阴经与脏相连，阳经与腑相连。按照阴阳的划分，阴经分为太阴、厥阴、少阴，阳经分为阳明、少阳、太阳。

胸腔内有三个脏器，肺属于太阴，心包属于厥阴，心属于少阴。它们的经脉都起源于胸腔，沿着上肢并止于手部，因此分别称为手太阴肺经、手厥阴心包经、手少阴心经，且依次分布于上肢内侧的前、中、后区域。与胸腔内的脏器相对应，大肠属于阳明，三焦属于少阳，小肠属于太阳。它们的经脉都起源于手部，沿着上肢并止于头部，因此分别称为手阳明大肠经、手少阳三焦经、手太阳小肠经，且依次分布于上肢外侧的前、中、后区域。

腹腔内有三个脏器，脾属于太阴，肝属于厥阴，肾属于少阴。它们的经脉都起源于足部，沿着下肢并止于腹部，因此分别称为足太阴脾经、足厥阴肝经和足少阴肾经，且依次分布于下肢内侧的前、中、后区域（在小腿的下半部分，足厥阴经位于前缘，足太阴经位于中线）。

与腹腔内的脏器相对应，胃属于阳明，胆属于少阳，膀胱属于太阳。它们的经脉都起源于头部，沿着躯干和下肢，并止于足部。因此，它们分别称为足阳明胃经、足少阳胆经和足太阳膀胱经，且依次分布于下肢外侧的前、中、后区域。

十二经脉名称分类表

	阴经（属脏）	阳经（属腑）	循行部位（阴经行内侧、阳经行外侧）	
手	太阴肺经	阳明大肠经	上肢	前缘
	厥阴心包经	少阳三焦经		中线
	少阴心经	太阳小肠经		后缘

	阴经（属脏）	阳经（属腑）	循行部位（阴经行内侧、阳经行外侧）	
足	太阴脾经 *	阳明胃经	下肢	前缘
	厥阴肝经 *	少阳胆经		中线
	少阴肾经	太阳膀胱经		后缘

注：* 在小腿下半部和足背部，肝经在前缘，脾经在中线。在内踝尖上八寸处交叉后，脾经在前缘，肝经在中线。

二、十二经脉的走向和交接规律

十二经脉在人体内有着特定的走向和交接规律。根据《灵枢·逆顺肥瘦》的记载，手的三条阴经从脏腑器官走向手指末端，手的三条阳经从手指末端走向头面部，足的三条阳经从头面部走向足趾末端，足的三条阴经从足趾走向腹部。也就是说，手的三条阴经从胸腔出发，沿着手臂走向手指的末端，与手的三条阳经交汇；手的三条阳经从手指的末端沿着手臂走向头面部，与足的三条阳经交汇；足的三条阳经从头面部沿着躯干走向足趾的末端，与足的三条阴经交汇；足的三条阴经从足趾走向腹部或胸腔，与手的三条阴经交汇。这样形成了一个像《灵枢·营卫生会》中所描述的"阴阳相贯，如环无端"的循环路径。而十二经脉的交接规律是同为表里关系的阴经和阳经在四肢部位交汇，手的三条阴经和三条阳经在上肢末端交汇，足的三条阳经和三条阴经在下肢末端交汇。而同名的阳经与阳经在头面部交汇，足和手的阴经在胸腹部交汇。

三、十二经脉的分布规律

十二经脉在头面部的分布有一定规律：手的三条阳经从手部起始，经过手臂走向头面部；足的三条阳经从头面部起始，经过躯干走向足部；手足的六条阳经都会经过头面部。具体而言，阳明经主要分布在面部，其中足阳明经走向额部；少阳经主要分布在头侧、耳朵和颞部；手太阳经主要分布在面颊部，足太阳经则经过头顶和头后部。在躯干部分，手的三条阳经经过手臂走向肩胛部，手的三条阴经都从胸部或腋下出发；足的三条阳经中，阳明经走向前方（胸腹面），太阳经走向后方（背面），少阳经走向侧面；足的三条阴经都分布在腹面。在四肢部分，阴经分布在四肢的内侧面，上肢和下肢内踝尖上方八寸以上的区域，太阴经位于前缘，厥阴经位于中线，少阴经位于后缘。而下肢内踝尖下方八寸以下的区域，厥阴经位于前方，太阴经位于中线，少阴经位于后方。阳经则分布在四肢的外侧面，阳明经位于前缘，少阳经位于中线，太阳经位于后缘。

第四节　奇经八脉

奇经八脉是指督脉、任脉、冲脉、带脉、阴跷脉、阳跷脉、阴维脉、阳维脉，它们是经络系统重要的组成部分。与十二经脉遍布全身不同，奇经八脉的分布并不像它们那样规律。其中，上肢没有奇经的分布，除带脉外，其他奇经都是由下而上循行。由于奇经八脉的分布不像十二经脉那样规则，而且它们与脏腑之间没有直接的络属关系和表里关系，与正常的十二经脉不同，因此称为"奇经"。

奇经八脉在十二经脉之间纵横交错，具有以下三个主要功能：一是进一步加强了十二经脉之间的联系。二是调节十二经脉的气血循环，当十二经脉中的气血过剩时，会流入奇经八脉中储备起来；而当十二经脉中的气血不足时，奇经八脉可以溢出，以补充不足。三是奇经八脉与肝肾等脏腑、女性的胞宫、脑等重要器官之间存在着密切联系，在生理和病理上互相影响。

下面分别介绍八条奇经的循行特点和基本功能。

1. 督脉

督脉是奇经八脉之一，起源于会阴的胞中，沿着脊柱内部向上行走，经过项后的风府穴进入颅内，与脑相连。然后沿着头部的正中线，经过头顶、额部、鼻部，最终到达上唇的系带处。督脉还有两个分支：一条从脊柱内部分出，与肾经相连；另一条从小腹内部直上，穿过脐中央，经过心脏，到达喉部，然后向上到下颌部，环绕口唇，最后到达两眼下部的中央。

督脉作为全身阳经的总管道，称为"阳脉之海"，与脑、脊髓和肾有密切联系，主要调节生殖功能。

2. 任脉

任脉是奇经八脉之一，起源于会阴的胞中，经过阴阜，沿着腹部和胸部的正中线向上行走，达到咽喉，然后上行至下颌部，环绕口唇，沿着面颊分布，并延伸至目眶下方。

任脉作为全身阴经的总管道，称为"阴脉之海"，与女性的月经和妊娠相关，有"任主胞胎"之说。

3. 冲脉

冲脉是奇经八脉之一，起源于会阴的胞中，经过会阴后方，与足少阴经并行，从气街部开始向上行走，分布于胸腔内，再向上行走，经过喉部，环绕口唇，最后到达目眶下方。冲脉还有两个分支：一条与足少阴经一同起源于肾脏，从气街部浅出体表，沿大腿内侧进入腘窝，再沿着胫骨内缘向下，最终到达足底；另一条支脉从内踝后方分出，斜向前进入足背，进入大足趾。

冲脉调节十二经脉的气血循环，因此称为"十二经脉之海"，与女性的月经和生育功能相关。

4. 带脉

带脉是奇经八脉之一，起源于季胁，斜向下行到带脉穴，然后绕过身体一周。在腹部，带脉下垂到少腹的位置。

带脉约束其他纵行的经脉，固定和保护胎儿，主要调控女性的带下情况。

5. 阴跷脉和阳跷脉

阴跷脉和阳跷脉是成对存在的，二者均起源于足踝下方。阴跷脉从内踝下方的照海穴分出，沿着下肢内侧直上，经过前阴，沿着腹部和胸部进入缺盆，在人迎穴之前出行，经过鼻旁，最终到达目内眦，在此与手足太阳经和阳跷脉相会合。阳跷脉从外踝下方的申脉穴分出，沿着外踝后上行，经过腹部，沿着胸部的后外侧，经过肩部和颈部的外侧，上方折向口角，到达目内眦，在此与手足太阳经和阴跷脉相会合，然后继续向上行进入发际，最终向下到达耳后，在项后与足少阳胆经相会。

阴跷脉和阳跷脉的生理功能主要为滋养眼睛、调控眼睑的开合及下肢运动。古人还认为阴跷脉和阳跷脉分别主管身体左右两侧的阴阳之气。

6. 阴维脉和阳维脉

阴维脉起源于小腿内侧的足三阴经交会处，沿着下肢内侧向上行走，到达腹部，在此与足太阴脾经并行，继续上行到胁部，在此与足厥阴经交汇，然后再向上行至咽喉，在此与任脉交汇。阳维脉起源于外踝下方，与足少阳胆经平行，沿着下肢外侧向上行走，经过躯干的后外侧，从腋下上行至肩部，然后经过颈部和耳后；向前行进到额部，分布于头侧和项后，并在此与督脉相会合。

阴维脉的生理功能是维系和连接全身的阴经脉络，阳维脉的生理功能是维系和连接全身的阳经脉络。它们在身体的生理和病理方面都与阴阳之气有一定的联系。

第五节　经络的生理功能

经络的生理功能是联络全身，沟通内外。经络通过内部连接脏腑器官和外部联系四肢关节，将人体的各个组成部分如五脏六腑、四肢百骸、五官九窍、皮肉筋骨等统一成一个整体。

经络负责运行气血，滋养全身。它是人体气血运行的通道，能够将营养物质输送到全身各组织器官，从而起到滋养全身的作用。正如《素问·痹论》中所言："和调于五脏，洒陈于六腑。"

经络具备抵御外邪、保卫机体的功能。经络系统中的络脉充满卫气，分布在全身皮肤表面，形成了一道保护屏障，保护着人体免受外邪侵袭。当外邪入侵时，经络系统可以起到抵御外邪、保护机体的作用。

经络还承担调节阴阳、平衡机体的功能。它能够通过运行气血协调阴阳，使人体保持相对的平衡状态。当人体发生疾病时，会出现气血不和、阴阳失衡的症状。这时可以运用针灸等疗法调整经络的气血，恢复阴阳气血的平衡状态，以治疗疾病。正如《灵枢·刺节真邪》所说："泻其有余，补其不足，阴阳平复。"

第六节 经络学说的应用

经络学说在临床上有三个方面的应用，即解释病理变化、辅助疾病诊断和指导临床治疗。

首先，经络学说可以解释病理变化。当人体发生疾病时，经络成为病邪传播和病变反应的途径。《素问·皮部论》中提到："邪客于皮则腠理开，开则邪入客于络脉，络脉满则注于经脉，经脉满则入舍于腑脏也。"这段话指出经络是外邪从皮肤内传递到五脏六腑的途径。通过经络的传导，内脏的病变可以反映在外部，表现在特定的部位或与其相应的孔窍上。如肝气郁结常导致两侧胁部和下腹胀痛，这是因为足厥阴肝经分布于小腹和肋胁部；又如肝火上炎可导致眼睛发红，胃火上炎可引起牙龈肿痛等，这些都是经络传导的表现。由于经络与脏腑之间通过经脉相连，所以经络也成为脏腑之间相互影响的途径。如足厥阴肝经经过胃注入肺，所以肝病可引发胃病和肺病。而相互关联的经络，也因为其与相同脏腑的联系，使相互关联的脏器在病理上相互影响，如心火可下移至小肠而导致尿黄赤；大肠实热、腑气不通可导致肺气不利，出现喘息、咳嗽和胸闷等症状。

其次，经络学说有助于疾病诊断。由于经络具有特定的循行路径和与之相连的脏腑，可以反映相应脏腑的病证。因此，临床上可以根据疾病症状出现的部位和特点，结合经络的循行路径和其所联系的脏腑，作为疾病诊断的依据。如胁痛多与肝胆疾病相关，因为胁部是肝经和胆经的经络路径。头痛的位置不同与经络有关，如果头痛在前额，多与阳明经有关；如果头痛在两侧，多与少阳经有关；如果头痛在后头部和颈部，多与太阳经有关；如果头痛在头顶，多与厥阴经有关。此外，经络循行的部位或经气聚集的穴位可能出现明显的压痛，或结节状、条索状凸起等异常表现，或者局部皮肤出现形态上的变化，这些也常有助于疾病的诊断。如心脏有病时，在心俞穴可能出现结节或压痛；长期消化不良的患者在脾俞穴可能显示异常变化。正如《灵枢·官能》所说，观察疼痛的部位、左右、上下，可以了解其寒温和所属经络。这表明经络对于临床诊断具有重要的指导作用。

最后，经络学说对于临床治疗具有指导意义。经络学说广泛应用于临床各科疾病的治疗中，特别是在针灸、按摩和药物治疗等方面更具有重要意义。针灸中"循经取穴法"就是经络学说的具体应用。如对于胃病的治疗，常根据远端经络选取足阳明胃经的穴位，如取足三里穴；对于胁痛，可以选择足厥阴肝经的太冲穴等。中药治疗中，根据某些药物对特定脏腑经络的选择性作用形成了药物归经理论，通过经络传导使药物直达病所，发挥治疗作用。如麻黄入肺、膀胱经，因此可以发汗、平喘和利尿。张洁古、李杲等医家还根据经络学说创立了"引经报使药"理论。如治疗头痛时，用白芷属于阳明经，用羌活属于太阳经，用柴胡属于少阳经，白芷、羌活、柴胡就像引导一样，将药方中的其他药物引入相应的经络，以发挥治疗作用。

❀ 趣味故事　喻嘉言经络辨证巧治吐血

一个人曾经有过失血的病史，一天早上起来，突然吐了一大口血，接着又吐了将近一盆的血。患者自我感觉咽喉间似乎被一口气堵住了。最终患者昏迷了，身体发烫，脖子的血管非常粗大而且向外突出。家人见此情景，赶忙去请名医喻嘉言前来诊治。喻嘉言诊治后问道："病人以前是不是有过失血病史？"家人回答说："以前好像是有过。不过那都是好几年前的事情了。"喻嘉言听后，接着说："这就对了。病人这次发病是因房事太过，伤了少阴肾经。"接着，喻嘉言指了指盆里患者吐的血，说道："人体的少阴肾经向上连着舌，向下系肾。你们看，病人如今吐的血就好像太阳一样般红，这是肾血汹涌而出。依我估计，他的舌头也已经僵硬了。恕我直言，病人恐怕很难救了"。家人听了，很悲伤，哀求道："喻大夫，请您再给想想办法吧！"喻嘉言想了想，说道："以目前的情况来看，只能用丸药镇定安稳病人的元气了。如果病人服药后，元气能够归转丹田穴，大概还能救活。"于是，喻嘉言让家人急用人参煎汤，放入黑锡丹30粒给患者服下。过了一会儿，患者喉间汩汩有声，渐渐下至小腹，舌头也柔软过来了，而且还能开口了。不过，患者只是张口，却发不出声音来。喻嘉言见此情景，急用润下的药与阿胶一两融化，分3次给患者热服，半日内服尽。又过了几天，患者在喻嘉言的悉心治疗下痊愈了。

在这个小故事中，喻嘉言根据肾经走行经过舌，判断出患者的舌头已经僵硬。又根据肾是人体的先天之本，在五脏六腑中占有极其重要的地位，故肾脏出现病变，人体元气必将亡失，推断患者已经命在旦夕。不过，喻嘉言还是凭借准确的判断和合理用药，最终将患者从死亡线上拉了回来。

第七章　体质与人体的特异性

很多人可能会根据外观判断一个人的体质，如瘦弱的人看起来像营养不良，而肥胖的人看起来像营养过剩。然而，仅凭外表来判断一个人的体质可能是片面的。要了解自己的体质如何，需要依靠专业知识进行辨别。

第一节　体质的定义

体质是人体在先天禀赋和后天调养的基础上形成的综合特征，包括形态结构、生理功能、心理状态和适应能力等方面。中医文献对于体质的描述有所不同。《内经》中使用了"形""素""质"等词来表述体质，明确指出体质与脏腑的形态结构和气血的盈亏密切相关。《灵枢·阴阳二十五人》运用阴阳五行理论对体质进行分类和特征描述。张仲景的《伤寒杂病论》中出现了描述体质的词语，如"酒客""尊荣人"等。钱乙的《小儿药证直诀》总结了儿童体质特征，包括"成而未全""全而未壮""脏腑柔弱，易虚易实，易寒易热"等。张介宾的《景岳全书》则用"禀赋""气质"等术语来讨论体质。叶天士首次明确提出了体质的概念，他在《临证指南医案》中提到："凡论病先论体质、形色、脉象，以病乃外加于身也"。此后，"体质"这个词开始广泛应用，用于描述个体的生理特征。

由于体质是先天遗传和后天调养的结果，在人体生长、发育和衰老过程中形成的与环境相适应的特征，因此不同的体质会在生理状态下对外界刺激的反应和适应上表现出差异，在发病过程中对致病因素的易感性和疾病发展的倾向性也会有所不同。

中医学对于体质的认识有助于全面了解个体的生命特征，同时也有助于分析疾病的发生、发展和演变规律，对于疾病的诊断、治疗、预防及养生康复都具有重要意义。

第二节　体质的形成

体质是在先天因素的基础上，通过后天调养而形成的。先天因素是体质形成的重要因素，但体质的形成和发展很大程度上也受后天因素的影响，是机体内外环境多种复杂因素共同作用的结果。

先天因素，也称为禀赋，是体质形成的基础，决定着体质的相对稳定性和个体体质的特异性。先天因素包括家族遗传、婚育年龄、养胎、护胎和胎教等，这些因素在体质形成过程中起着重要作用。

后天因素是指人出生之后所依赖的各种生存因素的综合影响。后天因素包括膳食营养、生活习惯、精神状态、自然环境、社会环境、疾病损害和药物治疗等，这些因素会对体质产生影响。

体质在一个人一生中并非一成不变的，而是受到后天各种因素的影响而发生变化。这些因素不仅可以影响体质的强弱程度，还可以改变体质的类型。因此，改善后天因素对于体质形成至关重要。通过改善后天因素，一方面可以弥补先天禀赋的不足，另一方面可以调整体质的偏颇和失衡，使体质趋于平衡和健康。

第三节　体质的构成要素

体质的构成要素可以从以下三个方面进行描述。

一是形态结构的差异性包括外部形态和内部形态。外部形态主要指体表形态，而内部形态包括脏腑、经络、精气血津液等。中医学认为内部形态结构是外观形态的基础，两者之间是有机的整体关系。观察体表形态时，主要关注体格、体型、体重、性征、姿态、面色、毛发、舌象、脉象等特征。肥瘦是其中最具代表性的特征，如朱丹溪提出了"肥人湿多，瘦人火多"的观点。

二是生理功能的差异性包括脏腑、经络和精气血津液等功能。气色、呼吸、食欲、寒热感觉、排泄功能、生育能力、运动能力、睡眠状态、感觉、皮肤肌肉弹性、毛发状况、舌象、脉象等都是脏腑、经络和精气血津液生理功能的反映，也是了解体质状况的重要内容。

三是心理特征的差异性包括感觉、知觉、情感、记忆、思维、性格和能力等，是中医学所关注的神的范畴。形态和心理是统一的整体，体质是特定形态结构、生理功能和相关心理状况的综合体。不同脏腑的功能活动常表现为特定的情感、情绪反应和认知活动。如《素问·阴阳应象大论》中提到："人有五脏化五气，以生喜怒悲忧恐。"由于不同脏腑精气及其功能的差异，个体表现出的情志活动也会因人而异，如多怒、善悲、胆怯等。

第四节　体质的特点

一、体质可分性

每个人的体质都存在明显的差异，即使同一个人在生命的不同阶段，其体质特点也是动态可变的。此外，特定人群的体质形成了群体生命现象的共同特征，不同时代的人群也呈现出不同的体质特点。

二、疾病相关性

体质状态反映了正气的强弱，决定了疾病的发生与否。由于个体体质的差异性，导致对某些致病因子具有易感性，或者对某些疾病有易患趋势。

三、相对稳定性

一旦个体的体质形成，在一定时间内就不容易发生太大的改变，因此体质具有相对稳定性。

四、可变可调性

体质具有动态可变性，如随着年龄的变化，机体会呈现出特有的体质特点。体质也具有可调性，通过调节偏颇的体质，可以预防相关疾病的发生。

第五节　体质的传统分类方法

一、阴阳分类法

根据个体之间阴阳的多少或阴气阳气的盛衰程度，将体质分为不同类型。如清代医家章楠将体质分为阳盛阴虚、阴阳俱盛、阴盛阳虚、阴阳两虚四种类型。

二、五行分类法

《灵枢·阴阳二十五人》运用阴阳五行学说，根据人群的皮肤颜色、形态特征、行为习惯等进行总结，将体质归纳为木、火、土、金、水五种基本类型。每种类型下还细分为五种亚类型，共计 25 种体质类型。

三、脏腑分类法

《灵枢·本脏》根据五脏的大小、高下、坚脆和偏正等特征，对体质进行分类。明代医家张介宾则根据禀赋的阴阳、脏气的强弱盛衰、气血的盛衰等因素，将体质划分为阴脏型、阳脏型、平脏型三种类型。

四、心理分类法

根据个体体质的心理差异对体质进行分类是了解人群体质现象的重要方法。《灵枢·寿夭刚柔》将体质用气质的"刚"和"柔"进行分类，《灵枢·论勇》则用"勇"和"怯"进行分类，《素问·血气形志》则从形态、志向、苦乐等方面进行分类。

第六节　体质的现代分类方法

现代体质分类方法，最具代表性的是王琦院士提出的九种中医体质分类法。

一、平和质（A型）

总体特征：阴阳气血调和，以体态适中、面色红润、精力充沛等为主要特征。

形体特征：体形匀称健壮。

常见表现：面色、肤色润泽，头发稠密有光泽，目光有神，鼻色明润，嗅觉灵敏，唇色红润，不易疲劳，精力充沛，耐受寒热，睡眠良好，胃纳佳，二便正常，舌色淡红，苔薄白，脉和缓有力。

心理特征：性格随和开朗。

发病倾向：平素患病较少。

对外界环境的适应能力：对自然环境和社会环境适应能力较强。

二、气虚质（B型）

总体特征：元气不足，以疲乏、气短、自汗等气虚表现为主要特征。

形体特征：肌肉松软不实。

常见表现：平素语音低弱，气短懒言，容易疲乏，精神不振，易出汗，舌淡红，舌边有齿痕。脉弱。

心理特征：性格内向，不喜冒险。

发病倾向：易患感冒、内脏下垂等病，病后康复缓慢。

对外界环境的适应能力：不耐受风、寒、暑、湿邪。

三、阳虚质（C型）

总体特征：阳气不足。以畏寒怕冷、手足不温等虚寒表现为主要特征。

形体特征：肌肉松软不实。

常见表现：平素畏冷，手足不温，喜热饮食，精神不振，舌淡胖嫩，脉沉迟。

心理特征：性格多沉静、内向。

发病倾向：易患痰饮、肿胀、泄泻等病，感邪易从寒化。

对外界环境的适应能力：耐夏不耐冬，易感风、寒、湿邪。

四、阴虚质（D型）

总体特征：阴液亏少，以口燥咽干、手足心热等虚热表现为主要特征。

形体特征：体形偏瘦。

常见表现：手足心热，口燥咽干，鼻微干，喜冷饮，大便干燥，舌红少津，脉细数。

心理特征：性情急躁，外向好动，活泼。

发病倾向：易患虚劳、失精、失眠等病，感邪易从热化。

对外界环境的适应能力：耐冬不耐夏，不耐受暑、热、燥邪。

五、痰湿质（E型）

总体特征：痰湿凝聚，以形体肥胖、腹部肥满、口黏苔腻等痰湿表现为主要特征。

形体特征：体形肥胖，腹部肥满松软。

常见表现：面部皮肤油脂较多，多汗且黏，胸闷，痰多，口黏腻或甜，喜食肥甘甜黏，苔腻，脉滑。

心理特征：性格温和、稳重，善于忍耐。

发病倾向：易患肥胖、中风、冠心病等病。

对外界环境的适应能力：对梅雨季节及潮湿环境适应能力差。

六、湿热质（F型）

总体特征：湿热内蕴，以面垢油光、口苦、苔黄腻等湿热表现为主要特征。

形体特征：形体中等或偏瘦。

常见表现：面垢油光，易生痤疮，口苦口干，身重困倦，大便黏滞不畅或燥结，小便短黄。男性易阴囊潮湿，女性易带下增多，舌质偏红，苔黄腻，脉滑数。

心理特征：容易心烦急躁。

发病倾向：易患疮疖、黄疸、泌尿系统感染等病。

对外界环境的适应能力：对夏末秋初湿热气候的潮湿或气温偏高环境较难适应。

七、血瘀质（G 型）

总体特征：以血行不畅、肤色晦暗、舌质紫暗等血瘀表现为主要特征。

形体特征：胖瘦均见。

常见表现：肤色晦暗，色素沉着，容易出现瘀斑，口唇暗淡，舌暗或有瘀点，舌下络脉紫暗或增粗，脉涩。

心理特征：易烦，健忘。

发病倾向：易患肿块及痛证、血证等。

对外界环境的适应能力：不耐受寒邪。

八、气郁质（H 型）

总体特征：气机郁滞，以神情抑郁、忧虑脆弱等气郁表现为主要特征。

形体特征：形体瘦者为多。

常见表现：神情抑郁，情感脆弱，烦闷不乐，舌淡红，苔薄白，脉弦。

心理特征：性格内向不稳定，敏感多虑。

发病倾向：易患精神心理障碍性疾病，如梅核气、百合病及郁证等。

对外界环境的适应能力：对精神刺激适应能力较差，不适应阴雨天气。

九、特禀质（I 型）

总体特征：先天失常，以生理缺陷、过敏反应等为主要特征。

形体特征：过敏体质者一般无特殊形体特征，先天禀赋异常者或有畸形，或有生理缺陷。

常见表现：过敏体质者常见哮喘、风团、咽痒、鼻塞、喷嚏等，患遗传性疾病者有垂直遗传、先天性、家族性特征，患胎传性疾病者具有母体影响胎儿个体生长发育及相关疾病的特征。

心理特征：随禀赋不同情况各异。

发病倾向：过敏体质者易患哮喘、荨麻疹、花粉症及药物过敏等，遗传性疾病如血友病、唐氏综合征等，胎传性疾病如五迟（立迟、行迟、发迟、齿迟、语迟）、五软（头软、项软、手足软、肌肉软、口软）、解颅、胎惊等。

对外界环境的适应能力：适应能力差，如过敏体质者对易致过敏季节适应能力差，易引发宿疾。

第七节　体质的评价

一、体质的评价指标

身体的形态结构状况，包括体表形态、体格、体型等外在的直观表现及内部结构和功能的完整性、协调性。身体的功能水平，包括机体的新陈代谢和各脏腑系统的功能。身体的素质及运动能力水平，包括速度、力量、耐力、灵敏性、协调性及走、跑、跳、投、攀跃等身体的基本活动能力。心理的发育水平，包括智力、情感、认知、感知觉、个性、性格、意志等方面。适应能力，包括对自然环境、社会环境和各种精神心理环境的适应能力，对疾病和其他损害健康因素的抵抗、调控与修复能力等。

二、理想体质的标志

理想体质指人体在充分发挥遗传潜力的基础上，经过后天的积极培育，使机体的形态结构、生理功能、心理状态及对环境的适应能力等各方面得到全面发展，处于相对良好的状态，即形神统一的状态。其具体标志包括：①身体发育良好，体格健壮，体形匀称，体重适当。②面色红润，两目有神，须发润泽，肌肉皮肤有弹性。③声音洪亮有力，牙齿清洁坚固，双耳聪敏，脉象和缓均匀，睡眠良好，二便正常。④动作灵活，有较强的运动与劳动等身体活动能力。⑤精力充沛，情绪乐观，感觉灵敏，意志坚强。⑥处事态度积极镇定，有主见，富有理性和创造性。⑦应变能力强，能适应各种环境，有较强的抗干扰、抗不良刺激和抗病能力。

第八节　体质辨识的应用

一、指导养生保健

体质的特点对养生保健具有指导作用。中医学认为养生涵盖了人们生活的各个方面，包括衣、食、住、行等。因此，根据不同的体质，需要采取相应的养生方法和措施，以纠正体质的偏颇，达到延年益寿的目的。

如对于体质强壮者，应注重精神调节，进行体育锻炼，以增强体质。同时，要注意预防疾病，防止疾病对身体的损害，避免体质下降。对于体质虚弱者，除预防疾病外，还要注意饮食和生活习惯，避免情绪伤害，通过调节精神和行动相结合，增强体质。

在精神调节方面，气滞体质的人精神常抑郁不畅，情绪多愁闷不乐，性格内向孤僻，容易忧愁敏感，气度狭小。因此，这类人需要注意情绪的宣泄，化解不良情绪。而阳虚体质的人，精神常低落无力，神情冷漠，容易自卑，缺乏勇气，需要帮助他们树立起对生活的信心。

在饮食养生方面，热性体质的人适宜食用凉性食物而避免过热的食物；寒性体质的人则宜食用温热的食物而避免过冷的食物；肥胖体质的人常有痰湿问题，饮食宜清淡而避免高脂甜食；阴虚体质的人饮食应以甘润生津为主，避免摄入油腻和辛辣干燥的食物；阳虚体质的人则宜补充温热食物，避免生冷寒凉的食物等。

二、指导疾病治疗

中医学强调的"因人制宜"，就是体质学说在临床应用方面的体现，是个体化诊疗思想的代表。

1. 体质与病因

体质是指一个人固有的身体特质，它决定了对某种致病因素和某些疾病的易感性。中医病因学早就认识到了这一现象，并提出了"同气相求"的理论，即某种体质容易受到相应致病因素的影响。

偏阳质的人容易受到风、暑、热等外邪的侵袭，其中又以风邪对肺脏的伤害较为显著，而暑热邪气则容易损伤肺胃的津液及肝肾的阴气。而偏阴质的人则易受到寒湿之邪的侵袭，寒邪一旦侵袭，容易进入体内，伤害脾肾的阳气；受湿邪影响最易导致脾阳受阻，进而产生腹泻或肿胀等症状。此外，儿童由于气血未充分发育，阴阳之体尚不稳定，因此容易受到外邪的感染或由于饮食不当而发生疾病。

2. 体质与发病

中医学认为，正气的虚弱是疾病形成的内在基础，而致病因素（邪气）只是疾病发生的外在条件。邪气能够入侵机体，必然是因为正气的虚弱。当正气虚弱时，邪气才能乘虚而入；正气充足时，邪气则无法入侵。而正气的强弱取决于体质的好坏，体质的强壮程度决定了正气的虚实状态。因此，体质因素在很大程度上决定了疾病的发生。

体质决定是否发病与发病情况。体质的强弱决定了一个人是否容易受到外邪侵袭。当人体受到邪气侵袭后，由于体质的差异，发病情况也各不相同。有些人会立即发病，有些人则不会立即发病，还有一些人会时而复发。体质健壮，正气旺盛，那么就很难患病；而体质虚弱，正气内虚，则易感受外界致病因素影响而患病。

3. 体质与病机

体质与病机从化。在中医学中，病情的变化与体质密切相关，这种变化称为病机从化。当人体受到邪气侵袭后，由于体质的特殊性，疾病的本质往往会出现不同的变化。如对于感受风寒邪气的人来说，阳热体质的人往往会产生阳化热的病理变化，而阴寒体质的人则容易出现阴化寒的情况。同样，对于湿邪的侵袭，阳热体质的人容易发展为湿化阳热的病证，而阴寒体质的人则容易出现湿化阴寒的情况，即寒湿证。由于个体的体质具有阴阳之分，脏腑功能也有强弱之别，因此机体对致病因素的反应会出现寒化、热化、湿化、燥化等不同的特点。

体质与疾病的传变。中医学中，传变指的是疾病的变化和发展趋势。疾病的传变与邪气的盛衰、治疗的及时与否有一定关系，但更主要的是取决于体质的影响。不同的体质会导致疾病的变化过程截然不同。体质强壮的人或邪气较轻微时，正气能够抵御邪气并自愈。然而，如果在邪气较强且体质具备传变条件的情况下，疾病就可能迅速传变。传变并非一成不变的过程，而是因人而异的。

4. 体质与辨证

体质在辨证中的作用非常重要，它决定了临床上的证候类型。即使是感受相同的致病因素或患同一种疾病，由于患者的体质不同，所表现出的临床证候类型也会有阴阳表里、寒热虚实等差异。如对于同样感受寒邪的人，有的人会出现发热恶寒、头身疼痛、舌苔薄白、脉浮等风寒表证；而有的人一发病就会出现畏寒肢冷、食欲减退、腹痛泄泻、脉搏缓弱等脾阳不足的证候。前者平时体质较强，正气能够抵御邪气并表现在肌表层面，而后者阳气本就虚弱，正气无法御邪，导致寒邪直接侵袭太阴，所以出现了上述情况。另外，即使是在同一地区、同一时间发生的感冒，由于病邪不同，体质各异，感受程度也会有轻重之分。因此，感冒的临床类型包括风寒、风热等不同的类别，以及夹湿邪、夹暑邪等不同的兼证。同一疾病出现不同证候的决定因素，并不在于病因，而是在于个体的体质差异。体质是形成"证"的生理基础之一，识别体质是辨证的重要依据。

同时，感受不同病因或患不同疾病的人，由于体质相似，常表现出相同或类似的证候类型，这就是异病同证。同病异证和异病同证的存在，主要是基于体质的差异。

5. 体质与治疗

体质对治疗具有重要意义。在疾病的防治过程中，根据个体的体质来制订治疗方案，既是因人而异的重要内容，也是中医治疗学的特色之一。临床观察到，对于同一种疾病，同样的治疗方法对某个人有效，对其他人可能无效甚至有害。这是因为疾病相同，但人的体质不同，因此治疗效果也不同。体质与治疗之间存在着密切的关系，体质决定了治疗的效果。

因人而异是治疗的原则。体质存在强弱之分、偏寒偏热之别，因此在辨证论治时必须结合个体的体质进行判断。如面色苍白而体胖的人属于阳虚体质，感受到寒湿阴邪时容易转化为阴寒湿邪，治疗时宜采用附子、肉桂、干姜等具有强热作用的药物来温阳祛寒或通阳利湿；而面色红润、形体瘦弱的人属于阴虚体质，内火易升腾，感受寒湿阴邪时反而容易转化为阳化热伤阴，治疗宜选择清润的药物。此外，在治疗中还应重视年龄、性别、生活条件、地理环境等因素对体质产生的影响。

同一疾病可能有不同的治疗方法，异病可能有相同的治疗方法。一方面，由于体质的差异，即使是同一疾病也可能表现出不同的证候，因此治疗方法也会有所不同。另一方面，即使病因或疾病不同，由于患者的体质在某些方面有共同点，往往会出现相似或相同的证候，因此治疗方法也会有相同之处。

用药应因体质而异。由于体质的阴阳偏颇差异，临床应根据体质来选择合适的药物。一方面，要注意药物的性味特点。阴虚体质者宜选择甘寒、酸寒、咸寒、清润的药物，忌辛热、温散、苦寒、沉降性质的药物；阳虚体质者宜选择益火温补的药物，忌苦寒泻火的药物；气虚体质者宜选择补气培元的药物，忌耗散克伐的药物；湿热体质者宜选择清热利湿的药物，忌滋补厚味的药物；痰湿体质者宜选择芳香化湿健脾的药物，忌阴柔滋补的药物；瘀血体质者宜选择疏利气血的药物，忌固涩收敛的药物。另一方面，要注意用药的剂量。体质强壮者对药物耐受性较强，宜使用较大剂量的药物，用药可较为激烈；体质瘦弱者对药物耐受性较差，宜使用较小剂量的药物，药性宜平和。对于性格急躁的人，宜选择剂量较大的药物以迅速见效；对于多疑的人，宜选择温和的剂量来缓慢求效。不同体质对药物的反应也不同，因此在用药时需要注意剂量的调节。如对于大黄泻下通便，有些人服用 9g 就能达到通便的效果，而有些人需要服用 18g 才会出现大便软化的情况，这就是个体差异的例子。

针灸治疗须根据体质进行辨证，同样需要根据患者的体质进行补泻的选择。体质强壮者多表现为实性病证，宜采用泻法进行治疗；体质虚弱者多表现为虚性病证，宜采用补法进行治疗。不同体质的人，在针刺治疗后的疼痛反应和得气反应上也会有所不同。体质强壮者对针石、火炳等刺激的耐受性较强；体质弱者对刺激的耐受性较差。肥胖者气血多滞涩，对针刺反应较迟钝，需要较深的刺入和较大的刺激量，常使用温针和艾灸；瘦弱者气血通畅，对针刺反应敏感，需要较浅的刺入和较小的刺激量，较少使用温灸。

在疾病初愈或进入康复阶段时，促进康复并预防复发，进行善后调理非常重要。此时需要综合考虑多方面的措施，包括药物、饮食、精神心理和生活习惯等。具体选择这些措施时，必须考虑患者的体质特点。如对于阴虚体质的人在热病初愈时，应避免食用辛温的食物如狗肉、羊肉、桂圆等，以及辛辣的调味品；对于湿热体质的人在大病初愈时，应避免食用滋腻的食物如龟、鳖等，以及酸涩收敛的药物如五味子、乌梅等。

总之，体质的研究，不但有助于从整体上把握个体的生命特征，而且有助于分析疾病的发生、发展和演变规律，对于疾病的诊断、治疗、预防及养生康复均有重要意义。

🌑 趣味故事1　贾母之高寿

贾母作为贾氏家族的大家长，高寿至83岁。在《红楼梦》中，不论小姐、丫头，多是病弱之身，长寿者鲜有。贾母平时很少生病，作者对其养生着墨颇多，虽年岁已高，却是个标准的平和质。首先贾母在生活细节上注重养生。饮食有节且清淡，也很注重寒温调摄。她爱吃甜烂食物，吃东西少而精。很注意散步和游戏，说散步是"疏散疏散筋骨"。此外贾母爱热闹，极富情趣，冬日在园子里踏雪赏梅，中秋上凸碧山庄赏月，也爱看戏。还有更难得之处是贾母遇到大事有静气，《红楼梦》第107回在描写贾府被抄，贾赦等下狱，贾府上下乱作一团时，只有贾母临危不乱，处变不惊，说：你们别当我是只享得富贵受不了穷的人！立即将自己一生的积蓄悉数拿出分给儿孙，嘱咐各过日子，小心维持。贾母做到了正如她常说的"享得富贵，守得艰辛"。贾母的生活可以说是"食饮有节，起居有常，不妄作劳，恬惔虚无"，故能尽终其天年，高寿而终。

🌑 趣味故事2　黛玉之羸弱

体质的差异现象是先天因素与多种后天因素共同作用的结果。黛玉首先从先天便禀赋不足，其家史"可惜这林家支庶不盛，子孙有限，其时林如海年已四十，只有一个三岁之子，偏又于去岁死了"。黛玉父母相继去世，成为寄居姥姥家的孤女，林家支庶不盛，其原因可能就是家族体质均不足，有先天性遗传基因缺陷，黛玉出场体格便是极羸弱，身体面庞弱不胜衣，有不足之症。"从会吃饮食时便吃药，到今日未断，请了多少名医修方配药，皆不见效……只怕一生也不能好得了。"后天则主要因其个人的气郁敏感性情。黛玉初到贾府时尚在孩提，却牢记母亲嘱咐"步步留心，时时在意，不要多说一句话，不可多行一步路，恐被人耻笑了去"。一开始便受到心理上的压抑。她才思敏捷，常触景生情，更由于她寄人篱下的处境，使她变得非常敏感。一日她卧病在床，听到园子里的老婆子骂人，实则是骂她的外孙女，黛玉却认为是在骂自己，竟气得昏厥过去。根据黛玉的外貌和心理特征，她具有阴虚质的特点，同时亦有气郁质的特点。《红楼梦》第45回中载黛玉在宝钗的建议下服用冰糖燕窝粥。春分时节易肝肾之阴不足，当然应该滋阴，所以，略通医理的宝钗给黛玉送来了上好的燕窝，感动得黛玉不断自责自己以小人之心度君子之腹。偏颇体质是疾病产生的土壤，黛玉是《红楼梦》中有名的"药罐子"，第3回提到黛玉常服人参养荣丸，因她长期咳嗽，已是一种肺阴虚的病证，同时还患有阴血不足、心阴耗损的失眠症，所以服用气血双补的人参养荣丸。而在第28回，提到黛玉吃的是"天王补心丹"，具有滋阴养血、补心安神的作用。第34回中载宝玉差晴雯送手帕，黛玉题诗时"浑身火烧……只见腮上通红，自美压倒桃花，却不知病由此萌"，这便是阴虚潮热的表现。黛玉因平素患有咳嗽之疾，且经常因宝玉为芥豆之事而烦恼，眼泪空流，肝气郁结，招致肝郁化火，肝火犯肺，咳血不止，终在宝玉、宝钗大婚之夜一病而亡，令人扼腕。

趣味故事3　宝钗之胎毒

特禀质是由于先天禀赋不足或禀赋遗传等因素造成的一种特殊体质，宝钗有先天之疾"胎毒"。关于胎毒，《医宗金鉴》有记载："古人谓痘禀胎毒，此定论也。"宝钗属于特禀质无疑，"犯病时出现喘嗽等症状，为这病根，也不知请了多少大夫，吃了多少药，花了多少钱钞，总不见一点效验"，秃头和尚诊为"从胎里带来的一股热毒"，给了一个海上方——"冷香丸"。冷香丸的组成和制作：白牡丹花蕊、白荷花蕊、白芙蓉花蕊、白梅花蕊各12两，将花蕊晒干为末，研细；再用日雨水、露水、日霜、雪各12钱，调匀，和了药，再加12钱蜂蜜，12钱白糖，制成龙眼大的丸子，埋在梨花树根底下。若发了病时，拿出来吃一丸，用12分黄柏煎汤送下。喘嗽属肺部疾患，白色入肺，故用白色花蕊，性凉以直达肺经。所取4种天水也属寒凉，水质清纯轻扬，"治上焦如羽，非轻不举"，易于上达肺部而起到治疗作用。用黄柏煎汤送服，是因黄柏入肾，可滋阴和清下焦湿热之毒。"热者寒之，寒者热之"，利用药性之偏，调节人体阴阳之偏，冷香丸的适度寒凉正可纠正宝钗体内的热毒之偏。此外与黛玉阴虚质的消瘦明显不同，宝钗体态微丰满。《红楼梦》以花喻人，第63回宝钗摇骰子摇到"艳冠群芳"一签，众人都笑说"你也原配牡丹花"。可见在众人心目中，宝钗就如牡丹花一样有丰盈富贵之态。宝钗怕热，且肌肤润泽，扑蝴蝶只跑了一会儿便"香汗淋漓，娇喘吁吁"，怕热易出汗等都是湿热体质的特点。综上可见宝钗是特禀兼夹湿热体质。宝钗因为这种体质需要长期服药，其疾病也是源于这种偏颇体质，冷香丸便是纠正这种体质的良药。第91回宝钗因劳累患病，眼干、鼻塞、高热、气喘不能言，用十香返魂丹、至宝丹都不效，后服冷香丸调体而治愈恰说明这点。

注：以上3则故事摘自陈雪梅，郑燕飞，李帅鹏，等.《红楼梦》人物之中医体质与命运［J］.云南中医学院学报，2015，38（3）：31-35.

第八章　中医如何认识疾病的发生

"阴平阳秘"指的是阴阳两种力量在人体内动态平衡的状态，这种状态被认为是健康的表现，因此健康的人称为"平人"。而疾病则是在一定的致病因素作用下，破坏了人体稳定有序的生命活动，导致形态和功能的损伤，以及心理方面的障碍，表现为一系列临床症状和体征的过程。

致病因素在中医学中称为病因，它是引起疾病的原因，即破坏了人体相对平衡状态的因素。常见的致病因素包括外界的病原体、内部的病因及病理产物等。然而，健康的人在感受各种病因后并不一定会发生疾病。只有当人体内的正气不足或邪气过盛，正邪之间的平衡被打破时，疾病才会发生。

换句话说，人体在健康状态下具备自我调节的能力，正常的生理功能和防御系统可以抵御外界的致病因素。只有当这种平衡被打破，人体的正气无法抵御邪气时，疾病才会产生。因此，中医注重平衡阴阳，调整人体正气和邪气之间的关系，以恢复健康状态。

第一节　外感病因

中医学认为，外感病因是导致疾病发生的主要原因之一。所谓外感病因是指来自自然界的一类致病因素，通过肌肤、口鼻等途径侵入人体，引发外感病证。这些外感性致病因素包括风、寒、暑、湿、燥、火六种邪气，也称为"六淫"，此外还包括时疫邪气。

一、六淫

（一）六气与六淫

六气指的是自然界中存在的风、寒、暑、湿、燥、火六种气候变化。如夏天多暑热、秋天多干燥等，这些气候变化在正常情况下不会导致我们生病。然而，当六气的运行和变化异常时，它们就变成了"六淫"。这意味着它们可能导致疾病的发生，比如在冬天寒气过重、夏天暑热过重等情况下。

当然，六淫是否致病还与我们自身体质的强弱有关。如果我们的正气充足，即使接触了邪气，一般也不会生病（但这不包括时疫邪气，即疫情引起的病原体）。正如《内经》所说"正气内存，邪不可干，邪之所凑，其气必虚"。

（二）六淫的致病特点

六淫是中医学中导致疾病的一类致病因素，它们具有一些共同的特点和规律。

首先，我们可以观察到六淫通常通过体表和口鼻侵入人体。一个典型的例子是感冒，风寒邪气侵入我们的肌表引起了感冒症状，而一些温燥邪气通过口鼻进入会让我们感到口鼻干燥不适。从这些例子中可以看出，六淫通常是相互混合而致病的，一般会有两三种邪气同时存在。除了风寒和温燥，暑热和湿邪也经常一起引发疾病。这也解释了为什么在中暑时，人们会出现身体困重、腹痛腹泻等症状。

其次，六淫导致疾病还与我们所处的地域和环境有关。如东南沿海地区的居民常患湿病和温病，中医温病学派就起源于江浙一带。

（三）六淫各自的性质与致病特点

1. 风邪

中医学认为风邪属于阳性，因为风邪具有活动性而非静态性质。狭义上，我们可以将"风"理解为自然界中的风，它无处不在，善于四处流动，能够渗透一切，一般在高处流动并具有向外的特点。基于这个形象，中医学认为风邪常侵犯人体的肌表和毛孔，如在出汗后毛孔张开，此时最容易感受风邪的侵袭。此外，风邪也常侵犯人体的高处，如头面、颈背等部位，因此受到风邪后可能会出现头痛、头重、脖子不舒服甚至面瘫等症状。

广义上的"风邪"不再指自然界中的风，而是根据风的四处流动、善于游走、无固定居所的特点来理解风邪。临床上常见的一些疾病，如皮疹，其发疹和瘙痒的部位是不固定的，而且病情变化非常迅速，因此中医学认为这类疾病是由风邪引起的。

2. 寒邪

寒邪属阴性，因此容易损伤阳气，可能导致患者出现腹部冷痛、尿量增多、怕冷等症状。寒邪还具有凝滞收引的特性，可以形象地理解为热胀冷缩的效应。当寒邪侵袭时，会导致气血运行不畅，中医学称为"不通则痛"，因此感受寒邪后常出现疼痛的感觉。此外，由于寒邪的收引特性，会导致肌表毛孔闭塞，汗液无法顺利排出，使体表的阳气郁结（阳郁会引起发热），因此在某些伤寒病的情况下会出现这些症状。

3. 湿邪

湿邪属阴性，因为它与水同类，而水属于阴性。湿邪具有重浊黏滞的特性，容易损伤阳气。湿邪会妨碍脏腑经络之气的运行，导致气血不畅，出现胸闷、腹胀等症状。由于湿邪重浊黏滞的性质，还会引起头身的困重感，有些患者甚至形容头部像被绳子束缚一样，无法摆脱，这就是湿邪所致。此外，湿邪还可能引发湿疹、大便黏腻等症状。

4. 燥邪

燥邪具有干燥收敛的特性，可分为温燥和凉燥，分别多发生在初秋和深秋季节。当人们感受到燥邪侵袭时，常出现口鼻干燥、口干咽干等症状。由于鼻腔与肺脏相连，因此燥邪对肺脏的伤害最为明显，严重的患者可能出现皮肤干燥、尿量减少等症状。在日常生活中，如果室内过度使用空调导致环境过于温暖，有时也会引起燥病，需要引起注意。

5. 暑邪

暑邪是一种具有明显季节性的致病因素，主要在夏季出现。在现代社会，真正意义上的中暑病例相对较少，但在过去较常见，尤其是对于从事体力劳动的人而言，他们更容易受到暑邪的影响。

暑邪具有炎热、上升和散发的特性。中暑后，人体会出现高热、持续大量出汗甚至昏厥的症状，这是因为气随汗出而大量流失。中暑病情十分危险。

然而，现代所说的中暑往往同时包含了湿邪的因素。因此，中暑患者可能还会出现四肢困倦、呕吐和腹泻等症状，这是湿邪的表现。

6. 火（热）邪

火邪是一种致病因素，其特点与暑邪相似，具有升发、炎热和蒸腾的性质。中医学所称的"火邪"与"热邪"相近但也有所不同。就热的程度而言，火邪更加严重。就涉及的范围而言，热邪的范围更广，如全身性的发热称热，而咽痛、牙龈肿痛等则称火。

火邪具有升发、炎热的特性，常对人体的上部组织造成损伤。人们常说的"上火"一般指头面部和口舌部位的病变。火邪容易导致津液的损伤。如果火邪过重，还可能伤及人体的正气，导致乏力、懒言等症状，甚至侵犯心脏，干扰心神，出现狂躁、胡言乱语等症状。

此外，火邪还可能引发"内风"的出现，表现为四肢抽搐等症状。在某些严重传染病中，火邪会灼伤脉络，导致出血，这种现象在患者的皮肤上会出现瘀斑。

二、时疫邪气

1. 什么是疠气

时疫邪气，也称疠气，是一种具有强烈致病性和传染性的外感病邪。在明清时期，由于人口增多和东西方交流加强，疫病的传播条件变得更为有利。医学家们逐渐发现，即使是身体健康、气血充足的人也无法抵御这些疾病的侵袭。以往治疗伤寒的方法和方剂对于这些感染性疫病无效，有时甚至会加重病情。在不断的实践和摸索中，"疠气"这一概念逐渐产生。

最早提出"疠气"概念的是明末的吴有性，他在《温疫论》中写道："温疫之为病，非风、非寒、非暑、非湿，乃天地间别有一种异气所感。"他明确指出疫病的病因不同于一般的六淫邪气，而是一种特殊的"异气"，即疠气。由疠气引发的疾病通常称为瘟疫或疫病，西医也称之为传染病或流行病。如大头瘟、白喉、痄腮、天花、霍乱及现代流行的传染性急性呼吸道综合征（SARS）、新型冠状病毒感染等都属于疠气所致的传染病范畴。

2. 疠气的致病特点

疠气的主要特点是传染性和高致病性。在疫病流行的地区，无论性别、年龄、体质强弱，接触到疠气的人通常都容易患病。疠气所引发的疾病发病速度非常快，这是因为疠气多属于热毒之邪，其性质激烈，导致的疾病也往往具有急性和凶猛的特点，预后较差。

疠气还具有特异性，与一般的六淫邪气不同（如感受寒邪时，不同人可能出现怕冷发热、鼻塞流涕等症状，程度因人而异，取决于个体的免疫力）。而同一种疠气引发的疾病，其症状和病情变化基本上是一致的。

3. 疫病发生及流行的条件

疠气的发生主要与气候异常有关。中医学认为，自然界的气候异常是产生疠气的主要原因之一。如春季本应温暖而不寒冷，冬季应寒冷而不温暖，但如果气候异常导致这些季节反常，就容易产生疫病。此外，各种旱涝、地震等自然灾害也是疠气发生的原因之一。正如俗话所说"大灾之后，必有大疫"。

除了气候因素，环境污染、恶劣的卫生条件、预防和隔离措施不到位，以及一些社会因素（如医疗条件差、战乱等）也与疫病的发生和传播有关。这些因素会影响疾病的防控能力，增加疫情的蔓延风险。

4. 新型冠状病毒肺炎中医之解

新型冠状病毒肺炎（简称新冠肺炎）是一种呼吸系统疾病，主要通过呼吸道飞沫和密切接触传播新型冠状病毒。它具有高传染性、高流行性和快速发展的特点，属于中医学"疫病"范畴。黄璐琦院士带领的国家援鄂抗疫中医医疗队研制出了化湿败毒颗粒，并获得了治疗新冠肺炎的中药临床批件，成为首个获得批复的中药临床治疗方案。

在疫情早期，王永炎院士提出新冠肺炎属于寒湿疫，并倡导使用麻黄附子细辛汤合桂枝去芍药汤进行治疗。仝小林院士根据他在武汉一线的经验也认为新冠肺炎是寒湿疫。经过大量的临床实践，确定了金花清感颗粒、连花清瘟胶囊、血必净注射液和清肺排毒汤、化湿败毒方、宣肺败毒方等具有明显疗效的方药，并被列入国家的新型冠状病毒肺炎诊疗方案。这些药物能够有效缓解各种症状、缩短病程并阻止病情恶化。

第二节 内伤病因

内伤病因是指产生于人体内部的病因，与外界因素不同，它不需要通过体表或口鼻才能侵入人体，而是直接影响脏腑的功能状态。内伤病因主要包括七情内伤、饮食失宜、劳逸失度等。这些病因一旦产生，会进一步发展变化，导致人体的气血和阴阳平衡失调，从而引发各种疾病。

一、七情内伤

1. 什么是七情内伤

七情是中医学认为的 7 种正常情绪活动，包括喜、怒、忧、思、悲、恐、惊。这些情绪活动与五脏相对应，是五脏正常生理活动的产物。当五脏的气血充足、阴阳平衡时，在自然环境或社会事件的刺激下自然会产生相应的情绪活动，如《素问·阴阳应象大论》所言："人有五脏化五气，以生喜怒悲忧恐。"具体而言，怒属于肝，喜属于心，思属于脾，悲属于肺，恐属于肾。

在日常生活中，这些情绪活动是常见且易被忽视的，因为适当范围内的情绪活动通常不会对人们的健康产生显著影响，反而是人体疏通气血的正常方式。然而，当某种或多种情绪活动超过了人体所能承受的范围时，这些情绪活动就会过度消耗五脏的气血，扰乱脏腑间阴阳的平衡，七情也就成为一种内伤病因，即七情内伤。

这种内伤通常是由于长期慢性的情绪刺激或短期内强烈的刺激引起的。如长期处于压抑焦虑情绪下的人容易患抑郁症，突然的愤怒可能导致晕厥或失去意识。情绪因素是否引发疾病也与个体因素有关。脏腑气血相对不足、体质较为敏感虚弱的人往往容易受情绪活动变化的影响。如对于具有"林黛玉体质"的人来说，周围环境或人际关系的变化很容易成为某些疾病的诱因。

需要补充说明的是，当五脏或气血失调时，会影响人体的情绪活动。如《灵枢·本神》中提到"肝气虚则恐，实则怒""心气虚则悲，实则笑不休"，《素问·调经论》中记载的"血有余则怒，不足则恐"等，这些异常的情绪活动都是由于人体内部脏腑的气血失调引起的，它们是结果而不是原因。因此，不能将这些异常的情绪活动视为典型的七情内伤的病因。

2. 七情内伤如何致病

七情内伤是指情绪的异常波动对人体脏腑功能产生的直接伤害。七情分别对应五脏，如怒伤肝、喜伤心、思伤脾、悲伤肺、恐伤肾。七情内伤致病的机制是通过扰乱脏腑的气血来实现的，其中对脏腑气的影响尤为显著，具体表现为"怒则气上，喜则气缓，思则气结，悲则气消，恐则气下，惊则气乱"。

怒则气上，即过度的愤怒会导致肝气上升，甚至血液也会随之上升。在日常生活中，我们可能会有这样的体验，当愤怒时，会感到有一股气上冲头部，导致轻度头晕，而当愤怒达到极点时，通常会面红耳赤、血管充血，甚至有些人可能会出现呕血、晕倒等症状。此外，"气上"在广义上还可以解释为气机逆反。《素问·调经论》提到："怒则气逆，甚则呕血及飧泄。"当原本应该向内收敛的气出现逆反情况时，也可能出现腹泻的症状。

喜则气缓，"缓"在这里表示气机涣散。突然而强烈的喜悦情绪会导致心神涣散，注意力无法集中，甚至出现精神失常的症状，如神志不清、胡言乱语、狂躁等。在小说《儒林外史》中，范进中举后陷入狂喜状态，头发散乱，衣冠不整，自言自语，被人打醒后甚至不记得发生了什么，这是典型的暴喜伤心，心神涣散无法内守的描述。尽管这些描写可能有一定的艺术夸张，但它们都源于生活中的观察和见闻。

思则气结，指过度的思虑导致气机郁结，不仅影响了脾气的正常运行，还消耗了心神。当我们过度忧思时，通常会出现食欲不振、心神不宁、失眠等症状。此外，由于"思"相对于其他情绪来说更倾向于"阴"的范畴（相对较缓和），因此，除了影响气机外，还会消耗阴血，这一点需要注意。

悲则气消，"气消"可以理解为气的消耗和消沉，主要消耗的是肺气。肺主一身之气，因此当人经历长时间的悲伤情绪后，常会出现气短、意志消沉等症状，并且由于气血大量耗损，容易感到乏力。

恐则气下，即原本内守的气下陷，主要导致肾气下陷。肾主骨骼和人体的精气，也掌管前后二阴（指肛门、尿道和生殖道）。当人受到突然而剧烈的恐惧情绪刺激时，可能导致二便失禁。长期处于恐惧情绪刺激下，肾中的精气可能会随着下陷的肾气流失，导致遗精、滑精甚至骨骼中的精髓不足而引发痿厥。

惊则气乱，即气机紊乱。由于心脏是神明之主，当人遭受过度惊吓后，往往会导致心气动乱、心神不宁，出现心悸、心慌、惊恐不安等症状。

总的来说，七情的刺激若相对急剧，往往会导致气机失调。若情绪刺激程度相对较轻且持续时间较长，除了气机失调外，还会对精血造成损伤。

二、饮食失宜

饮食是人体化生气血津液最主要的来源，因此饮食中的水谷精微对于人体而言是不可或缺的物质，不恰当的饮食是某些疾病的重要内伤病因。饮食失宜主要包括饮食不节、饮食不洁及饮食偏嗜。

1. 饮食不节

饮食不节主要包括长期过饥和过饱两个方面。在现代社会，物质条件相对充裕，人们常出于保健、减肥等目的控制饮食摄入，这是可以理解的。然而，当摄入量过少时，会导致气血生成不足，正气不足，免疫力下降。对于婴幼儿或青少年来说，饮食摄入不足会影响正常的生长发育。对于女性来说，如果减肥的意愿过于强烈，甚至几乎不摄入食物，常会引发月经问题，如月经不规律甚至闭经等。

饮食需要脾胃进行消化和吸收，并将营养运输到全身各处。因此，长期过饱、脾胃负担过重会损害脾胃功能，在肠道中引发积食。表现为腹部胀满不适，甚至出现疼痛感，以及呕吐、腹泻、恶心、反酸等症状。此外，过饱还会导致肥胖、口渴（类似于糖尿病）等问题。过多的积食还会引发湿热症状，甚至引发痈疽、溃疡等疾病，这种情况与糖尿病足的症状非常相似，是由于过量食用肥甘厚腻的食物所致。

2. 饮食不洁

饮食不洁是指摄入未得到有效清洁或有毒的食物，这在生活中十分常见，在进食这些食物后一般会出现腹痛、腹泻、呕吐等症状，这是人体为了排出不洁之物所表现出来的正常的自我保护机制。

3. 饮食偏嗜

中医学认为天地间的万物都具有偏性，因此自然界中的大部分物质都可以被用作药物。中医运用各种药物的偏性来纠正人体的偏态，使其恢复到正常状态，这是中医治疗疾病的原理。对于食物也是如此，比如羊肉性质温热，鸭肉性质偏凉，因此当我们偏食某一类食物时，就会导致人体的阴阳失去平衡。可以看出，在以主食为基础的饮食上，越丰富多样对健康越有益。

饮食偏嗜主要包括寒热偏嗜、五味偏嗜和食物类别偏嗜。对于寒热偏嗜，很容易理解。食用过多寒凉的食物会耗损阳气，因为摄入寒凉食物时，身体需要动用自身的阳气来加热。长期如此对养生来说不利，这在经常饮用冰水等冷饮的欧美国家更加明显，其国民的衰老速度往往更快。如果一次性摄入过多寒凉食物，脾胃的阳气不足以对抗，则会导致寒气滞留于肠胃中，引发腹痛等症状。过多摄入辛燥温热的食物，容易导致肠胃积热，引发便秘、痔疮、口干口渴等症状。

五味指的是酸、苦、甘、辛、咸，它们分别归属肝、心、脾、肺、肾。因此，偏嗜某种五味会导致五脏之间的气盛衰失调，扰乱了五脏相互制衡的平稳状态。比如偏嗜咸味，会导致血液凝滞、面色无光泽。这是因为过量摄入咸味会导致肾气过盛，肾属水，心属火，水能克火，而心主血脉，因此会影响面色。

食物类别偏嗜，比如偏好肉类而不吃主食，或者只吃素食而不吃肉类，也属于食物类别偏嗜的范畴。长期如此也容易引发一些特殊疾病，如夜盲症、甲状腺肿大等。《素问·脏气法时论》中提到"五谷为养，五果为助，五畜为益，五菜为充"，这提示我们应该形成以主食为主，同时摄入各类蔬菜、肉类和水果的饮食结构。然而，如今一些人更倾向于以主食为辅，极力避免摄入碳水化合物，实际上长期如此对健康不利。

三、劳逸失度

劳累过度或过于安逸都会对身体产生不利影响。过度劳累会消耗我们的脏腑之气，导致疲劳和虚弱等症状，对身体也会造成损伤，如关节炎和腰肌劳损等。《素问·宣明五气》中描述了长时间站立损伤骨骼，长时间行走损伤筋脉的情况。此外，中医学称肾脏为"作强之官"，过度劳累也会对肾脏造成伤害。劳神过度即过度思虑和忧虑会伤害心脾功能，在前文已经提到过了，这里不再赘述；房劳过度即性生活过度，会导致肾精损耗，可能引发腰膝酸软、精神不振、耳鸣，甚至阳痿早泄和月经不调等问题。

长期不参加劳动或锻炼，过于安逸的生活，会导致气血不畅通，特别是影响脾胃功能的正常运转，导致气血生成不足或无法将食物精微物质运化出去，出现食欲减退、四肢乏力、容易气喘汗出、虚胖或肿胀、体内湿气过重等表现。

第三节　病理产物病因

此种病因，是继发于其他病理过程而产生的，比如因气血流通失常而产生的痰饮、瘀血等，因此具有病理产物和致病因素的双重特点，称为病理产物病因。这些病理产物形成后，又能进一步作用于人体，成为一种新的致病因素，影响五脏六腑乃至人体的各种功能，或可加重原有疾病，甚至引起新的疾病。

一、痰饮

1. 痰饮的定义

痰饮是水液代谢障碍的结果，与我们通常从呼吸道咳出的痰不完全相同。痰饮可以分为有形和无形两种。有形的痰指可以看到、摸到或听到的痰，如常见的咳嗽咳痰和一些老年人由于肺部问题而出现的痰鸣音等。无形的痰超出了我们一般的认知范畴，指的是虽然有痰饮的各种表现，如头晕目眩、恶心，甚至因痰火攻心而出现神志狂乱（多见舌苔发腻），但却看不到排出的痰。比如梅核气，患此病的人会感到有东西卡在喉咙，但却无法咳出或咽下去，这是一种由无形之痰引起的疾病，在治疗时常采用化痰下气的方法，通常可获得较好的疗效。

2. 痰饮的形成

外感病因和内伤病因都可能导致水液代谢障碍，进而形成痰饮。根据中医学理论，肺、脾、肾和三焦对痰饮的形成有着重要影响。肾主水，对于水液代谢具有根本作用，因此称为"肾为生痰之根"。脾主运化，能够推动水液在各脏腑中的吸收和利用，一旦脾功能失调，水液就无法得到及时运化，从而形成痰饮，因此称为"脾为生痰之源"。肺主通调水道，通过其宣发肃降的功能将水液送至体表和膀胱，当肺气失调时，水液就会在肺部积聚，因此称为"肺为储痰之器"。此外，如果三焦出现水道不畅的情况，也可以导致痰饮的产生。

3. 痰饮的致病特点

痰饮会阻碍气血的正常运行。如果痰饮积聚在经络中，会导致肢体麻木甚至半身不遂；如果积聚在体表局部，可能引发瘰疬等慢性淋巴结感染等疾病。

痰饮是一种稠浊物质，而心神是清净的，所以如果痰饮侵犯心神，容易导致精神不振、思维异常等症状。如果痰与火相遇，可能出现神昏谵语，甚至引发癫痫、精神病等疾病。

痰饮的致病范围非常广泛，几乎可以影响人体的各个部位，包括头部、下肢、胸腔、肌表等。此外，很多怪病也与痰饮有关，因此有"怪病多因痰作祟"之说。

二、瘀血

1. 瘀血的定义

瘀血是指由于血液运行受阻或停滞而形成的病理产物，中医学也称为"恶血""蓄血""败血""污血"等。瘀血包括停滞在经脉或脏腑中的血液，停积的离经之血，即脉外的血液，通常是由于外伤引起。

2. 瘀血的形成

简单来说，瘀血的形成是由于血液运行异常引起的，主要与心脏、肝脏、脾脏、肺脏及血管通畅程度、是否受到外伤等因素有关。

出血导致瘀血。从脏腑角度来看，脾脏能调节血液运行于血管之中，肝脏能储存血液（肝脏称为"血海"），因此，这两个器官出现问题是导致出血最常见的原因。从外伤角度看，最常见的是由机械暴力引起的出血，可见到淤青、肿块，需要一段时间才能消散。

血循环不畅导致瘀血。如果心脏和肺脏的气血不足，就会导致血液循环不畅，从而引发瘀血，这是因为气能推动血液循环。

3. 瘀血的致病特点

瘀血形成后，停滞不散，不仅失去了滋养作用，还可能导致新的病变产生。瘀血的致病特点主要表现在以下 4 个方面。

（1）易于阻滞气机：血液是气的载体，一旦血液运行受阻，就会影响气的流通。因此，瘀血部位经常出现肿胀和疼痛，这是因为气不通畅，符合"不通则痛"的理论。

（2）影响血液循环：瘀血本身是血液运行失常的结果，一旦形成，不论停留在哪个部位，都会进一步影响血液的正常运行，导致恶性循环。

（3）影响新血生成：《血证论》指出"瘀血不行，则新血断无生理"，揭示了瘀血阻滞与新血生成之间的密切关系。由于瘀血是病理性产物，已经不再是正常的血液，无法滋养脏腑组织。因此，若长期存在不散的瘀血，就会影响造血组织生成新的血液，这也是治疗血瘀证时采用放血疗法的原因之一。

（4）病位固定，病证繁多：由于瘀血停滞于特定的部位，病变的位置相对固定，但不同部位的瘀血引发的症状却各异。如瘀阻于心脏会导致胸口疼痛，瘀阻于脑部（中风）可引起突然昏倒、意识丧失等症状。

三、结石

1. 结石的定义

结石是指在人体内某些部位形成并停滞为病的砂石样病理产物。常见的结石有泥砂样结石、圆形或不规则形状的结石，大小各异。结石形成后可成为病因导致新的病证，如石淋（指尿中排出砂石，伴有涩痛的疾病）、黄疸等。

2. 结石的形成

结石的形成原因相当复杂，通常是多种因素共同作用导致的。常见的因素之一是饮食不当，如偏好肥腻食物会导致湿热内生，久而久之可形成胆结石；长期不吃早餐也可能增加患胆结石的风险。此外，环境和个人体质也与结石有关。如果当地水质硬度较高，且家族中存在相关遗传体质，那么患上肾结石或膀胱结石的风险就会显著增加。另外，某些药物的使用（如磺胺类药物、钙、镁、铋类药物等）及本身存在的某些疾病（如胆囊息肉）也与结石的形成有关。

3. 结石的致病特点

结石所引发的疾病症状与其形成部位密切相关，不同部位的结石症状差异很大。如胆结石可能导致黄疸，肾结石则会引起尿中出血和剧烈的绞痛等。结石的停聚显然会影响脏腑的气血运行，并导致疼痛和出血等症状。

第四节　其他病因

除了六淫（风、寒、暑、湿、燥、火）、疠气、七情内伤、饮食失宜、劳逸失度及病理产物外，还有一些其他的致病因素，被统称为其他病因，主要包括外伤、寄生虫、药物不良反应、先天因素等。也许在大家的认知中，治疗外伤并不是中医的专长，但实际上中医也有很多简便而有效的治疗方法，如对于跌打损伤、冻疮等疾病，中医有很好的疗效，然而非常遗憾的是，许多疗效优良的配方由于后继无人或经济效益差而失传了。

一、外伤

外伤主要指因外力造成的身体损伤，包括机械暴力引起的外伤、烧烫伤、冻伤及雷击、火器伤等。

二、寄生虫

寄生虫是指寄生于动物体内的一类寄生生物。人体常见的寄生虫有蛔虫、疥螨、蛲虫、钩虫、血吸虫等。这些寄生虫寄居于人体内，不仅消耗人体的营养物质，还会造成各种损害，导致疾病的发生。不同的寄生虫具有不同的致病特点。常见的寄生虫有蛔虫、血吸虫、绦虫等。其中，蛔虫可导致脐周疼痛、吐出蛔虫、夜间磨牙等症状。血吸虫古称为"蛊"或"水蛊"，会导致人体出现腹水等症状。绦虫致病多见腹部隐痛、腹胀或腹泻、食欲亢进，有时在大便中可见白色带状成虫节片。

三、药邪

药邪指的是由于药物加工或使用不当而引起疾病的一类致病因素。药物本身是用于治疗疾病的，但如果药物的加工处理不当，或医生对药物的性味、用量、配伍禁忌不熟悉而使用不当，或患者不按医生指导乱服某些药物等，都可能导致疾病的发生。

（一）药邪的形成

药邪的形成与过量用药有关。不正确的药物加工也可能导致药邪的产生。如一些有毒的药物（如生乌头、马钱子、细辛等）通常需要适当的炮制处理才能使用，以降低其毒性。如果没有经过适当的炮制处理，毒性就会保留下来对人体造成危害。医生在使用中药时，如果配制不当、用法不正确，也会导致药邪的产生。中药理论中的"十八反"规定了一般情况下不可以同时使用的药物，如黎芦与人参，如果一起使用就会增加毒性。此外，还有一些禁忌用药，如孕妇一般禁止使用活血化瘀、理气、祛风除湿类药物及一些剧毒药物（如大戟、乌头、斑蝥等）。

（二）药邪的致病特点

1. 中毒

误服或过量服用有害药物容易导致中毒，中毒症状与药物成分和用量有关。轻度中毒常表现为头晕心悸、恶心呕吐、腹痛腹泻、舌部麻木等；重度中毒可能出现全身肌肉震颤、烦躁、黄疸、紫绀、出血、昏迷甚至死亡。

2. 加重病情，引起病情变化

药物如果使用不当，有可能助长邪气或损害正气，一方面可能使原有病情加重，另一方面可能引发新的病变。如妇女在妊娠期间如果用药不当，可能导致流产、胎儿畸形等情况。

四、先天因素

先天因素是指在人出生前就存在的可以导致疾病的因素。它包括源于父母的遗传性病因及在胎儿孕育期和分娩时形成的病因。先天因素一般可以分为胎弱和胎毒两个方面。

1. 胎弱

胎弱指的是先天性的缺陷或不足。如有些胎儿在出生时就带有明显的畸形，或者即使没有明显的畸形，也会表现出发育迟缓的现象，如囟门闭合缓慢、说话晚、行走不稳、颈部无力等。这些情况可能是由于遗传性疾病或父母在备孕期间身体虚弱所导致的。

2. 胎毒

古人有一句话"儿科疾病外不过六淫，内不过饮食胎毒"。胎毒的概念最早可以追溯到《素问》中提出的"胎病"。狭义上的胎毒，如梅毒，这种疾病可以通过父母传给胎儿，现代的艾滋病也可以通过母婴传播。而广义上的胎毒是指母亲在怀孕早期接触了某些邪气，或者误用药物、摄入对胎儿不利的物质等。如果孕妇在怀孕期间偏食冰冷的食物，就会导致寒气侵入胎儿的肠胃，导致胎儿出生后出现消化不良、经常腹泻等症状。另外，婴儿出生后容易患痘疹，与胎儿期受到火毒疾病传染有关。

第五节　发病

中医学称疾病的发生为发病，即疾病在人体内产生了相应的症状。当人体感受到病因时，并不一定都会发病，发病是正气和邪气相争的结果。

正气是指人体正常的功能活动，包括各种维护健康的能力，如自我调节能力、环境适应能力、抗邪防病能力和康复自愈能力等。正气可以保持人体的健康状态。与此相对的，各种致病因素如六淫、情志、饮食内伤、外伤、疠气等被统称为邪气或邪。这些邪气可以侵袭人体，干扰正常的生理功能，导致疾病的发生。

一、正邪力量对比是发病的关键

病因对人体产生作用，导致疾病发生。中医学认为，疾病产生的原因在于邪气与人体正气之间的力量对比被破坏，邪气力量强大，战胜了人体正气，从而引发疾病。正气的概念源于《内经》，其中《素问·离合真邪论》提到："释邪攻正，绝人长命。"意味着助长邪气、伤害正气会导致严重的疾病甚至死亡。

日常生活中，一些体质较弱的人由于正气不足，容易生病。这表明正气是指人体抵抗外邪侵袭的能力。正气的强弱是决定人体在感受邪气后是否发病的关键。这也解释了为什么在大风中，有些人会出现头痛发热等症状，而另一些人却丝毫不受影响，保持活力和健康。

正气充盛时，能够将邪气拒之于体外，即使感受到邪气也不一定会生病。而正气不足时，无法抵御邪气侵袭，导致人体发生疾病。正如《素问·刺法论》所言："正气存内，邪不可干。"正气的抗邪能力和康复能力包括人体精气血津液等物质充盛及脏腑功能协调等方面。也就是说，只有人体各种功能正常时，正气才能充盛，发挥抗邪和恢复健康的作用。

当然，若邪气过于强大，如传染病流行时，疫毒威胁严重，面对强敌入侵，即使正气强盛之人也可能暂时难以抵挡而生病。但正气强盛之人即使生病，病情一般较轻，只要得到适当的治疗，其治疗过程和预后通常比正气不足之人更快、更好。

因此，保持正气的充盛和人体正常功能活动，对于维持健康和疾病后的康复具有重要作用。

除了正气和邪气的相互作用，许多其他因素，如环境、体质、情绪和社会等，也会对疾病的发生产生影响，这符合中医学理论中的整体观念。中医学的整体观念强调人体自身的整体性，并与外部环境相互关联。因此，当人与外部环境的关系发生变化时，疾病的发展也可能会有所不同。

无论是由于旅行、升学等引起的跨地域迁移，还是日常生活中的风雨天气，甚至是工作环境的变化或居室朝向的选择，都可以通过不同的方式影响人体的健康。如在工作或学习环境中长期接触尘土、噪音、废气等，可能导致肺部疾病或情绪干扰，对内脏器官产生进一步的伤害。同时，人体本身也会对不断变化的外界条件做出反应。不同类型的个体在长期生活中形成的形质、功能和心理特征对相同的条件会有不同的反应特点，即不同的体质对于疾病的发生与表现形式等具有重要影响。

如阳气虚弱的人常年手脚冰凉，喝冰水后会出现腹痛和腹泻等症状。当他们用冷水洗手或从南方迁移到北方生活时，更容易出现冻疮、皮肤干裂等现象，并且原有的症状也会明显加重。

二、发病的类型

人体感受邪气后，疾病的发作时间和方式各不相同，常见的类型有以下 5 种。

（1）感邪即发：指机体在接触病邪后立即发病。正邪之间的斗争破坏了阴阳平衡，出现了症状。如外伤摔倒后立即感到疼痛和皮肤受损；脾胃本就虚弱的人饮用冰冷的饮料后出现上腹疼痛；突然发怒等情绪剧变后出现头痛、目眩和面颊发红等症状。

（2）徐发：指疾病以徐缓的方式发生。徐发型疾病通常与体质、生活环境和作息习惯等因素有关。如长期高强度劳动导致肌肉酸痛和腰部不适；平时偏好食用辛辣食物，又长时间久坐不动，导致湿热在下焦积聚而出现痔疮。

（3）伏而后发：指感受邪气后，邪气潜伏在体内，过一段时间才发作。中医学将这种病邪称为"伏邪"。如《素问·生气通天论》中提到冬天受寒，春天就会出现温病。这意味着冬天如果不注意保暖，身体感受了寒气，并不会立即出现感冒等疾病，而要等到春天才会发作为温病。

（4）继发：指在原发疾病未治愈的基础上，出现了新的疾病。这种疾病通常与原发疾病有关。如情绪抑郁可以导致轻微的胸闷和食欲不振，严重时可能出现胁下积聚硬块和夜间睡眠不安等症状。因此，在疾病初期就应及时就医，以防病情恶化或加重。

（5）复发：指疾病已经痊愈，但在各种因素的作用下再次发作。复发通常是由于病邪的势力已经减弱，但仍有残留的邪气在体内，正气尚未完全恢复时引起的症状。如幼儿反复出现咳嗽或复发的过敏性鼻炎等情况。

第九章　中医如何认识疾病的发展变化 ☯

　　疾病的发生是因为外界异常天气变化、剧烈情绪波动及不良饮食习惯等对人体的影响所致。当正气无法抵御邪气时，疾病就会发生。在疾病发生时，人体的阴阳、气血津液、脏腑经络等会出现相应的变化，中医学将这种变化称为"病机"。常见的病机类型包括邪正盛衰、阴阳失调、精气血津液失常及内生五邪等。

　　中医学对于病机的命名和辨别，采用了"取类比象"和"天人合一"的系统思维。在深入观察事物和现象的基础上，通过具体的形象和比喻修辞手法来描述病机，将概念隐喻为"人是自然化的（人）"和"自然是拟人化的（自然）"，以便后人更好地理解和学习。这种方法使病机的命名和辨别更加具体形象，有助于深入理解疾病的本质和治疗方法。

第一节　疾病的基本病机

一、邪正盛衰

　　邪正盛衰是中医学用来描述疾病发展的隐喻。由于历史上的战争等经验，人们无意识地使用战争相关的比喻来阐述疾病的发生和发展。如外邪侵犯人体，导致阴阳偏向"盛"或"衰"，从而引起疾病的发生和发展。最终，疾病向好转的方向发展称为"邪退"，而疾病恶化则称为"病进"。这种比喻手法不仅体现了中医学将人体视为一个小世界的系统整体思想，也是中华文化的一种缩影。

　　在疾病的发展过程中，邪气被比喻为敌人，正气则是战士，邪气和正气之间的斗争是主要的矛盾。邪气与正气之间的斗争必然存在高低、进退的情况。因此，在整个疾病过程中，病机会出现虚实的变化。如果正气不衰退，只有邪气过盛，则表现为病证的实证；如果邪气不明显，以正气不足、虚损为主要矛盾，就表现为病证的虚证。实证常表现为高热、狂躁、呼吸粗重、二便不通、剧烈疼痛等症状；虚证常表现为低热、气短懒言、精神疲乏、隐隐疼痛等症状。

邪气强盛时，常表现为实证；而正气虚弱时，则常表现为虚证。因此，体质强壮的人更容易出现实证，如体格健壮的人在遇到咽痛时症状往往更剧烈；而体质虚弱的人即使受到轻微风寒，也不容易发高热，反而更常见低热，病程更长。

在实际情况中，虚证和实证往往不会单独出现，常同时存在，称为虚中夹实或实中夹虚。虚中夹实指的是正气虚损并夹杂有实邪，但以虚为主。如脾气虚弱的人虽然主要表现为正气虚损，但由于脾气不足，消化能力下降，可能会出现腹胀、大便不畅等实证症状。实中夹虚则以邪气过盛为主，同时伴随正气不足的病理变化。如患有高热肺炎的患者虽然主要表现为邪热盛，但高热耗损了人体的正气，尤其是阴液，可能会出现口渴、乏力等气阴不足的虚证症状。

需要注意的是，虚证和实证的表现常是动态变化的，疾病的发展过程中可能会出现虚实并存的情况。因此，中医学对于疾病的诊断和治疗，会根据病情的变化调整相应的治疗方法，以恢复正气、平衡阴阳、调和气血为目标，以促进身体的康复。

二、阴阳失调

阴阳失调是指阴阳失去平衡协调的各种病理变化的总称。一般来说，阴阳失调是寒热病证的病机，主要包括阴阳偏盛、偏衰、互损、格拒、亡失等类型。

阴阳偏盛可以理解为阴阳双方失去正常的平衡与相互制约的功能活动，其中一方尚未虚弱，而另一方过于亢盛，导致以邪气盛为主的病机变化。如果一方的亢盛得不到制约，将进一步损伤另一方，如《素问·阴阳应象大论》言："阴胜则阳病，阳胜则阴病。"阴气过盛将伤害阳气，表现为手脚冰凉、畏寒自汗等阳虚症状；阳气过盛将伤害阴气，表现为口渴、颧红盗汗等阴虚症状。

阴阳有盛必有衰，阴阳偏衰是指机体各种阴阳之气虚弱的病理变化的总称。与阴阳偏盛不同，阴阳偏衰是指一方虚弱，导致另一方相对亢盛。如阴虚的人因为阴气不足，会出现"阴虚则热"，而阳气相对阴气略为亢盛，就会出现口干、两颧发红、舌红等阴液不足、内生火热的临床表现。在治疗上，可以使用滋阴生津的药物来补充人体阴液，一旦阴液充足，阴阳达到平衡状态，相对亢盛的阳热就会自然消除，这也是为什么有些人常说自己上火，但喝了凉茶等降火的饮料后反而感到不舒服的原因。在这方面，人们有丰富的经验，比如在秋季干燥的气候中，肺部津液不足，会出现干咳无痰的症状，民间会吃雪梨或秋梨膏来滋润肺部，而不是服用泻火的药物。

阴阳失调中还存在一种特殊情况，称为"阴阳格拒"。阴阳格拒是指在阴阳偏盛的基础上，阴阳双方相互排斥，出现寒热真假的病机变化，包括阴盛格阳和阳盛格阴。阴阳格拒是阴阳失调进展至严重阶段之前的一种状态，若不能及时治疗，将转变为急危重症。

阴盛格阳指阳气极度虚弱，导致阴寒之气偏盛，在体内阻塞，迫使阳气外浮，出现真寒假热的病机变化。真寒在内，假热在外，患者同时出现手脚冰凉、畏寒，但体表出现热感和烦躁等症状。寒气停留在体内，原本应该在面色上呈现寒冷特征，如面色苍白无血色，但反而出现面色红赤，则称为"戴阳"。

阳盛格阴指阳气偏盛，内部阻塞，排斥阴气，导致真热假寒的病机变化。真热在内，假寒在外，患者出现高热、烦躁等热象，但四肢反而感觉寒冷，出现寒象。

❀ 趣味故事　李中梓治伤寒

古代有一位患者患了伤寒，表现为烦躁，面色红赤，神志不清，时不时要求喝冷水，但又无法喝下去。他的弟弟请李中梓来治疗。当李中梓来到床边时，患者正在发狂，挥手踹脚，需要五六个人才能控制住，以便医生诊治。李中梓脉诊时发现患者的脉搏很弱，轻轻按压时非常洪大，但稍微用力按下去却像丝线一样虚弱。他判断患者是阴证，只是表现得像阳证。因此，他认为应该给予患者附子理中汤这种温阳的药物，才有望挽回其生命。患者的弟弟非常震惊，他说之前来了十几位医生，即使不用柴胡、承气汤等解热化痰的方法，也会用竹叶、石膏来清热。现在却要用完全相反的方药来治疗，这样做行吗？李中梓非常自信地回答说：只有用温阳的药物，你哥哥才有可能活下来，使用清凉的处方就危险了。患者的弟弟选择相信李中梓，给患者使用了理中汤，并加入了补气的人参和燥热的附子。煎煮好的药物放在碗里，然后放在冷水中降温后服用。患者喝完药后不久，狂躁的症状就消失了，再喝下一次药后，他的神志也变得清醒。患者的家人非常感激李中梓拯救了他的生命。这个例子就是说明了阴盛格阳的情况，患者虽然表现出热证狂躁的特点，但无法喝下冷水，并且脉象也显示出重按如丝的虚弱状态，这正是阴证和虚证的表现。

三、精、气、血、津液失调

人体的正气充盛与机体的精、气、血、津液运行，以及脏腑的正常功能密切相关。因此，影响疾病发生和发展的病机可以细分为精、气、血、津液等具体类别。当描述一个人非常有活力和健康时，我们常会说他有很好的"精气神"；人们也经常说"人活一口气"来激励自己过上充实的生活。如果精和气出了问题，疾病也会随之而来。

中医学认为，人体内有主管生殖繁衍的"先天之精"，也有来源于饮食和空气的"后天之精"。如果由于房事不节、饮食不当等原因，"精"存在"精虚"和"排泄失常"的问题，最初表现为腰痛、耳鸣、健忘，女性可能会出现不孕症，男性可能会出现不育症，如果病情持续不愈，可能会进一步发展为排尿困难、耳聋、痴呆等疾病。清代唐容川的《血证论》中说，气能够主宰血的生成和运行，血随气在身体中流动，同时也保护气的流通，使其保持稳定。这说明了人体的气和血之间关系密切，气和血相互依存、相互促进，其中一方出现问题很容易影响到另一方。

单独来看，气的异常主要集中在气的生成和运动方面。气是无形的，但我们身体中处处都能感受到气的运动，其中最普遍也最重要的就是我们每时每刻进行的呼吸运动。当人们暴怒时，会感到一股气冲上脑袋，遇到烦恼的事情，总觉得胸闷不舒服，长舒一口气可以稍微缓解一下。

气的异常表现主要包括气虚、气滞、气逆、气陷、气闭、气脱等情况。当一个人没有明显诱因就感到疲乏、无精打采、说话无力，容易感冒咳嗽，但没有明显的实质性病变时，很可能是气虚的问题，即身体的气不足，导致功能减退的病理变化。气滞指的是气的运行不畅，阻塞不通的病理变化，可以引发多种疾病，如痰湿、瘀血阻滞气机导致的痛经，情绪低落引起的肝气不舒而腹部两侧疼痛等。气陷指的是气的上升不足或下降过度，以气虚无力上升而下陷为特征的病理变化，最常见的是胃下垂、子宫下垂、脱肛等疾病，其中子宫的下垂严重影响患者的生活质量，随着气陷程度的加深，子宫可从宫颈脱出至阴道口。气闭指突然发生昏厥的疾病，可能由情绪刺激、剧痛等引起。气脱则属于急危重症的病理变化，表现为面色苍白、大量出汗、二便失禁等症状。

血的异常通常是由于血液生成不足或过度消耗，导致血液滋养功能减弱而引起血虚，或血液运行异常而产生的病理变化。血虚初期在患者身上表现为唇色苍白、眼睛干涩、头晕目眩等症状，若进一步发展，可能出现心悸、头晕如坐舟车、长时间眼前发黑等症状，女性可能出现月经量减少或经期缩短的情况。

精、气、血常同时受到影响，在疾病过程中可能先后出现。气虚长期存在可导致血液运行无力而出现血液瘀滞的病理变化，如果先有血液停滞，也可能导致气运不畅，使病理产物堆积而引发疾病。就像水需要流动才能避免淤泥结块堵塞河道一样，人体的精、气、血也需要正常运行，相互协调，以维持身体的健康状态。

四、内生五邪

中医学的天人相应观，将自然界视为大世界，而人体则是一个小世界，大世界包含了小世界，小世界依赖大世界的存在，它们之间处处都存在着相互关联。像自然界中存在风、寒、湿、燥、火等元素一样，中医学认为当人体发生疾病时，也会出现类似于外界风、寒、湿、燥、火的变化，中医学将其称为"内生五邪"。以内生五邪中的风气内动为例，风气内动又称为"内风"，指的是由于脏腑功能失调而引起具有动摇、震颤特点的各种症状的病理变化，通常与肝脏密切相关。之所以认为当人体出现动摇、震颤症状时，与风气内动有关，是因为在自然界中，风的表现往往是树木摇动、枝叶簌簌作响的样子。将其对应到人体上，就表现为肢体的颤动和震颤。同时，由于这种风并非来自外界，而是人体内部产生的，所以称为"内风"。

第二节　疾病的传变与预后

一、疾病的转归预后

总的来说，疾病的发展是由邪气和正气的斗争推动的，在斗争的过程中，胜负的结果将决定疾病的发展方向。作为斗争的双方，可以归纳出五种不同的结果，即正气胜过邪气，邪气退去；邪气离开，正气虚弱；邪气胜过正气，正气衰弱；邪气与正气相持不下；正气虚弱，邪气依然存在。

正气胜，邪气退去是大多数疾病的常见转归，也是斗争的完全胜利。患者的正气本来就很充盛，或者通过适当及时的治疗，正气逐渐恢复，抵抗邪气并使机体最终康复。邪气离开，正气虚弱是疾病斗争的部分胜利，虽然邪气已经退去，但是正气也受到了损伤。这时应注重调养，确保身体完全康复，防止邪气找到复发的机会。

邪气胜过正气，正气衰弱意味着机体在抗击邪气的斗争中失败，正气不敌邪气，逐渐衰弱，表现为疾病恶化并危及生命。邪气与正气相持表示斗争双方力量相当，正气无法将邪气排出体外，同时邪气也无法深入损伤正气，疾病处于持续的状态，常见于一些慢性病和虚弱症状。

正气虚弱，邪气依然存在多见于疾病后期，机体经历了多种治疗，虽然邪气已经大部分被清除，但仍有部分残留在体内顽抗，而与邪气斗争的正气也因此受损，无法在短时间内恢复并完全消除邪气。

这五种疾病预后的转归概括了疾病整个发展过程的大方向。疾病的传变主要涉及疾病部位的转移和疾病性质的变化，常见的传变有表里传变和脏腑间的传变。

二、疾病的传变

1. 表里传变

表里传变是指疾病变化的一种趋势，包括表征病变部位的深浅和病势的轻重等方面。表和里是相对的概念，表的病变发生在皮肤、肌肉、经络等表层部位，而里的病变则指脏腑、精血津液等内部有形物质。

表病入里是指外邪首先侵袭机体的皮肤等表层部位，然后进一步传播到内部的脏腑器官的病理变化过程。我们经常提到的流感、外伤等疾病，在初期通常病变部位在表层。如果处理不当或治疗错误，疾病可能会向内传变。如普通感冒如果长期不愈，表层的发热恶寒等症状可能消失，只剩下咳嗽缠绵不愈，这是病邪入侵内部伤害肺部的征兆。摔倒后皮肤破裂，如果不及时消毒，细菌可能从伤口进入体内，引发急性炎症反应，后果会很严重。

里病出表则是指病变最初发生在内部的脏腑等部位，随后由于正气的抵抗而使病变从内部渗透到外部的病理变化过程。里病能否表现在外部，主要取决于病变的严重程度和机体正气的充盛程度，根据双方斗争的结果来判断。如果正气能够战胜邪气，那么里病就可以显现在外部，否则邪气将继续向内侵袭，疾病会加重。因此，里病出表的证候通常表示病情好转。

2. 脏腑传变

脏腑传变主要包括脏腑之间的传变和脏腑与经络之间的传变。脏腑之间的传变往往符合五行生克制化的规律。《金匮要略》提到"治未病者，见肝之病，知肝传脾，当先实脾"。根据五行生克制化的理论，木克土，肝属木，脾属土，因此肝木可以克制脾土。简单来说，木的作用可以抑制土的作用。从肝与脾的关系来看，当肝出现病变时，如果没有出现脾的相关症状，就应该注意保护脾，以防止疾病从肝传到脾，避免疾病的进一步发展。

在日常生活中，如果一个人长期处于郁郁寡欢或烦躁易怒的状态中，通常会影响食欲，可能会只吃清淡或辛辣重口味的食物，而长期偏食也会对脾胃产生不良影响。经验丰富的医生能够根据规律察微知著，预测疾病的发展趋势，起到预防的作用。

脏与腑之间的传变通常遵循表里相合的规律。如肾与膀胱相关联，当出现小便黄、排尿不畅的情况时，不仅需要考虑膀胱湿热的问题，还应该关注肾脏的精气是否充足和正常，以找出潜在的病因，预防疾病的发生。腑与腑之间的传变主要表现在消化和饮食方面。如食欲不佳、长期不规律的饮食习惯会影响肠道运动，导致便秘、痔疮等症状。形脏内外传变是指病邪通过形体的器官和孔窍进入相应的脏腑，或者脏腑病变影响到相应的形体器官和孔窍，这些变化可以提供许多隐藏在内部的病理线索。如面色发黄可能是脾气虚弱、气血不足的表现，口腔内不同位置的溃疡可能是心火或胃火上炎的迹象，双眼发红并出现血丝可能是肝脏受损的表现。

除了病位的变化，疾病证候的性质转化也非常重要，主要包括寒热转化和虚实转化。病性和病位的变化并不是完全独立的，而是需要同时考虑的。如受凉后刚开始出现怕冷的表寒性证候，随着疾病的发展，病邪进入肺脏内部，可能会转变为咳嗽伴黄痰的里热性证候。

当然，疾病的发生和发展不仅取决于外在病邪的侵袭和医生的诊断治疗，患者自身的认知程度也非常重要。在治疗期间，患者应该保持规律的作息和良好的饮食习惯，不随意妄为，遵循医生的建议，这样才能促进疾病向愈。仅依靠药物治疗可能无法达到最佳效果，保持健康需要持续的努力。

第三篇

中医药的活态实践

第一章　望闻问切，四诊合参

——中医诊病的主要方法

中医的诊法是用于观察和收集疾病信息的基本方法。中医在临床实践中应用各种诊法，通过观察外在表象来推测内部脏腑经络的变化，从而认识人体疾病的本质，解释外在的症状。

中医的诊法主要包括望诊、闻诊、问诊和切诊。中医认为，在临床过程中应该综合运用这四种诊法，将所收集到的资料进行全面综合分析，以发现和认识各种症状和体征，为疾病的诊断和证候的辨别提供准确的依据。

第一节　望诊

望诊，是指医生通过对人全身、局部、排泄物等方面进行有目的地观察，以了解健康状态、诊察病情的方法。因为视觉在认识客观事物的过程中具有重要的作用，故被列为四诊之首，并有"望而知之谓之神"之说。通过观察人全身、局部等方面的变化，不仅可以了解身体的健康情况，还可以用来推测气血阴阳、脏腑经络等的病理变化。

下面重点讲解一下整体望诊的望神（神气）、望色（色泽）和局部望诊的舌诊。

一、望神

望神是通过观察人体生命活动的整体表现来判断健康状态和了解病情的方法。它包括对脏腑功能表现的观察，也包括对意识、思维和情志活动状态的审察，是对人体神气和神志的综合观察。主要包括以下四个方面。

1. 两目

眼睛是五脏六腑精气聚集的地方，容易反映神气状态。因此，观察双眼在望神中非常重要。如果眼神明亮、有神采，眼球活动灵活，表示脏腑精气充足；如果眼神无光彩、暗淡，眼球活动呆滞，表示脏腑精气虚弱。

2. 面色

心藏神，其华在面，面部皮肤的颜色和光泽能准确反映心神的旺盛程度。如果皮肤光泽鲜艳、面色红润，说明神气充盛；如果皮肤干燥、面色暗淡，说明神气衰败。

3. 神情

神情是精神意识和面部表情的综合体现，是心神和脏腑精气盛衰的外在表现。如果神志清晰，表情自如表示心神健旺；如果神志不清，表情淡漠，表示心神已衰。

4. 体态

人体的形体动态也能反映神气的盛衰。形体的强弱胖瘦和动态的灵活与否都与脏腑精气的盛衰有关。如果形体丰满，动作灵活自如多为精气充盛；如果消瘦干瘪，动作迟缓困难，多为精气衰败。

二、望色

望色，也称为色诊，是指通过观察人体皮肤色泽的变化来诊察疾病的方法。色指的是颜色，即色调的变化；泽指的是光泽，即明亮度。除了观察皮肤的色泽外，望色还包括对体表黏膜、排泄物等颜色的观察，但面部皮肤的色泽仍然是观察的重点。

其中，皮肤的颜色可以分为青、赤、黄、白、黑五种色调。颜色可以反映气血的盛衰和运行情况，同时也能反映疾病的不同性质及不同脏腑的病证。而皮肤的光泽则是脏腑精气盛衰的表现，皮肤的光泽和滋润程度可以反映脏腑精气的盛衰情况，因此可以用来判断病情的轻重和预后。

1. 望面色的原理

面部的色泽是由气血上荣于面部形成的。心主血脉运行，面部是气血充盈的地方。同时，手足三阳经都上行于头面部，因此面部的血脉丰富。如果气血充盈，面部色泽就会好。此外，面部皮肤的色泽易于观察，脏腑的虚实、气血的盛衰都可以通过其反映出来。因此，面部是临床上望色的主要观察部位。

面部脏腑分候的常用方法是根据《素问·刺热》中提出的面部分候五脏法。根据这个方法，额部可以反映心脏的情况，鼻部可以反映脾脏的情况，左颊可以反映肝脏的情况，右颊可以反映肺脏的情况，颏部可以反映肾脏的情况。但是，在应用这个方法时不应僵化地对应，而应该注意观察面部的整体变化。

2. 常色

健康人的面部皮肤色泽称为常色。中国人的正常面色可以概括为"红黄隐隐，明润含蓄"。"红黄隐隐"指的是面部红润的色彩隐约透露在皮肤之下，从内部向外散发出来，表示胃气充足，是体内精气充沛的表现。明润含蓄则表示面部皮肤光亮、富有光泽，内含精神焕发的神采，表明人体精气旺盛，脏腑功能正常。然而，由于个体的体质、季节、气候、环境等因素的差异，常色也可以分为主色和客色。

（1）主色：指的是每个人天生具有、基本终身不变的面色。在人群中，每个人的面色是不同的，这与遗传、地域、气候、工作环境等因素有关。有的人面色较白、较黑或较红等，但只要这种面色终身不变，就属于主色。

（2）客色：指的是由于季节、气候、地理环境、生活条件等变化而出现相应变化的面色。人与自然环境相互作用，随着四季、昼夜、阴晴等的变化，面色也会相应发生改变。

3. 病色

人体在患病状态时，面部呈现的色泽称为病色。病色可以分为青色、赤色、黄色、白色和黑色五种，下面分述这五种色泽与不同疾病的关系。

（1）青色：主要出现在寒证、痛证、气滞、血瘀和惊风等疾病中。患者面部出现青色，通常是由于寒气凝滞、气滞疼痛、血液瘀滞或筋脉拘急，导致面部血液循环受阻所致。

（2）赤色：主要出现在热证疾病中。当气血受热而血流加速时，面部呈现红润色泽。热证有虚实之分。面色潮红者属于实热证，午后两颧发红者属于虚热证。另外，长期患病或重病的人，面色可能苍白，但有时会出现偶尔泛红的情况，这属于戴阳证。

（3）黄色：主要出现在脾虚和湿证等疾病中。患者面色呈现黄色，通常是由于脾失健运，气血不足，机体失去滋养，导致面部失去光泽，或者由于脾失健运，体内湿气停留，湿邪阻滞，导致面部失去光泽。

（4）白色：主要出现在虚证（包括血虚、气虚、阳虚）和寒证中。患者面色呈现苍白，通常是由于气虚血少，或阳气衰弱，寒冷盛行，导致气血不能充盈面部所致。

（5）黑色：主要出现在肾虚、水饮、寒证、血瘀和疼痛等疾病中。面色发黑，通常是由于肾阳虚衰、体内水液潴留、血液失去温养，或因剧痛导致血液循环不畅所致。面部呈现暗淡或焦干的黑色多为肾阳虚；面部黑而干燥，多为肾阴虚；眼眶周围的黑色多为肾虚水泛或寒湿带下；面色黧黑、肌肤粗糙者，多因血液长期瘀滞所致。

总之，人体面部的色泽变化可以反映不同类型的疾病。通过观察面部的色泽，我们可以初步判断疾病的性质和脏腑的情况。然而，需要注意的是，每个人的常色和病色可能会受到遗传、地域、季节、气候和环境等多种因素的影响，因此在进行望色诊断时，需要综合考虑个体差异和整体变化，以及其他临床信息的综合分析。

随着科技的进步和医学的发展，望诊的客观化和临床研究也日益深入。目前，红外热像仪技术在望诊领域已经进行了大量研究，如应用红外热像仪进行面部望诊，发现面部温度与人体的阳气呈正相关。根据中医学理论，如果面部温度不在正常范围内，则可判断为病态，高于正常范围表示热证，低于正常范围表示寒证。同时研究还发现男性的面部温度高于女性。此外，也有学者提出了一种精确分割人脸区域的方法，该方法基于 Gs 模型、经验值修正和多项式插值，通过对大量人脸建模，确定了 Gs 函数的参数，并找到最佳阈值来分割人脸区域。经过多次计算和修正，最终实现了准确的人脸区域分割。

三、舌诊

舌诊是一种通过观察舌质和舌苔的变化来诊断人体生理功能和病理变化的方法，是中医的独特诊断手段之一，也是中医诊断的重要内容。

在进行舌诊时，最好在白天光线充足、柔和的环境下进行。被检查者应采取坐位或仰卧位，稍微抬头，尽量张开口，使舌头自然伸出口外，舌体放松，舌尖略微朝下，舌面平展，以便充分展示舌体。舌诊时，应先看舌质，再观察舌苔。其中，观察舌质主要包括颜色、光泽、形状和运动状态等，观察舌苔则着重关注有无舌苔，舌苔的颜色、质地和分布情况等。

正常的舌象表现为淡红色的舌质和薄白色的舌苔。正常舌象的特征是舌质湿润而有光泽，呈淡红色，大小适中，舌体柔软而灵活；舌苔薄而均匀，干湿适中，既不黏腻也不干燥，用棉签擦拭后不易去除。正常舌象反映了胃气旺盛，气血津液充足，脏腑功能正常的状态。

下面简单介绍常见舌象提示的身体状态。

（一）望舌质

1. 望舌色

（1）淡红舌：舌色呈淡红、湿润的状态，通常见于健康人或疾病较轻的情况。

（2）淡白舌：舌色较正常舌色浅淡，主要表示气血两虚或阳虚。

（3）红舌：舌色比正常舌色红，有时呈鲜红色，主要表示热证。

（4）青紫舌：舌色呈青紫色，多表示气血瘀滞的情况。

2. 望舌形

（1）老舌和嫩舌：老舌的舌质纹理粗糙，形色坚实而苍老，舌色较暗，多表示实证；嫩舌的舌质纹理细腻，形色饱满而娇嫩，舌色较浅淡，多表示虚证。

（2）胖舌和瘦舌：胖舌指舌体较正常舌偏大，在伸舌时充满口腔，多表示水湿、痰饮内停的情况；瘦舌指舌体较正常舌小且薄，多表示气血两虚和阴虚火旺。

（3）点刺舌：舌面上出现突起的红色、白色、黑色等颜色的点状刺状物，多见于舌边或舌尖，多表示热盛。

（4）裂纹舌：舌面出现裂纹，深浅不一，主要表示阴血亏虚或脾虚湿盛。

（5）齿痕舌：舌体边缘有牙齿压迫留下的痕迹，主要表示脾虚和湿盛。

3. 望舌态

（1）痿软舌：舌体松弛无力，伸缩功能减退，主要表示气血亏虚和阴气大亏。

（2）歪斜舌：伸舌时舌体偏向一侧，多表示中风或中风先兆。

（3）颤动舌：舌体出现震颤或抖动，无法自主控制，多表示气血亏虚和肝风内动。

（4）吐弄舌：舌伸出口外后无法立即回缩称为吐舌，微微露出口并立即回收的情况称为弄舌，吐弄舌多表示心脾有热。

（二）望舌苔

正常人的舌头上通常有一层薄薄的白色舌苔。当人体患病时，舌苔经常发生变化，如增多、增厚、剥落或颜色改变等。

1. 望苔质

（1）薄苔与厚苔：苔质较薄且透明，可以透过舌苔隐约看到舌质的称为薄苔，多见于疾病初期，病邪表浅；苔质较厚且无法透过看到舌质的称为厚苔，多表示病邪已经深入体内，或体内有痰饮、食积等情况。

（2）润苔与燥苔：舌苔润泽，湿润适中，属于正常的舌苔状态；如果舌苔水分过多，伸出舌头时甚至有水滴滴落的感觉，称为滑苔，多表示体内有痰饮、水湿等情况；舌苔干燥、干枯无润泽，称为燥苔，提示体内津液已经受损。

（3）腻苔与腐苔：苔质颗粒细腻致密，紧贴在舌面上，有油腻感，用舌刮之不易去除的为腻苔；苔质颗粒疏松、粗大且厚度较大，像豆腐渣堆积在舌面上，刮之容易去除的为腐苔。腻苔和腐苔均主要表示体内有痰浊、食物积滞等情况。

（4）剥落苔：在疾病过程中，舌苔全部或部分脱落，脱落处光滑无苔，主要表示胃气不足、胃阴受损或气血两虚等情况。

2. 望苔色

（1）白苔：舌苔呈白色，多见于寒证或脾胃湿滞等情况。

（2）黄苔：舌苔呈黄色，通常与舌体呈现红绛色同时出现，多见于热证等情况。

（3）灰黑苔：舌苔呈浅黑色为灰色舌苔，呈深黑色为黑色舌苔，黑色舌苔颜色较深，多由灰色舌苔或黄色舌苔发展而来。舌苔的润燥程度是判断寒热属性的重要指标。在寒湿病中，灰黑色舌苔多由白色舌苔转化而来，呈灰黑色并且湿润多津；而在热性疾病中出现时，多由黄色舌苔转化而来，其舌苔通常干燥。

第二节 闻诊

闻诊是一种通过听声音和嗅气味来了解健康状况和诊断疾病的方法。听声音包括辨别患者的语音、语言表达、呼吸声、咳嗽声、呕吐声、打嗝声、嗳气声、叹息声、喷嚏声、哈欠声及肠鸣音等。嗅气味包括辨别病体散发的异常气味、排泄物的气味及病房中的气味。通过观察和辨别人体声音和气味的变化，可以推断人体的生理状态和病理变化过程，因此在临床实践中扮演着重要的角色。

一、听声音

正常声音表现为自然发声、声调和谐、语言流畅、回应自如、表达与意图相符等特点，而病态声音则可出现在发声、语言、呼吸和咳嗽等方面。

1. 发声

（1）语声重浊：发出的声音显得沉闷、不清晰或带有鼻音，多见于外感风寒或湿浊阻滞。

（2）音哑、失音：新近发生的声音哑或失音，多属于实证；长期患病导致的声音哑或失音，多属于虚证；突然大声喊叫或持续发声会消耗气阴，导致咽喉失去滋养，也可出现声音哑或失音；若突然出现在长期病重之人身上，则可能是脏腑气血将竭的危险信号。

（3）惊呼：指患者突然发出尖锐的惊叫声。若声音尖锐且伴有惊恐的表情，多因剧痛或受到惊吓所致。若在儿童身上出现，多是因受惊吓引起；若在成人身上出现，可能是因为惊恐、剧痛或精神异常所致。

2. 语言

语言表达和回应能力是否异常、发音清晰程度等，主要与心神的病理变化有关。

（1）谵语：神志不清，语无伦次，声音高亢，多见于实证的热扰心神。

（2）郑声：神志不清，声音微弱，语言重复，时断时续，多见于心气严重损伤、精神混乱的虚证。

（3）独语：自言自语，喋喋不休，见人时停止，属于心气不足的虚证，或者是痰气郁结、头脑不清所致。

（4）错语：神识清晰，但言语时常出现混乱，说话后自觉言辞错误。错语有虚实之分，虚证多因心气不足，神失所养；实证多见于痰浊、瘀血等阻碍心神。

3. 咳嗽

咳嗽声音微弱或咳嗽无力，多属于虚证；咳嗽声音洪亮，多属于实证。咳嗽时伴有很多痰声的，多见于痰湿内阻；干咳没有痰的，多属于燥热伤肺。儿童咳嗽时伴有回声类似鸡鸣的，应考虑百日咳；咳嗽声音如犬吠的，应考虑严重的白喉。

二、嗅气味

一般来说，患者口中或痰涕中出现臭秽气味的，多属于实证或热证。患者口中或大便呈酸腐臭气的，多属于食积。大小便有恶臭气味的，属于实热证；气味不重的，则是虚寒证的表现。白带黄稠且气味重的，可能是湿热引起的；稀薄而不甚腥臭的，则是脾肾亏虚。产后恶露有臭秽气味的，多为产褥期感受外邪所致。

目前，有学者提出了咳嗽声音诊断客观化的研究设想。他们提出将国内成熟的 DSS 软件与国外专业的声音分析系统软件 DSSF5E 相结合，应用于中医对咳嗽证型的客观化研究。通过分析咳嗽的时间、频率、强度等声音属性，测定咳嗽的声音特征，并与中医证型进行相关性分析，探究其中的共同和特有参数，从而形成不同证型的客观指标。这为中医临床提供了辅助分析的手段，弥补了医生主观判断存在的差异。同时，该方法也可以用于对语言、嗳气、呻吟、喘息等声音的分析，为病理性声音的客观化研究提供了方法。

第三节　问诊

问诊主要包括一般情况、主诉、现病史、既往史、个人生活史、家族史六方面内容，重点围绕现病史展开询问。其中现病史是问诊的主要内容。包括现病的主要症状，发生的时间、部位和性质，以及发展和治疗经过等。关于现病症状的询问，应注意以下 5 个方面。

一、问寒热

寒指患者感觉怕冷的情况。根据病因的不同，可以大致分为三种类型，即恶风、恶寒和畏寒。恶风指的是患者在受风时感觉冷，避开风寒可以缓解；恶寒指的是患者自觉怕冷，多穿衣物或靠近火源取暖仍不能缓解；畏寒指的是患者自觉怕冷，多穿衣物或靠近火源取暖可以缓解。

热指的是发热，包括患者体温升高或体温正常而患者自觉全身或局部发热的感觉。

临床上常见的症状类型包括恶寒发热、但寒不热、但热不寒。

1. 恶寒发热

指患者同时出现恶寒和发热的症状，属于表证的特征性症状。一般来说，恶寒重于发热是外感风寒所致；发热重于恶寒是外感热邪所致；如果发热轻而恶风，是由于受到外感风邪的影响，是伤风表证的典型特征。

2. 但寒不热

指患者只感到寒冷而没有发热的症状，是里寒证的特征。这通常由于感受寒邪，阻遏或损伤阳气，或阳气不足而阴寒内生所致。其中，新病恶寒指的是患者初次发病时感觉寒冷但体温不高，多见于里实寒证；久病畏寒指的是患者长期感觉怕冷，四肢不温暖，受到温暖可以缓解，多见于里虚寒证。

3. 但热不寒

患者只感到发热而没有怕冷的感觉，多由于阳盛或阴虚所致，是里热证的特征。其中，壮热指的是高热不退，多见于伤寒阳明经证或温病气分证；潮热指的是定时发热，如有规律的周期性发热。阳明潮热多在下午15～17时出现明显发热，热度较高，见于阳明腑实证；阴虚潮热多在午后或夜间出现低热；湿温潮热则在午后热度较高，并伴有头身困重等症状。

二、问汗出

发热的患者如果同时有轻微的恶寒感，并且出现出汗的情况，通常是由于感受风热引起的表热证。而如果恶寒较重且没有出汗的情况，则多为感受风寒引起的表寒证。

当患者不发热但白天有出汗的情况，称为自汗，通常是由气虚或阳虚引起的。而在睡觉时出汗，醒来后停止的情况称为盗汗，多是由于阴虚引起的。

三、问饮食口味

这部分内容主要涉及口渴和饮水、食欲和食量，以及口味这三个方面。

1. 问口渴和饮水

口渴主要是由于体内津液不足或津液分布受阻所引起的口腔和舌头失去滋润的感觉。饮水是人体摄取津液的主要途径。口渴轻重的程度取决于津液的受损程度，轻度津液受损者口渴轻，重度津液受损者口渴重。此外，阳虚、痰饮、血瘀等因素也可能导致津液分布受阻，表现为口干少饮或喜热饮。

口不渴多见于寒证和湿证；口渴多饮多见于燥邪伤津、实热证，以及糖尿病等情况；渴不多饮则说明津液受损，可能是外感风热邪气、阴虚等原因导致，或津液分布受阻，比如体内湿浊过多。

2. 问食欲和食量

食欲和食量的变化主要涉及脾胃的功能。通过询问患者食欲和食量的变化，可以了解脾胃功能的强弱，以及疾病的预后情况。

食欲减退多由于脾胃亏虚或湿邪阻滞所致，此外，外感邪气也可能导致食欲不振；厌食多由于食积或湿邪阻塞所致；饥不欲食多见于胃阴亏虚；多食易饥、食欲亢进、容易感到饥饿，常见于糖尿病等疾病。如果伴有大便溏泄，则可能是胃功能亢进，脾功能减弱。

3. 问口味

口味的异常可以反映脾胃功能的盛衰及其他脏腑的病变情况。

如果患者味觉减退，口中乏味，可能是脾胃虚弱或寒湿内阻所致；如果自觉口苦，多是心、肝、胆火盛的表现；如果口中有甜味，与脾胃功能有关，甜味伴有黏腻感多为脾胃湿热，口甜而食量少且伴有神疲乏力则可能是脾虚引起的；如果口中有酸水或酸馊味，多是由于伤食所致；如果口中自觉咸味，可能是肾虚或寒证的表现；如果口中有涩味，感觉干燥不适，则可能是燥热伤津或脏腑热盛引起的；如果口中感觉黏腻不适，多是由于湿浊阻滞脾胃所致。

通过询问这些情况，可以更好地了解患者的饮食口味变化，从而判断脾胃功能的情况及可能存在的其他脏腑病变。

四、问二便

询问二便的变化，可以帮助了解脏腑功能的盛衰及疾病的寒热虚实性质，问诊过程中，主要了解二便的次数、颜色、性状、气味、便量、排便时间等内容。

1. 问大便

正常人的排便通常是每天或隔天一次，大便质地软而成形，湿度适宜，排便过程顺畅，没有脓血、黏液、未消化食物等异常情况。

便秘可以分为寒热、虚实两种情况。实热型便秘多是由于体内热邪盛行，导致腑气不通畅，腹部胀满、闷痛，疼痛加重时拒按，舌苔黄而干；实寒型便秘多是由于寒邪阻滞阳气，导致腑气不通畅，腹痛拒按，身体感觉寒冷，舌苔白。老年人、产妇或长期病患者由于气虚、阴血不足，大便变得干燥结块，硬度如同羊粪一样。

如果大便次数增多，便质变得稀薄或呈水样，称为泄泻，也可以根据情况进行寒热虚实的区分。湿热型泄泻的特征是大便呈黄褐色，气味难闻，伴有腹痛、肠鸣音增强和肛门灼热感；寒湿型泄泻表现为大便呈稀水样，颜色淡黄，具有腥臭气味；食物滞留引起的泄泻可出现呕吐和腹泻同时发生的情况，呕出物具有酸臭味，而排泄物则有难闻的臭味。

通过了解这些情况，我们可以更好地判断排便异常的类型，是属于便秘还是泄泻，并进一步了解寒热虚实情况。

2. 问小便

小便是由体内津液形成的，与肾阳和膀胱的气化功能密切相关。对于健康的成年人来说，通常情况下，白天小便 3 ～ 5 次，夜间 0 ～ 1 次，一天的尿量为 1000 ～ 1800mL。尿次和尿量会受到饮水、温度、出汗、年龄等因素的影响。

小便黄赤色且量少，多属热证；尿色呈白色且量多，多属于寒证；小便频繁而量多，同时呈白色，可能是下焦虚寒的表现；小便频繁，尿急且呈红色，甚至有尿血和尿痛，多为膀胱湿热的症状；夜间遗尿或尿失禁多是肾气不固、膀胱失约的表现。

多尿且口渴多饮，体重消瘦，多是消渴；尿频而排尿不畅，或尿流中断、有砂石排出，多为石淋；老年人出现膀胱胀满、小便困难或尿潴留，多因肾气虚弱或血瘀湿热所致；产妇出现尿潴留常是血瘀或子宫膨大压迫膀胱所致；重病患者出现尿潴留、无尿或神志不清遗尿的情况，可能是阳气外脱、精气衰败的不良预兆。

五、问睡眠

失眠是由于阳气不能进入阴分，神明无法安守所致。表现为难以入睡，或入睡后易醒无法再次入睡，或睡眠浅，容易惊醒，甚至整夜无法入眠。失眠的原因可以分为虚证和实证。虚证可能是心血不足、心神失养，或阴虚火旺、内扰心神所致；实证可能是邪气内扰，或气机失调，或痰热食滞等引起。

嗜睡表现为睡意浓厚，时刻想睡觉，睡了也不醒，精神不振，头重困倦。实证多由于痰湿内积，阻碍清阳所致；虚证多因阳虚阴盛或气血不足引起。

第四节　脉诊

脉诊又称切脉、把脉等，是指对患者身体某些特定部位的动脉进行切按，体验脉动应指的感觉，以了解身体状况，辨别病证的一种诊察方法。

一、脉诊的位置和方法

1. 位置

在中医学发展的早期，脉诊需要切按全身多处动脉的搏动，称"三部九候法"。随着历史的发展和经验的积累，目前临床上常用的脉诊是"寸口诊法"，即在患者的腕部后侧浅表部位触摸桡动脉。寸口脉分为寸部、关部和尺部。关部位于腕后高骨（桡骨茎突）的正对面，关之前是寸部，关之后是尺部。每只手有寸、关、尺三个部位，总共有六脉。它们与相应的脏腑有关，右手的寸、关、尺分别与肺、脾、肾（命门）相关，左手的寸、关、尺分别与心、肝、肾相关。这在临床上有一定的参考意义，但需要结合其他体征和症状进行综合分析。

2. 方法

脉诊时要求环境安静，患者应正坐或仰卧，前臂自然伸展，手掌向上，手与心脏处于同一水平位置，以确保气血通畅。然后医生先用中指按压在腕后高骨（桡骨茎突）处确定关部，再用食指按寸部，无名指按尺部。三个手指应呈弓形斜按在同一水平位置上，指腹接触脉搏，以便寻找脉搏。三个手指的间距应根据患者的身高适当调整。

脉搏的切诊从轻轻按压皮肤开始，称为"浮取"或"举"，然后用适当的指压力在筋骨间按压，称为"沉取"或"按"，最后用适当的指压力按压肌肉，称为"中取"或"寻"。根据临床需要，可以按照举、按、寻的顺序进行触按，也可以以相反的顺序进行。寸部、关部和尺部，每个部位都有浮、中、沉三种脉象，共称为"三部九候"。

进行脉诊的人必须保持均匀的呼吸，并将注意力集中在指下，每次切脉的时间不应少于1分钟。在脉诊过程中，应注意观察脉象，即脉搏跳动的形态特征，包括频率、节律、充盈度、显现的位置、通畅程度和波动幅度等。通过观察脉象的变化，可以辨别疾病的部位、性质及邪正盛衰等情况。

二、正常脉象

正常脉搏又称为"平脉"，其基本特征是脉搏在寸、关、尺三个部位都有，既不浮起也不沉陷，既不过快也不过慢，每分钟跳动 72～80 次，平稳缓和，节律均匀。脉搏的形态会随着人体的生理活动、气候、季节和环境等因素变化而有相应的变化。

由于年龄、性别、体质、精神状态和气候等因素的不同，正常人的脉搏也会有一些差异。如儿童的脉搏通常较快；老年人的脉搏多为弦实、缺乏弹性；成年女性的脉搏稍快且较弱；瘦人的脉搏多为浮起；肥胖人的脉搏多沉陷；夏季的脉搏多洪大；运动员的脉搏多缓慢等。这些都属于正常脉搏的变化，而不是病理性的脉象。运动、进食和精神刺激等因素都可能影响脉搏，使其发生变化，但稍事休息后，脉搏会恢复到原来的状态。

此外，有些人的脉搏在寸口部位无法触及，而是从尺部斜向手背方向，称为"斜飞脉"；还有些人的脉搏在手腕背侧可以感觉到，称为"反关脉"。这些情况是由于桡动脉位置异常引起的，不属于病理性脉搏。

三、病理脉象

中医学对于脉象的分类非常细致，共有二三十种不同的分类。下面列举一些临床上常见的病态脉象。

（1）浮脉：脉搏感觉比较浮浅，轻轻按压就能感觉到。这种脉象多见于表证，即急性发热性疾病的初期阶段。

（2）沉脉：脉搏感觉比较深沉，轻轻按压不明显，需要用力按压才能感知到。这种脉象多见于里证，沉而有力表示里实，沉而无力表示里虚。

（3）数脉：脉搏频率急促，每分钟脉搏数在 90～120 次。这种脉象多见于热证，数而有力表示实热，数而无力表示虚热。

（4）迟脉：脉搏频率缓慢，每分钟脉搏数少于 60 次。这种脉象多见于寒证，迟而有力表示实寒证，迟而无力表示虚寒证。

（5）涩脉：脉搏来回艰难，形态细而行动缓慢。这种脉象常见于气滞、血瘀、血量不足或精气损伤等情况。

（6）滑脉：脉搏流畅，圆滑有力。常见于痰多、消化不良、发热等证候。此外，对于健康人来说，脉搏感觉滑利和缓也属于正常脉象，尤其在青壮年人中较为常见。对于处于生育年龄的女性，停经期间出现滑脉时，可能与怀孕有关。

（7）虚脉：脉搏感觉轻柔无力，用力按压时感觉空荡。这是指松软的脉象，常见于虚证，多与气血不足有关。

（8）实脉：脉体充实有力，脉势强盛，是有力脉象的总称。常见于实证，也可见于健康人。

这些病态脉象的描述可以帮助医生辨识疾病，并作为诊断依据。

目前，许多学者致力于对脉诊进行客观化研究，其中以脉图研究为主要方向。随着科学技术的发展，物理学和数学等领域对于描述脉象客观化参数的技术日益成熟，为当代中医研究人体脉象提供了客观化参考。脉诊的客观化主要是指借助现代科技成果，采用客观化手段来收集脉象信息，使用脉图参数进行分析，并敏锐地反映机体的病理生理指标变化。中医脉诊的特点在于医生通过手指对患者桡动脉施加不同程度的压力来获取脉搏信息。脉搏波是由心脏射血活动引起的一种血管壁和血液的振荡波，最初形成于主动脉根部，然后沿着动脉网络传播到外周血管。因此，中医脉象信号应该被理解为切脉压力信号和脉搏波信号的综合体。基于这一原理，目前常用的脉诊仪包括上海中医药大学的 ZM–Ⅰ型脉象仪、ZM–Ⅲ型智能脉象仪、ZM–300 型脉象仪和 DDMX–100 脉象仪等。通过脉诊仪的使用，可以实现对脉象的客观化记录和分析，从而为医生提供更准确的诊断依据。这些现代化的脉诊技术有助于推动中医在脉诊领域的研究和发展，提高脉诊的科学化水平。

第二章　疾病各异，辨证论治

——中医个性化的诊疗特色

中医不仅有疾病诊断，而且有证候诊断。证候是对病因、病位、病性和邪正盛衰的综合判断，而辨证是对四诊收集到的症状、体征及其他相关临床资料进行整理、分析，从而得出某种证候的概括和判断的过程。

下面主要介绍几种临床常用的辨证方法，包括八纲辨证、脏腑辨证、气血津液辨证、六经辨证、卫气营血辨证及三焦辨证，通过这些辨证方法，使医生能够更加全面地了解疾病的特点，从而制定出更加精准有效的治疗方案。

第一节　八纲辨证

八纲是指中医辨证分类的八个纲领，即表、里、寒、热、虚、实、阴、阳。八纲辨证是运用八纲进行分析和归纳，辨别疾病病变部位的深浅、疾病性质的寒热、邪正斗争的盛衰及病证类别的阴阳。它是辨证的纲领，称为八纲辨证。

虽然疾病的表现复杂多样，但总体上可以归纳到这八个纲领中。在这八个纲领中，表证、热证和实证可以概括为阳证，代表着阳气旺盛或邪热的特征；里证、寒证和虚证可以概括为阴证，代表着阴寒或气血虚弱的特征。因此，阴阳又是八纲的总纲，贯穿整个辨证过程。

通过运用八纲辨证的方法，医生能更加系统地理解和分析疾病的特点，从而制定出相应的治疗方案。八纲辨证为中医辨证提供了重要的指导，帮助医生准确把握疾病的本质和特征，为患者提供个体化的治疗策略。

一、表里辨证

表里辨证，用于区分病变部位的深浅及病势的轻重。在临床辨证过程中，通常将外邪侵袭皮肤、肌肉、经络等浅层部位的疾病称为表证，将病变在脏腑器官等深层部位的疾病称为里证。

辨别表里对于外感疾病的诊断和治疗具有重要意义。表证、里证和半表半里证是常见的表里辨证类型。

表证，是指外邪通过皮肤、口鼻等途径侵入人体后所表现的证候。表证多见于外感疾病的初期，病情发展迅速，病程较短。其主要特征是发热、恶寒和脉搏浮大。表证的典型症状包括急性寒冷感，或恶寒发热、头痛、身体酸痛，鼻塞、流鼻涕、咳嗽、打喷嚏、咽喉痛等，舌苔淡红，脉浮大。

里证，是指病变部位在体内，涉及脏腑器官、气血和骨髓等，以脏腑功能失调的症状为主要表现的证候。里证的范围非常广泛，表现形式多种多样。一般来说，除了表证和半表半里证之外的特定证候，都属于里证的范畴，即"非表即里"。里证的主要特征是没有新起的恶寒发热，以脏腑器官的症状为主要表现。

半表半里证，是指病变既不完全在体表，也没有完全进入脏腑，而处于表里之间的变化。其主要表现为寒热交替出现，胸胁部满闷，心烦，恶心呕吐，不想进食，口苦咽干，眼晕，脉搏弦细等。

二、寒热辨证

寒和热是辨别疾病性质的两个纲领。

病邪可以分为阳邪和阴邪，正气也分为阳气和阴气。阳邪侵袭机体会导致阳气偏盛而阴液受损，或阴液不足而阳气过盛，都会表现为热证；阴邪侵袭机体会导致阴气偏盛而阳气受损，或阳气虚弱而阴寒内积，都会表现为寒证。

寒证，指的是感受寒邪或阳虚阴盛导致机体功能受抑制，出现以寒冷症状为特点的证候。典型症状包括喜暖恶寒（或畏寒喜温），四肢冰冷蜷卧，寒痛喜温，口淡不渴，痰涕清稀，小便清长，大便稀薄，面色苍白，舌质淡，舌苔白而湿润，脉搏紧张或缓慢等。

热证，指的是感受热邪，或脏腑阳气亢盛，或阴虚阳亢导致机体功能亢进，表现为以温热症状为特点的证候。典型症状包括发热，喜凉，口渴欲饮，面色潮红，烦躁不安，痰涕黄稠，小便短黄，大便干结，舌红少津，舌苔黄而干燥，脉搏快等。

三、虚实辨证

虚实是辨别邪正盛衰的两个指标，主要反映病变过程中人体正气的强弱和致病邪气的盛衰。

疾病过程中，邪气与正气的斗争是根本的矛盾。阴阳盛衰及其所形成的寒热证候也存在虚实之别，因此分析疾病过程中邪正的虚实关系是辨证的基本要求。

　　虚证，指的是人体阴阳、气血、津液、精髓等正气不足、松弛、衰退的证候，其基本病理表现为正气亏虚、邪气不明显。虚证因人体气血阴阳等方面的受损程度和受影响的脏腑器官的不同而表现出多样化的症状，因此难以概括其典型特征。

　　实证，指的是人体感受外邪，或疾病过程中气血阴阳失调，体内病理产物积聚，表现为有余、亢盛、停聚等症状特征的证候。其基本病理表现为邪气盛、正气不虚。实证由于感邪性质和病理产物的不同，以及病邪侵袭、积聚部位的差异，其症状表现各异，因此也难以全面概括其特征。

四、阴阳辨证

　　阴阳是归纳病证类别的两个纲领。阴阳代表事物相互对立的两个方面，广泛适用于疾病的性质、证的类别及临床表现的概括和归类。可以认为阴阳是八纲辨证的总纲，可用来概括其他六类证，即表证、热证、实证属于阳证范畴，里证、寒证、虚证属于阴证范畴。

　　阳证。符合"阳"属性的一般证候称为阳证，其中包括表证、热证、实证等。一般而言，阳证多指实热证。阳证的表现特点包括面色红赤，恶寒发热，肌肤感觉灼热，精神烦躁，不安静，言语粗鲁或不连贯，呼吸急促，喘息有痰鸣声，口干口渴，大便秘结，小便涩痛短赤，舌质红绛，舌苔黄黑生芒刺，脉搏浮数，有力而滑。

　　阴证。符合"阴"属性的一般证候称为阴证，其中包括里证、寒证、虚证等。一般来说，阴证主要指虚寒证。阴证的表现特点包括面色暗淡，精神萎靡，身体感到沉重且蜷卧，四肢发凉，疲倦无力，言语低弱，食欲差，口淡不渴，大便稀溏，小便清长。舌苔淡胖嫩，脉搏沉迟，或弱细涩。

　　由于人体感受病邪性质的不同和正气盛衰的差异，所观察到的病证通常是错综复杂的，因此在辨证时必须进行详细分析。举例来说，即使是相同的表证或里证，也存在着寒热虚实的区别（如表寒、表热、表虚、表实、里寒、里热、里虚、里实）。同样的热证也可分为实热和虚热，同样的寒证也可分为实寒和虚寒，同样的虚证也可分为阴虚和阳虚。此外，表证和里证可以同时出现，称为"表里同病"；寒证和热证同时出现，称为"寒热并见"；虚证和实证夹杂出现，称为"实中夹虚"或"虚中夹实"。

　　八纲是辨证的基本纲领，但需要结合脏腑和气血津液辨证、卫气营血辨证、六淫辨证等方法，才能做出全面的分析判断，确定病变的位置、性质和原因，掌握疾病的本质。

　　八纲辨证是中医辨证论治的基础，在实际应用中，八纲又分为表里、寒热、虚实、阴阳。在现代研究中，也以阴阳为基本纲领展开研究，并发现一些指标随着阴阳性质的不同而发生变化。在寒热方面的研究成果提示，寒热证（包括虚寒和虚热）在内分泌调节、神经功能和代谢水平等方面表现出不同的抑制或亢奋特点，尤其对肾上腺皮质轴功能的研究更为深入，并对临床有一定的指导意义。而表里、虚实属于相对概念，虚相对于实而存在，实相对于虚而存在，虚实反映病理过程中邪正双方相互作用的趋势。然而，在现代研究中，对虚证的研究较多，而对实证的研究较少。表里的界定不够清晰和明确，导致对现代研究造成了一定程度的干扰，因此相关研究相对较薄弱。

第二节　脏腑辨证

脏腑辨证，是在认识脏腑生理功能和病理特点的基础上，将四诊所收集的症状、体征及有关病情资料，进行归纳、分析，从而判断疾病所在部位、病因、病性、邪正盛衰等情况。简言之，即以脏腑为纲，对疾病进行辨证。

一、心与小肠病辨证

心脏疾病的主要病理基础是血管和心神之间的功能失调，其临床表现可分为虚证和实证两类。虚证多由过度思虑劳神、先天不足、脏气虚弱、长期疾病损伤心脏等原因导致，表现为心血不足、心阴亏虚、心气不足、心阳虚弱、心阳突然亡失等症状；实证多由痰阻、火热扰乱、寒冷凝聚、气郁、瘀血等原因引起，表现为心火亢盛、心脉阻塞、痰浊蒙蔽心神及痰火扰乱心神等症状。常见的临床症状包括心悸、心痛、心烦、失眠、多梦、健忘、神志不清、脉搏不规律或过速、舌痛、舌溃疡等。

小肠疾病主要表现为泌别清浊功能和气机失调，常见症状包括腹胀、腹痛、肠鸣、腹泻，或者小便呈现赤色并伴有涩痛、小便混浊等。

二、肺与大肠病辨证

肺部疾病的主要病理基础是宣发、肃降功能障碍，其临床表现主要可分为虚证和实证两类。虚证多由于长期患病导致的咳嗽喘息，或其他脏器疾病的影响，表现为肺气虚和肺阴亏虚。实证多由风寒燥热等外邪侵袭及痰湿停留在肺部所致。常见的临床症状包括咳嗽、呼吸急促、咳痰、胸痛、咽喉疼痛、声音改变、鼻塞流涕、水肿等。

大肠的主要病理是传导功能障碍，其常见症状主要可分为两种：一种是大便异常，如腹泻、便秘、腹泻伴有脓血等；另一种是腹胀、腹痛、肠鸣等腹部不适症状。

三、脾与胃病辨证

脾脏疾病的主要病理基础是运化、升清、统血功能的障碍，其临床表现主要可分为虚证和实证两类。虚证多由于饮食不当、过度劳累、过度思虑所造成的伤害，或病后机体功能失调引起的脾气虚、脾阳虚、脾气下陷、脾无力统血等证候。实证多由于饮食不节、外感湿热或寒湿之邪侵袭，或治疗失误所致的湿热蕴脾、寒湿困脾等证候。常见的临床症状包括腹胀或疼痛、食欲不振、大便稀溏、浮肿、困重感、内脏下垂、出血等。

胃部疾病的主要病理基础是受纳、腐熟功能障碍及胃失和降、胃气上逆，其常见症状包括食欲减退、胃部胀闷或疼痛、恶心、呕吐、打嗝等。

四、肝与胆病辨证

肝脏疾病的主要病理是疏泄与藏血功能的障碍，其临床证候可以概括为虚证和实证两类，而以实证较为常见。实证多由情绪压力所致，导致肝失疏泄，气机郁结，气郁化火，火气上逆，火劫肝阴，阴无法制阳，肝阳上亢，阳亢化风，或受寒邪、火邪、湿热之邪内侵所致。虚证多由于长期疾病导致营养不良，或其他脏器疾病的影响，或失血引起肝阴、肝血不足。常见的临床症状包括精神抑郁、焦躁易怒、胸胁和下腹部胀痛、头晕、肢体颤动、手足抽搐，以及眼部问题、月经不调、睾丸疼痛等。

胆部疾病的主要病理是贮藏和排泄胆汁功能的障碍，常见症状包括口苦、黄疸、惊悸、胆怯及消化功能异常等。

五、肾与膀胱病辨证

肾脏疾病常表现为虚证，其证候多由于先天禀赋不足，年幼时期精气未充，老年时精气逐渐亏损，或不当的性生活等原因导致肾阴、肾阳、肾精、肾气亏损。这些病理变化主要影响人体的生长发育、生殖功能、水液代谢、呼吸功能，以及脑部、髓部、骨骼、头发、耳朵、排尿等方面的表现。临床上常见的症状包括腰膝酸软或疼痛、耳鸣耳聋、牙齿松动脱落、阳痿早泄、精液量减少、月经量减少、闭经、不孕、水肿、呼吸频率加快而吸气减少、尿液异常等。

膀胱疾病主要表现为贮尿和排尿功能的异常，常见症状包括尿频、尿急、尿痛、尿潴留等。由于肾与膀胱相互关联，因此肾病也可能影响膀胱的气化功能，导致小便异常，如遗尿、尿失禁等问题。

六、脏腑兼病辨证

人体是一个以五脏为中心的有机整体。五脏之间存在着生克乘侮的相互关系，脏腑之间也有着相互影响的表里关系。在进行辨证时，我们必须从整体观念出发，不仅考虑到单个脏腑的病理变化，而且需要注意脏腑之间的联系和相互影响。

在疾病的发展过程中，有时会出现两个或两个以上脏腑的证候同时存在，称为脏腑兼证。脏腑兼证并不是简单地将各个脏腑的证候相加，而是需要从脏腑之间的生理病理及经络联系出发，弄清彼此之间的先后、因果、主次和并列等相互关系。脏腑兼证在临床上非常常见，具体的情况不一一列举。

此外，现代研究中，在脏腑辨证的基础上，常结合局部辨证（即对病变部位进行辨证）和微观辨证（即应用实验室和影像诊断），这种方式能够更加准确地对疾病进行诊断。现代研究发现，在微观辨证的发展过程中，同一种疾病的不同证型在西医检查结果指标上会有不同的表现，即不同的证型对应着特定的检查结果。这种方法是对中医诊察手段的延伸，也对提高中医临床诊断水平起到了一定的辅助作用。微观辨证是中医与西医相互融合的一种方式，也是提高中医诊断能力和疾病治愈率的一种有效途径。脏腑辨证与微观辨证的结合实现了宏观与微观的结合，对于促进人体结构和疾病认知方面起到了重要作用。

第三节　气血津液辨证

气血津液辨证是一种根据气血津液的生理功能和病理特点来分析和判断各种病证的辨证方法。气血津液在人体中具有重要的作用，它们是脏腑功能活动的物质基础，同时也受脏腑功能活动的影响。

在进行气血津液辨证时，应该结合脏腑辨证相互参照。也就是说，我们在辨别气血津液方面的病证时，需要考虑脏腑功能的变化，并将其与气血津液的变化相结合进行综合判断。这样的综合辨证方法能够更全面地了解疾病的本质，指导临床治疗。

一、气病辨证

气病是一种范围较广的疾病概念，在临床上常见的证候可以总结为气虚、气陷、气滞、气逆这四种类型。

气虚，是指脏腑组织功能减退所表现的病证。常由久病体虚、过度劳累、年老体弱等因素引起。主要表现为气少懒言，精神疲乏，头晕目眩，自汗，活动时症状加重，舌苔淡白，脉虚弱无力。

气陷，是指气虚无力升举而下陷的病证。多见于气虚证的进一步发展，或因过度劳累导致某一脏器受损。主要表现为头晕眼花，气少乏力，长期腹泻，腹部有坠胀感，或出现内脏下垂、脱肛、子宫脱垂等症状，舌苔淡白，脉弱。

气滞，是指人体某一脏腑或部位气机阻滞，运行不畅所表现的病证。多由情绪不畅、邪气阻滞、阳气虚弱、运动功能减弱等因素导致气机阻滞。主要表现为胸胁、脘腹等处胀闷疼痛，症状轻重不一，位置不固定，胀痛会随情绪变化而加重或减轻，嗳气、矢气等可以缓解疼痛，脉多弦。

气逆，是指气机升降失常，逆而向上所引起的病证。气逆一般是在气滞基础上更为严重的一种表现形式，表现为气机不能下降，反而上升或过度升发。主要表现为肺气上逆出现咳嗽喘息，胃气上逆出现呃逆、嗳气、恶心、呕吐，肝气上逆出现头痛、眩晕、昏厥、呕血等症状。

二、血病辨证

血分的病变表现形式多样，根据不同的病因可分为寒热、虚实两类，其临床表现可概括为血虚、血瘀、血热、血寒四种证候。

血虚，是指血液亏虚，脏腑和百脉失去濡养的病证。血虚证的形成原因包括先天禀赋不足、脾胃虚弱导致生化功能不足、各种急慢性出血、长期慢性疾病不愈、过度思虑消耗阴血、血液瘀滞阻塞经络无法产生新鲜血液及肠道寄生虫病等。其主要表现为面色苍白或暗黄，唇色淡白，指甲苍白，头晕眼花，心悸失眠，手足发麻，妇女月经量少色淡，月经周期紊乱或闭经，舌淡苔白，脉细弱无力。

血瘀，是指因瘀血内阻所引起的一类病证。形成血瘀证的原因包括寒邪凝滞导致血液凝聚阻塞、气滞导致血液瘀滞、气虚无力推动血液运行、外伤或其他原因导致血液外溢无法及时排出和消散。主要表现为疼痛、肿块、出血和瘀血色脉征等。疼痛特点为刺痛，疼痛部位拒按，固定不移，夜间疼痛加重。肿块在体表时呈青紫色，在腹腔内触摸坚硬且不移动。出血特点是出血反复不止，颜色呈紫暗或有血块。瘀血色脉征主要包括面色黧黑或唇甲青紫、皮肤出现红色丝状纹络或紫斑、腹部露出青筋、舌体呈紫暗色、舌下络脉曲张、脉涩或结代等。

血热，是指脏腑火热炽盛，热迫血液所表现的病证。该证多因感受外邪、情绪过度激动、摄入过多辛辣燥热食物等原因引起。主要表现为咳嗽咳血，呕血吐血，尿中带血，鼻出血，大便出血，妇女月经提前或量多，月经颜色鲜红且质地黏稠，舌红绛，脉滑数。

血寒，是指局部血液凝滞、气滞血行不畅所表现的病证。常由于寒邪侵袭引起。主要表现为手足或下腹部冷痛，皮肤颜色呈紫暗且发凉，喜温恶寒，疼痛可在温热环境下减轻，妇女月经推迟、痛经、经血颜色紫暗、带有血块，舌体呈紫暗色，舌苔白，脉缓涩。

三、气血同病辨证

气血同病辨证，是用于既有气的病证，又兼有血的病证的一种辨证方法。

气和血在人体内相互依存、相互资生、相互为用，它们之间存在着密切的关系。因此，在发生病变时，气和血往往会相互影响，既出现气的证候，又出现血的证候，这就是气血同病。气血同病常见的证候有气滞血瘀、气虚血瘀、气血两虚、气不摄血、气随血脱等。

气滞血瘀，是指由于气滞导致血液运行障碍，出现气滞和血瘀的证候。常由情志不畅或外邪侵袭导致肝气郁结所引起。主要表现为胸胁胀满，疼痛向周围传递，性情急躁，同时伴有痞块刺痛拒按的感觉，妇女可能出现闭经或痛经，经血颜色紫暗，带有血块，乳房胀痛，舌质紫暗或有紫斑，脉弦涩。

气虚血瘀，是指同时存在气虚和血瘀的证候。多因长期慢性疾病导致气虚，血液运行缓慢而逐渐形成瘀血内停所致。主要表现为面色苍白或晦暗，身体倦怠乏力，气少懒言，胸胁部位刺痛，疼痛位置固定不移，拒按，舌淡暗或有紫斑，脉沉迟涩。

气血两虚，是指同时存在气虚和血虚的证候。多因疾病迁延不愈，气虚无法生血，或血虚无法化气所致。主要表现为头晕目眩，气短乏力，少气懒言，面色苍白或萎黄，心悸失眠，舌体淡嫩，脉搏细弱等。

气不摄血，又称为气虚失血证，指因气虚无法统摄血液，同时出现气虚和失血的证候。常因长期慢性疾病导致气虚，使其失去统摄血液的功能所致。主要表现为咯血，便血，皮下瘀斑，月经过多，气短，疲乏无力，面色苍白，舌淡，脉细弱等。

气随血脱，指在大出血时出现阳气虚脱的证候。多由肝、胃、肺等脏腑本身有潜在疾病而血管突然破裂，或外伤，或妇女在月经期间，或分娩时出现。主要表现为大出血时突然出现面色苍白，四肢冷，大量出汗，甚至晕厥，舌淡，脉微细欲绝，或浮大而弥散。

四、津液辨证

津液病主要表现为津液亏虚和津液的输布与运行障碍。常见的证型有津液亏虚证、痰证、饮证和水停证。

津液亏虚，是指机体津液不足，导致身体各脏腑、器官、孔窍失去滋养的病证。主要表现为口、鼻、唇、舌、咽喉和皮肤干燥，皮肤可能变得干瘪且缺乏弹性，眼球凹陷，口渴欲饮，尿量减少且呈黄色，大便干结难解，舌红少津，脉细数无力。

痰证，是指痰浊停滞或在脏腑组织之间流动引起的病证。主要表现为咳嗽伴有大量痰液，痰液黏稠，胸腹部有痞闷感，恶心，食欲不振，呕吐痰涎，头晕目眩，体形肥胖，有时出现喉部有痰鸣声，或出现神志错乱导致癫痫、狂躁、痴呆等，或出现肢体麻木、半身不遂，某些部位可能出现圆滑柔韧的包块。舌苔厚腻，脉滑。

饮证，是指饮邪停滞于腔隙或胃肠引起的病证。主要表现为上腹部胀闷不适，辘辘有声，可能会呕吐清水，肋间区域饱满，有支撑性胀痛感，胸闷、心悸、呼吸急促，无法平卧，身体肢节疼重，咳嗽伴有大量稀白色痰液，严重时可能出现喉部哮鸣音，头晕目眩，舌苔白滑，脉弦滑。

水停证，是指体内水液滞留，主要表现为肢体浮肿，小便不通畅，或腹部胀满，舌体淡胖等。主要表现为头面部、肢体甚至全身出现浮肿，按压后凹陷不回弹，或出现腹水，导致腹部膨胀，叩击声沉闷，小便量减少且排尿困难，全身困重。舌淡胖，舌苔白滑，脉缓。

随着生活条件的改善、工作环境的变化及生活压力的增大，当今社会疾病的病因病机也发生了变化。现代人摄入高脂肪、高热量的食物增加，同时缺乏运动，加之熬夜和吸烟等不良生活习惯的影响，导致心脑血管疾病、内分泌代谢疾病和肿瘤等疾病的发病率上升。常见的疾病包括心脏病、冠心病、脑血栓、痛风、肺癌和肝癌等。目前一些医学专家根据这些疾病的特点，将治疗的重点放在痰和瘀的调理上，如国医大师朱良春在疾病治疗中善于运用虫类药物，并重视痰和瘀的治疗。痰和瘀互相影响的观点成为当代疾病认知中的重要概念，为研究现代疾病的发病机制、确定治疗方案提供了参考。在实验研究和临床研究中，痰瘀同治将发挥更大的作用。

第四节　六经辨证

六经辨证是基于《内经》的理论基础，总结了外感病所表现出的各种证候特点，归纳为太阳病、阳明病、少阳病、太阴病、少阴病和厥阴病。通过这六类疾病证候，可以说明疾病的发生部位、性质、正邪的盛衰、病势的趋向及不同病证之间的传变关系。

六经病证是脏腑和经络病变的具体反映。三阳病证以六腑和阳经的病变为基础，而三阴病证以五脏和阴经的病变为基础。因此，当病变偏向浅表部位，正气强盛不衰，正邪之间的斗争激烈时，属于三阳病证；而当病变偏向内部脏腑，正气衰弱不足，正邪在体内相互交争时，属于三阴病证。六经辨证在临床上既适用于外感疾病，也适用于内伤杂病的诊断和治疗。

一、太阳病证

太阳病证是外感病的早期表现。太阳经主管全身表层，起到防御外邪侵袭的作用，可视为人体的保护屏障。当外邪侵入人体时，往往首先表现为太阳病证。太阳病证的临床表现包括寒战、发热、头颈强痛、舌苔薄白、脉浮等。由于感受病邪的性质和个体体质的差异，太阳病证又可分为太阳经证和太阳腑证两种类型。

太阳经证，指外邪入侵人体的肌表，正邪之间发生搏斗，导致营卫失调所表现出的证候。太阳经证可进一步分为太阳中风证和太阳伤寒证，取决于感邪的不同类型及体质的差异。太阳中风证的主要表现为发热、寒战、自汗、头痛和脉浮缓，太阳伤寒证的主要表现为寒战、发热、头颈强痛、肢体疼痛、无汗而喘和脉浮紧。

太阳腑证，指太阳经证未能解除，病邪沿着经脉传入太阳经对应的腑脏所表现出的证候。根据病变部位、病机和证候的不同，太阳腑证可进一步分为太阳蓄水证和太阳蓄血证两种类型。

太阳蓄水证，指太阳经证未解，病邪内传至膀胱，导致邪气与水相结合，膀胱气化失调，水液停留所表现的证候，主要表现为发热、寒战、下腹胀满、排尿不畅、口渴，或饮水即吐，脉浮快。

太阳蓄血证指太阳经证未解，邪热内传，导致血热和瘀血在下腹部位相互结合所表现的证候，主要表现为下腹急剧胀痛或硬满，排尿不畅，可能出现狂躁或痴呆，记忆力减退，大便呈墨黑色，脉沉涩或结代。

二、阳明病证

阳明病证是外感病在发展过程中，病邪内传至阳明经脉而引发的病证，多由于阳明热盛和胃肠燥热所导致。它是外感热性病邪在体内热势极盛的阶段。由于个体体质和病邪侵袭部位的差异，阳明病可分为阳明经证和阳明腑证两种类型。

阳明经证，指邪热盛行，充斥于阳明经脉，弥漫全身，而肠道内的废物尚未结成干燥的粪便所表现的病证。阳明经证的主要表现包括身体发热，出汗，口渴且喜饮水，或心烦躁动，呼吸粗重似喘，面色潮红，舌苔黄燥，脉洪大。

阳明腑证，指邪热内炽影响阳明脏腑，与肠道内的废物相互搏斗，形成干燥的粪块阻塞，影响脏腑气机的通降所表现的病证。阳明腑证的主要表现包括日间潮热，手脚潮湿多汗，腹部膨胀满闷且疼痛拒按，大便秘结不通，严重时可能出现谵语、狂乱、失眠等症状，舌苔黄厚干燥，甚至可能出现芒刺状苔或苔焦黑燥裂，脉沉缓而有力，或滑数。

三、少阳病证

少阳病证指邪气入侵人体的少阳经脉，正邪之间发生斗争，导致身体功能受损，胆火郁积，经气不畅而表现出来的病证。

少阳病证的主要表现包括口苦，咽干，眼花，晕眩，寒热交替，胸胁部位感到苦闷胀满，默默不欲食，心烦并有恶心欲呕的感觉，脉弦紧。

四、太阴病证

太阴病证指脾阳虚弱，病邪由寒邪所化，内生寒湿导致的病证。脾属于太阴脏腑，是三阴之中的屏障。病邪侵袭体内时，首先影响太阴，因此太阴病证是三阴病证的初期阶段，以脾虚和寒湿为病变的主要特点。

太阴病证的主要表现包括腹部胀满呕吐，食欲不振，腹泻，阵发性腹痛，喜暖喜按，舌苔淡白而湿滑，脉缓。

五、少阴病证

少阴病证是指在伤寒六经传变的后期阶段，出现心肾功能衰弱，全身阴阳耗竭的病变。病情主要以阳气虚弱和内部寒冷为主，属于疾病的严重阶段。少阴证分为寒化证和热化证两种类型，但以心肾阳气衰弱的少阴寒化证为主要表现。

少阴寒化证，指病邪转化为寒冷，导致阴盛阳衰的虚寒证。主要症状包括无热恶寒，四肢冰冷，腹泻清谷，呕吐不能进食，或进食后立即呕吐，脉沉弱微细，或出现身体发热而不恶寒，严重时面部发红。

少阴热化证，指病邪转化为阳热，伤及阴液，出现阴虚阳亢的病证。主要症状包括心烦不眠，口干咽燥，可能伴有咽痛，舌尖红少苔，脉细数。

六、厥阴病证

厥阴病是六经病证发展的最后阶段。当疾病发展到厥阴部位时，体内的阴阳调节失衡，病情变得非常复杂，主要表现为阴阳相争、寒热交替、厥热胜复等病证。其主要症状包括口渴多饮，气上冲心，心中感到疼热，食欲不振，进食后出现呕吐物中带有蛔虫。

在新型冠状病毒肺炎疫情中，中医药起到了重要的作用，学者们根据六经辨证思维对新型冠状病毒肺炎的症状进行了分析。轻型患者症状较轻，可能出现低热或无热、乏力、身体酸痛、咳嗽咳痰、恶心呕吐等症状，主要属于太阳病或太阳少阳两经合病；普通型患者会有发热、乏力明显，咳嗽咳痰、恶心不适等症状加重，还可能出现腹胀、便秘等症状，属于三阳合病阶段，即太阳、阳明、少阳三经症状同时存在；重型患者同样属于三阳合病范畴，其中以阳明经病为主，可能表现为高热面赤、痰黄带血、大便不通、意识不清、呕血、出血等重症表现；危重症表现为呼吸困难、气喘，同时伴有昏迷、出汗、四肢冰凉等，属于厥阴、少阴并病，需要及时治疗，否则会有生命危险。

第五节　卫气营血辨证

卫气营血辨证是叶天士创立的一种辨别治疗外感温热病的方法。该方法根据外感温热病发热过程中不同病理阶段所反映的特点，将其分为卫分证、气分证、营分证、血分证，以此说明温热病变的发展过程中病情轻重、病位浅深和传变规律，并指导临床治疗。

温热病是感受温热邪气引起的急性发热性疾病的总称。其特点是发病迅速，病情多变；在病理方面，热势偏盛，容易导致燥热伤阴，甚至耗损血液；在病程中，可能出现神志恍惚、皮肤斑疹、出血等症状；在疾病后期，可能出现抽搐和昏迷等症状。

温热病多起源于卫分，逐渐传入气分、营分、血分，但这种传变规律并非一成不变。由于患者的体质强弱不同，感受邪气的轻重程度也不同，临床上也有一些病例从营分或气分阶段就开始出现症状；有些病例虽然已经进入气分阶段，但卫分阶段的邪气仍未消除；还有些病例气分中有热，同时血分也受到热灼，导致气血都受到损伤。

一、卫分证

卫分证是温热病的初期阶段，指温热邪气侵袭肌表，导致卫气功能失调的证候。由于肺属于气和卫，与皮肤毛发有关，所以卫分证常伴有肺经的病变。主要表现为发热，微感风寒，舌尖、边缘发红，舌苔薄白或微黄，脉浮数。通常伴有头痛、咳嗽、口渴、无汗或仅有少量汗出、咽喉肿痛等症状。

二、气分证

气分证是指温热病邪侵入脏腑，正邪交争，导致阳热盛行的内热证候。主要表现为发热，出汗，口渴，尿液黄色，舌头红，舌苔黄，脉数而有力。

三、营分证

营分证是指温热病邪侵袭心营，导致营阴受损，心神受到干扰的证候。主要表现为夜间发热，口不太渴或不渴，心烦失眠，严重时可能出现神志恍惚、言语不清，皮肤上可能出现微弱的斑疹，舌呈红色或绛色且没有舌苔，脉细数。

四、血分证

血分证是指温热深入阴血，导致动血、动风、耗阴等病理表现的一类证候，也是温热病发展到最危重阶段的表现。血分证主要累及心、肝、肾，根据病理变化和受损脏腑的不同，可分为血分实热证和血分虚热证两种类型。

血分实热证，指温热邪气深入血分，扰乱心神，导致血行紊乱，或热伤肝经的一种证候，多为血分证的早期阶段。其主要表现为夜间发热，烦躁不安，严重时可能出现神志恍惚，舌呈深红色，脉弦数；也可能出现明显的斑疹、紫黑色斑点，或出现吐血、鼻衄、便血、尿血等症状，还可能出现四肢抽搐、颈项强直、身体痉挛、眼睛上翻、牙关紧闭等症状。

血分虚热证，指血热久留，耗损肝肾阴液，导致持续性低热，或出现机体失养、虚风内动等症状的一种证候，多为血分证的后期阶段。主要表现为持续性低热，夜间热度较高，早晨温度下降，心烦易怒，或出现口干咽燥、体型消瘦、精神疲乏、耳聋等症状，舌干少苔，脉虚细，也可能出现手足蠕动、瘿疭等症状。

卫气营血辨证理论是中医热病学中重要的理论体系，对于多种发热性急性传染病和感染性疾病的辨证论治具有重要的指导作用。无论是感染性疾病、急性传染病、呼吸系统疾病、泌尿系统疾病、眼科疾病还是皮肤病，都可以通过卫气营血理论进行辨证治疗。由于热性病变发展迅速，因此在临床应用卫气营血辨证思想时，需要准确把握疾病的发展趋势，以便迅速采取相应的治疗措施。

第三章　治法鲜明，独具特色

——中医先进的治疗理念

第一节　中医治则

一、什么是中医治则

周超凡先生在《中医治则学》中指出："没有正确的思想，就没有正确的行动。人们从实践中得到正确思想，正确的思想，又不断地推动实践。中医治疗思想与临床实践的关系大体如此。"治疗原则，简称治则，是指治疗疾病的法则。它是在整体观念和辨证论治思想的指导下制定的，对于保持健康、祛除疾病和恢复健康具有普遍的指导意义，是能够指导防病和治病的规律和法则。

中医治则是在治疗思想的指引下产生的，对于临床立法、处方用药和善后调摄具有普遍的指导意义。它作为辨证与立法之间的纽带，通过治则将辨证论治有机地结合在一起。通过遵循治则，医生能够根据患者的具体情况制订相应的治疗方案，并选择合适的药物和疗法。同时治则也在预防疾病和保持健康方面具有重要意义，它是中医学理论与实践相结合的重要桥梁，为中医临床实践提供了基本准则。

二、中医治则有哪些

中医经常提到的一些治疗原则都属于中医治则的范畴，如以平为期、扶正祛邪、三因制宜、标本缓急、正治反治、同病异治、异病同治等。

治则分为三个层次：第一层次是调整阴阳，以平为期；第二层次包括扶正祛邪，根据不同因素制订相应的治疗方案，以相同的治法治疗不同的疾病，以不同的治法治疗相同的疾病，从标本两方面进行治疗，根据疾病特点采取相应的正当治法等；第三层次包括寒性疾病采取温热的治疗原则，热性疾病采取寒凉的治疗原则等，总共涵盖了几十种治疗原则和治法，第三层次的治疗原则和治法之间会有一些重叠和交叉。

这些治则的制定和应用，是中医学理论和临床经验相结合的产物。它们基于中医学整体观念和辨证论治的理念，旨在根据患者的具体情况，灵活选择合适的治疗方案，以达到平衡阴阳、扶正祛邪、标本缓急的目的。这些治则不仅在临床治疗中起到指导作用，也对中医学的理论体系和实践经验具有普遍的指导意义。

（一）基本治则

1. 未病先防，既病防变

我们的祖先在与疾病斗争的漫长岁月中逐渐认识到，疾病的发生和发展是有一定规律可循的。《内经》中明确提出了治未病的理念，强调在未患病之前就要采取预防措施，而对于已经患病的情况，则要及早进行治疗。任何疾病都有其发生、发展、转变和恢复的基本规律。中医的治未病思想就是要了解这个过程，把握这种规律，以达到预防疾病、延年益寿的目的。

2. 治病求本

治病求本是指寻找疾病的根本原因，并针对这个根本原因进行治疗。正确运用这一原则需要正确把握两种情况，即治本与治标、正治与反治。

（1）治本与治标：本和标是相对的概念，有多种含义。从疾病的本质和表现来看，本质是指疾病的本，表现则是指疾病的标。从疾病的发生先后来看，先发生的疾病是本，后发生的疾病是标。从正气和邪气来看，正气是本，邪气则是标。从病因和症状来看，病因是本，症状是标。从病机和症状来看，病机是本，症状是标。治本和治标的原则包括急则治标、缓则治本、标本兼治。

（2）正治和反治：正治是指根据疾病的证候特点进行治疗的原则，也称为"逆治"。如果证候特点是寒，就使用温热的药物治疗；如果证候特点是虚，就使用补益的药物治疗。常用的正治原则有寒者热之、热者寒之、虚者补之、实者泻之等。反治是指根据疾病的表现来进行治疗的原则，也称为"从治"。它通常用于一些复杂严重的疾病表现出的与本质不相符的症状，甚至出现一些虚假表现。它是根据疾病表现的证候来进行治疗的方法。如患者表现出寒象，通常应该使用温热药物治疗，但实际上却用寒凉药物治疗，这与寒证使用热药的正治原则相反，因此称为反治法。常用的反治法有热因热用、寒因寒用、塞因塞用、通因通用等。

3. 扶正与祛邪

扶正与祛邪是中医针对虚证和实证所制定的两个基本治疗原则。中医认为疾病的过程是正气与邪气之间相互对抗的过程，当正气盛而邪气衰时，病情会减轻；而当邪气盛而正气衰时，病情会加重。由于邪气和正气的斗争不断变化，就形成了虚证和实证。因此，治疗疾病的根本目标是扶助正气，祛除邪气。在具体应用时，有时可以单独使用扶正或祛邪的方法，有时需要兼顾扶正和祛邪，先扶正后祛邪或先祛邪后扶正。

4. 调整阴阳，以平为期

疾病的发生从根本上说是阴阳相对平衡被破坏，导致偏盛或偏衰的结果。调节阴阳，纠正偏向，恢复阴阳的相对平衡是临床治疗的基本原则之一。

5. 调整脏腑关系

由于人体是一个有机的整体，脏腑之间在生理上相互协调，在病理上也相互影响。当某个脏腑发生病变时，往往会影响其他脏腑的功能，甚至同时出现病变。因此，调整脏腑关系包括调理某个脏或腑功能的异常，以及调整脏腑关系的失调两个方面。这样可以恢复脏腑之间的平衡和相互协调，促进身体的健康。

6. 三因制宜

三因制宜是因时、因地、因人，即指根据时相、地域和个体的差异性来制订相应的治疗方案。

因时制宜是指根据人体的生理病理变化受到各种时相因素的影响，治疗时应考虑到季节、月份和日节律等因素的变化，并采取相应的措施。

因地制宜是根据不同地区的地理环境特点，制定适宜的治疗方法和选用适宜的药物。不同地域具有不同的土壤、地势和饮食习俗，对人体的生理病理具有一定影响。因此，应根据不同地区的地理环境特点，考虑治疗用药的原则。

因人制宜是根据患者的年龄、性别、体质等特点，制定适宜的治疗方法和选用合适的药物。

7. 同病异治，异病同治

同病异治是指对于同一种疾病，根据不同患者的情况采用不同的治法；或对于同一种疾病，在不同阶段或不同性质的情况下采用不同的治法。如对于感冒，根据不同的病因可以采用辛温解表或辛凉解表等不同的治法；即使是同一种风寒感冒，在初起阶段和进一步发展成里化热的情况下，也会有解表和清里的不同治法。不同患者对同一种药物可能会有不同的反应，这是因为一个患者是风寒感冒，另一个是风热感冒。

异病同治是指对于不同的疾病，由于相同的病因导致相同的证候，采用相同的治法。如中医学认为气虚下陷可以引起脱肛、久痢、崩漏下血或子宫脱垂等完全不同的疾病，但由于它们都是由于中气亏虚所致，所以都可以采用补中益气汤来治疗。

（二）辨证治则

中医采用了多种不同的辨证方法，在临床实践中各具特点、适用范围和应用时机。因此，在临床应用时必须严格掌握和区分它们的适用情况，不同的辨证方法对应着不同的治疗原则。

在临床实践中，常用的辨证治则包括八纲辨证（即阴阳、表里、寒热、虚实）、卫气营血辨证、脏腑辨证、气血津液辨证、三焦辨证、六经辨证、六淫辨证等。这些治疗原则与临床诊断和辨证密切相关，都是中医治则学的重要内容，对临床医生具有重要的指导作用。

（三）辨病治则

辨病治则是根据不同疾病选择相应的治疗原则。如内科、外科、妇科和儿科等领域的疾病都具有各自的特点。

以内科疾病中的"发热"为例，发热是临床的上常见症状，会出现在许多疾病过程中。发热可以分为外感发热和内伤发热两种类型。外感发热常见于感冒、伤寒、温病和瘟疫等疾病。外感发热如伴有恶风、头痛、鼻塞和咳嗽，称为"感冒"；伴有恶寒、头痛、颈背身痛，则为"伤寒"；口内干燥伴有类似感冒的症状称为"风温"；伴有头胀类似被包裹住的感觉，是感受外湿寒邪的表现。外感发热的病因多与风热或风寒外邪侵袭体表有关。发热体温常达到39℃以上，伴有恶风、畏寒、寒热交替、头痛、鼻塞和脉搏有力等症状。外感发热可以在一年四季发生，由于病变多局限于体表，因此治疗相对较容易。

内伤发热多由于脏腑功能失调、气血阴精亏虚等因素引起，其发热的特点不同，治疗原则也有所差异。

第二节　中医治法

一、什么是中医治法

治法是指在中医治则的指导下，结合辨证论治而确定的治疗疾病的具体方法。与其他治法的定义相比，这个定义有以下2个特点：①它将治疗原则和治疗方法结合在一起，突显了治则治法的密切关系，明确了治则在确定治法时的地位和作用。②它明确了治则对治法的规范指导作用，同时强调了与辨证论治的相互补充，突出了通过望、闻、问、切四诊所获取的资料。治法在制定中的重要性使其具有更强的原则性和针对性，明确了治法仅针对疾病。至于养生、保健、预防亚健康等领域，建议不使用治法一词。治法不仅限于药物、针灸、按摩等具体方法，一切对患者身心有益的方法都可以称为治法。这个定义可以说是相当全面准确的。

总之，中医治法是指在特定的治则指导下制定的针对疾病和证候的治疗方法。具体来说，可以从治疗大法、具体治疗方法和治疗措施来理解。

治疗大法是针对一类具有相同病机的证候而确定的方法，如中医的八法，即汗、吐、下、和、清、温、补、消，其适应范围相对较广。从治疗方法的分类来看，方法众多，手段多样。从治疗途径来看，可以分为内治法和外治法。从治疗手段来看，包括药物治疗、心理治疗、针灸治疗、推拿治疗、刮痧疗法、拔罐疗法等多种方法。在药物治疗方面，根据给药途径的不同，有内服、外敷、吹喉、点眼、灌肠、药浴等方法。根据治法的功能主治不同，还有清热平肝、活血补虚、内病外治、冬病夏治等不同。

二、中医的治法——八法

1. 汗法

汗法是通过促进排汗来驱逐外邪的方法，也称为解表法，指的是通过开通腠理、促进汗液排出，以使体表的邪气随汗液一起排出的治疗方法。

中医学认为，如果邪气在体表或疾病发生在相对表浅的部位，可以利用发汗的方法使病邪随汗液排出体外。利用发汗来解热是古代医者长期积累的经验。在《内经》中就有"体若燔炭，汗出而散"的描述，意思是高热的患者因为出汗而退热，从而产生了利用人工方法诱发出汗来退热的观念。

古代的发汗方法非常丰富，除了使用中药外，还有熏蒸法、浴法、烧灼法等。此外，还有一些辅助出汗的方法，如在用药时饮热水、喝热粥等。《伤寒论》中就有不少关于这方面的记载，比如张仲景使用桂枝汤配合喝热粥来帮助出汗。

汗法适用于外感六淫侵袭肌表导致的表证，通过发汗将邪气祛除，以达到气血通畅、营卫调和的目的。邪气在体表时，可能有风寒、风热的差异。此外，还存在气血、阴阳不足，同时又受邪气影响的情况。

在临床应用中，可以根据具体情况选择辛温解表法、辛凉解表法或扶正解表法。如辛温解表法是指使用具有辛温解表的药物治疗风寒表证的方法，这类药物具有发散风寒的作用。对于一些感冒患者，可能出现怕冷、发热、头颈僵硬或疼痛、肢体酸痛等症状，但口不渴，有些患者出汗，有些患者则无汗，舌苔薄白，脉浮紧或浮缓。临床上常用麻黄、桂枝、荆芥、苏叶、防风等药物组方进行治疗。

汗法的禁忌包括禁止在内证（病变已进入内部，不再表现在体表）中使用，无论是内实热证还是内虚寒证都不适宜使用汗法；暑热证也不适合使用汗法，因为误用或滥用可能会导致神经系统症状加重；虚证患者慎用汉法。

2. 吐法

吐法是一种治疗痰涎、宿食、中毒等病证的方法，通过使用刺激性药物或手法引发呕吐反应。吐法可分为峻吐法、缓吐法和探吐法。

在古代，人们发现某些具有催吐作用的植物可以引发呕吐反应，或者当人体摄入有害物质时，身体会本能地通过呕吐将其排出。有些疾病或症状，如胸膈闷满，偶尔通过呕吐可以立即感到舒畅。这些经验和实践逐渐积累，并随着对疾病认识的丰富而有意识地应用吐法于某些疾病的治疗中。

吐法主要适用于病邪滞留于咽喉、胸膈、胃脘等部位，且病情紧急的实证疾病。根据催吐力度的强弱，吐法可分为缓吐法、峻吐法和涌吐法。代表性的方剂包括缓吐力度较温和的参芦散，峻吐力度较强的瓜蒂散，以及用于急救的涌吐方剂如通关散、救急稀涎散等。

在应用吐法时，需要注意一些禁忌情况。如老年人、孕产妇、出血性疾病患者不宜用吐法；患有肝硬化并伴有食管静脉曲张、胃十二指肠溃疡并有出血史、心力衰竭的患者不宜用吐法；体质虚弱的患者须谨慎使用吐法。

3. 下法

下法是一种治疗里实证的方法，通过使用具有通便、逐水和润肠作用的方药，以驱逐体内积聚的实邪。下法可分为寒下法、温下法、润下法、逐水法及攻补兼施法等。

下法是我国劳动人民在长期生产实践中逐渐总结出来的治疗经验。早在《内经》中就有关于下法的记载，《神农本草经》中也详细记载了大黄、甘遂、大戟、巴豆、郁李仁等泻下药物的用法。《伤寒论》和《金匮要略》广泛应用下法治疗外感时病和内伤杂病。著名医家张从正对下法的理论和应用进行了精辟论述，并将下法广泛应用于多种疾病的治疗。

下法主要适用于宿食、结粪、蓄血、水停等实邪内结和腑气不通等病证，包括寒下法、温下法、润下法、逐水法等。如寒下法适用于里实热证，常用的方剂包括大承气汤、大黄牡丹汤等。20世纪80年代，由王永炎院士领导的研究团队首先开展了化痰通腑法治疗中风病痰热腑实证的研究。该方法于1986年获得了卫生部科学技术成果奖乙等奖，并被广泛应用，已纳入《中医内科学》教材中。

在应用下法时，需要注意一些禁忌情况。孕妇、月经期的女性一般禁用下法；高龄体弱者、产后、大量失血者及病后体液亏损者须谨慎使用下法；低血钾症患者也须谨慎使用下法。

4. 和法

和法是一种运用和解或调和的方法，用于祛除半表半里之邪或调和脏腑阴阳表里失和之证的治疗方法。

上古时期，懂得养生之道的人们，借鉴了自然界的阴阳变化规律，调整自身的阴阳平衡，通过和解调和的方法养生。他们在饮食方面有适当的节制，作息时间也有规律，避免过度劳作，以保持身心健康，达到长寿的目标。在这里，"和"更加强调调和平衡的意思。

和法适用于外感热病中邪气寄居在少阳经，邪气潜伏在脉络之中，邪气滞留于三焦，以及内伤杂病中肝脾不和、胆胃不和、肠胃不和及疟疾等病证。以少阳病为例，和法最著名的代表方剂是小柴胡汤，它是治疗少阳病的首选方剂。小柴胡汤在《伤寒论》中被广泛应用，被认为是十分有效的方剂。

需要注意的是，若病邪仅在肌表而未入侵到人体少阳半表半里，或者邪气已经进入体内而阳明热盛，都不适合使用和法进行治疗。

5. 温法

温法是一种使用具有温热性质的药物，以温暖体内、增强阳气、祛除寒邪的方法，用于治疗内寒证。温法包括温中祛寒、温经散寒、回阳救逆等不同方法。

古代的先民们在长期的生活实践中观察到，当他们食用辛辣食物后，会感到温热，可以御寒。随后他们逐渐认识到出汗可以缓解风寒、疏解寒痛，因此自然而然地形成了"寒者温之"的概念。

温法适用于阳气不足、脏腑虚寒内生或外寒直接入侵体内的各种虚寒证。临床上常用的温法包括温中散寒、回阳救逆、温经散寒等不同方法，还有温肺化饮、温肾利水、温胃理气等方法，都属于温法的范畴。如温中散寒主要适用于脾胃虚寒证，常用方剂有理中丸、小建中汤等。

在应用温法时需要注意适度，不可过度使用。还要根据具体情况进行个体化应用，如一些患者本身就是气虚火少或阳气较弱，可以结合温补法进行治疗，适当增加温药的使用。同时要根据不同的季节进行应用，夏季酷热时应轻度使用温剂；严寒的冬季可以适当增加使用。然而，对于出现真热假寒的情况，以及出现呕血、咳血、尿血、便血等出血倾向的患者，属于血热妄行者时应禁用温法。对于体质阴虚、舌红、口干咽痛等症状的患者也应慎用温法。

6. 清法

清法是一种使用寒凉清热性质的中药，用于清除热邪、消退虚热，以治疗内热证的方法。

人们在炎热的天气中喜欢找凉快的地方、吹凉风、喝冷饮来缓解炎热感。当发热时，口渴的人常喜欢喝冷饮，有些人发热时喝冷饮可能会降温。古人也有利用寒凉来解热的方法。随着医疗实践的深入，人们也认识到寒凉药物可以清除体内的热邪。清法在生活经验和医疗实践中逐渐得到丰富和发展。

清法主要适用于热证。由于热证的临床表现复杂，除了由外邪引起热量过剩的表现外，还可能伴随不同组织、脏器的损害症状，以及不同脏腑疾病的变化。清法也可用于杂病治疗，如通过清肝火来发现具有降血压作用的野菊花、黄芩等中药。具体的治疗方法包括清热解毒、清热泻火、清血热、清虚热等。

以清热解毒法为例，主要适用于由热毒引起的各种实热证。如有些患者在外感热病的热毒炽盛阶段，会出现一些疮痈、斑疹、丹毒，甚至出现带有脓血的腹泻等症状。这些证候通常以红肿、发热、疼痛甚至化脓和溃烂为特点。治疗时常使用蒲公英、黄连、黄芩、白头翁、大青叶等寒凉药物。

清热药物一般具有苦寒性质，会损伤阳气，因此用量不宜过大，服药时间也不宜过长。必要时可以配合具有健脾胃、滋阴生津作用的药物。

7. 消法

消法是一种通过消导和散结的作用，使聚集在体内的食物、痰液、气体、血液、水分、虫类等有形物质消散的方法。

消法也是古代先民在生活和健康实践中总结发展起来的治疗方法。在《内经》之前就有相关的记载。如在《五十二病方》中第四十九方记载了蛊病，该病指的是积滞停聚所引起的癥瘕、痞块、瘀血、虫积等疾病。这些记载为消法的形成和发展奠定了理论基础。

消法主要适用于内实证，所谓内实是指病邪停滞聚结于人体内，包括食物积聚、气体积聚、血液积聚、痰液积聚等情况。

以食物积聚为例，可以采用消食导滞的方法进行治疗。当我们说积食时，指的是消化不良，容易出现腹胀、胃部闷痛、打嗝、口中有腐臭或宿食气味、腹痛、便秘或不爽的腹泻等症状。可以使用一些消食导滞的中药，如神曲、谷芽、麦芽等，这些药物侧重于消除谷物积滞；而对于肉食积滞，常使用山楂、鸡内金等。由于食物积聚常伴有气滞，因此常同时使用莱菔子、枳实、槟榔等来增强行气理气的作用。食物积聚还容易导致郁而化热，此时还可以配伍黄芩、黄连、连翘、蒲公英等来清热。

从 20 世纪 60 年代开始，以陈可冀院士等老专家为代表，进行了血瘀证和活血化瘀的现代科学研究，对活血化瘀治疗方法进行了创新和发展。20 世纪 80 年代，以吴以岭院士等专家学者为代表，提出了"络以通为用"的治疗总则，制定了通络法具体应用范围。这些均是对消法的应用创新和发展。

在应用消法时需要注意病因、病位和病程等因素。无论属于阴虚还是阳虚，都要慎用消法。

8. 补法

补法是一种治疗各种虚弱证候的方法，通过使用具有补益作用的药物来恢复机体的正气，改善机体的虚弱状态。它是增强体质、改善机体虚弱状态的一种方法。

虚者补之，《神农本草经》中记载的 365 味中药中，有 70 味具有补益作用。同时，还记载了人参、灵芝、黄芪、鹿茸、当归、地黄等著名的补养药物。这些药物的记载为补法的形成和补益剂的发展奠定了药物基础。

　　常见的补法包括补气、补血、补阴、补阳、阴阳双补、气血同调等，不同的治疗方法适用于不同的病证。

　　以补气法为例，主要用于改善机体气虚状态，治疗各个脏腑的气虚证候。如何判断是否存在气虚呢？气虚证包括卫气虚、肺气虚、脾胃气虚、肾气虚、肝气虚、心气虚等，一旦出现这些证候，会表现出面色萎黄、倦怠、困倦、乏力、气短懒言、容易出汗等症状。

　　补法在临床应用中非常广泛，涉及多个临床专科。如针对脾肺气虚，可以使用四君子汤、补中益气汤等；补血法主要针对心肝血虚，可以使用四物汤、归脾汤等；补阴法适用于五脏阴精或阴液不足的情况，可以使用六味地黄丸、左归丸、沙参麦冬汤、天王补心丹等；补阳法主要应用于脾肾阳虚，可以使用理中丸、肾气丸等。

　　在使用补法时，应根据气血阴阳虚弱的情况来进行补益，适当加入促进气血循环和津液生成的药物。但需要注意调理脾胃，促进药物吸收和代谢，以起到补虚的效果，同时也不可滥用补益药物。

　　以沈自尹院士为代表的研究者从 20 世纪 50 年代到 70 年代对肾阳虚、肾阴虚证患者进行了临床研究。他们的理论研究成果不仅提高了相关疾病的临床疗效，还推动了全国中医和中西医结合事业的发展。

第四章　资源丰富，疗效优势

——一花一草如何入药

第一节　什么是中药

中药是指我国传统药物的总称。几千年来，中药一直是我国人民对抗疾病的主要工具。由于植物药应用时间最早、数量最多，使用也最广泛，所以古代将药学称为"本草"。许多古代中药文献都以"本草"为名，如我国现存最古老的药物学著作《神农本草经》和明代李时珍编写的被誉为"东方药物巨典"的《本草纲目》。近代随着西方医药学的引入和传播，才逐渐产生了"中药"这个词汇，并一直沿用至今。

中药的来源，除了极少数人工制品外，主要是天然的动物、植物和矿物。然而，我们不能仅通过来源来定义中药。之所以称为中药，更重要的是其具备中医药理论的正确认识和指导。没有经过理论武装的中药很难战胜疾病，更不可能形成一门学问和学科而传承数千年。因此，"中药"的定义是中医药理论指导下的来源于植物、动物、矿物及其加工品的药物。中药包括：①中药材，包括中草药和中药饮片。②中药制剂，包括传统的丸、散、膏、丹、汤等传统临床制剂。③中成药，指经国家药品监督管理部门批准的商品化中药制剂。④中药颗粒剂，是近年来在汤剂和糖浆剂的基础上发展起来，方便服用的临床配伍剂型。

从《神农本草经》开始，逐渐形成了专门研究中药基本理论，各种中药的来源、采制、性能、功效、临床应用等知识的学科——本草学。现代通常称为"中药学"，是中医学的一个重要组成部分。

第二节　中药是怎么发现的

中药的发现可以分解为两个问题来解答。

一是中药的起源问题，即我们的祖先是如何发现中药的。中药主要以自然资源为来源，其特殊功效是通过偶然发现而开始的。古代，我们的祖先以采集植物和狩猎为生。除了面临疾病和有毒植物的威胁外，还要应对虎狼等野生动物的伤害。疾病、外伤和中毒是他们经常面临的问题。发现中药的机会也是偶然的：他们偶然吃了某种水果，发现疾病症状减轻了；他们随手采摘的野菜叶子，嚼碎后敷在伤口上，发现外伤止血了；他们偶然吃了某种植物，发现呕吐、腹痛、腹泻等中毒症状消失了。在危险的环境中，先民们通过一次次的机缘巧合，不仅注意到了一些有毒的植物，也觉察到了一些具有特殊功效的植物，从而发现了药物。

二是根据医史学家的研究，猿人和最早的人类最初用来充饥的食物大多是植物，因此最早被发现的也是植物药。随着渔猎生产和生活方式的开始，人类才有可能接触更多的动物及其肉类、甲壳、骨骼、血液、脂肪和内脏等，逐渐了解了某些动物药的医疗作用。随着生产力的发展，农耕、动物驯养和渔猎生产的进步，人们对药物和食物的认识不断提高，逐渐深入了解了植物药和动物药。直到原始社会后期，随着采矿和冶炼的兴起，又相继发现了矿物药。

中药的发现和积累是我国劳动人民长期生活实践和医疗实践的结果。古籍中记载的"神农尝百草，一日而遇七十毒"的传说生动而形象地反映了古人认识药物的艰难过程。

"象思维"在中药发现和功能扩展中起着重要作用。它是一种运用物象和现象进行思维和推理的思维方式，"象"思维将感性认识、理性认识和超理性认识融合在一起。古人经常通过类比和推理，将现象与情境相似的事物联系起来，由此认识和发现新事物。这正如《内经》所说的"援物比类"，现代我们称之为"取象比类"的方法。如汪昂在《本草备要·药性总义》中举例说：药之为物，各有形、性、气、质。其入诸经，有因形相类者（如连翘似心而入心，荔枝核似睾丸而入肾之类），有因性相从者（如属木者入肝，属水者入肾；润者走血分，燥者入气分；本天者亲上，本地者亲下之类），有因气相求者（如气香入脾，气焦入心之类），有因质相同者（如药之头入头，干入身，枝入肢，皮行皮。又如红花、苏木，汁似血而入血之类），自然之理，可以意得也。

一个最直接的例子是如果某物的形象与人体或特定身体部位相似，就有可能对该部位有作用，比如皮肤药物可以治疗皮肤问题，心药可以影响心脏，植物茎节药可以治疗骨骼问题，果核药可以调理睾丸等。某物具有特定性质或习性时，也有可能对应相应的功效，比如金属和石头质量较大，可以起到压制或沉降的作用；动物的血肉与人体血肉相似，可以起到补充营养的作用；嗜血和吸血的昆虫可以用于治疗血液相关的疾病等。

古人运用"象"思维和"取象比类"的方法，将天地自然的现象和规律（如阴阳、四时、五行）与药物的四气、五味、升降浮沉联系在一起，将药物的形状、颜色、性质、气味、质地、特性与人体联系起来，通过推理和发现"类似描绘"和"意从类推"，发现了许多药物的功效。随着对现象层面规律的发现越来越多，古人对"取象比类"的运用变得更加熟练，这个方法成为了一种宝贵的工具，使尝试药物和测试药效有了方向和捷径，中药的发现实现了飞速增长。

第三节　中药为什么能治病

中药在预防和治疗疾病中的基本作用主要包括祛除致病因素（祛邪），助益人体正气，协调脏腑和经络的活动，从而纠正疾病所表现出的阴阳失衡的现象，使人体恢复到阴阳平衡的正常状态。简而言之，就是通过偏向的治疗手段来调节身体内部的不平衡，实现脏腑的协调。

药物之所以能够对病情有针对性地发挥上述基本治疗作用，是因为每种药物都具有一定的特性和作用，之前的医学家也称之为药物的"偏性"，即指药物的特定作用能够纠正疾病所表现的阴阳失衡。清代医学家徐灵胎说过，药物的使用，可以根据其气、味、色、形、质、性情、生长季节、产地等方面的特点，针对疾病的偏盛或偏衰进行治疗，从而能够补偏救弊，调和脏腑。只要深入探求其理，就能够自然地理解这些特性。

药物的偏性为什么能够纠正人体的偏盛偏衰呢？唐容川在《本草问答》中做出了以下总结：天地之间只有阴阳两种气流行，形成了五运，并在此基础上形成了六气。人的生命与天地密切相关，天地的五运六气影响着人体五脏六腑的运行。尽管万物与人体不同，但万物无一不是由天地的一种气所生，只是每种物质得到了一种气的偏向，人就得到了天地的完整气息。假如人体内的气偏向过度，就会导致疾病的发生。而通过药物的偏性，可以调节我们身体的偏盛偏衰，使其恢复到平衡状态。

如在治疗热证时使用寒凉药物，在治疗寒证时使用温热药物，就是为了纠正人体的寒热偏性。另外，对于气虚的人，可以用党参、黄芪、白术来补益中气；对于阳气虚弱的人，可以用肉桂、附子来温养阳气。对于血虚的人，可以用熟地黄、当归、阿胶来补血；对于阴虚精亏的人，可以用味厚的龟甲、鳖甲来滋补阴液。药物的偏性主要表现为四气和五味的差异，以及其性味与阴阳厚薄的差异；而人体的疾病状态主要表现为阴阳气血的偏盛偏衰。当药物作用于人体时，通过气、味、形、精的相互转化，以实现以偏纠偏、调和脏腑阴阳气血的目的。

在使用药物时，追求的是阴阳的平衡和调和，不能过分偏向。过度补充会产生负面影响，反而伤害正气。此外，《素问·五常政大论》中也说："大毒治病，十去其六；常毒治病，十去其七；小毒治病，十去其八；无毒治病，十去其九。"在饮食中，应适当摄入谷物、肉类、水果和蔬菜，不要过量摄入，以免伤害正常的机体。药物都具有一定的偏性，无论药物的偏性大小，还是用于治疗或养生，我们应该追求的目标是"守中致和，以平为期"。

第四节　中药的药性与应用

药性理论是中药性质、作用及临床应用的基本理论。传统药性理论主要研究两个方面的内容：一是气味药性，包括四气、五味、升降浮沉、归经、毒性等，这些是药物在作用于人体时所表现出的内在特性；二是形气药性，也就是根据药物（包括药材）的形态、颜色、气味、味道、质地及药材的生长环境等外在特征来分析药物的作用特点。

随着中药现代化进程的推进，现代研究在揭示中药物质基础和作用机制方面取得了重要进展。当代研究将传统中医药的优势和特色与现代科学技术相结合，取得了令人鼓舞的成果。现代研究利用先进的科学仪器和技术手段，对中药的化学成分、药效物质及作用机制进行了深入研究，揭示了中药的有效成分和药效机制。这些研究为中药的临床应用提供了科学依据，推动了中药现代化和国际化进程。

（一）性味药性

性味药性，是以四气五味为基础的药性，是指药物作用于人体所表现出来的特性和功能，包括四气、五味、升降浮沉、归经、毒性等。

1.四气

四气，也称为四性，指的是药物的寒、热、温、凉四种药性，它们反映了药物对人体阴阳盛衰和寒热变化的影响倾向。

四气的寒凉和温热可以从阴阳的角度进行划分，属于两种不同的性质。寒凉属于阴性，温热属于阳性，它们的作用相反。而温和热、寒和凉之间具有共性，温略低于热，凉略低于寒，即在共性中存在程度上的差异。除寒热温凉外，还有一类称为"平性"的药物。所谓"平性"，指的是药性平和，作用温和缓慢，寒热性并不明显，或略带温性，或略带凉性，但仍然属于四气范畴，因此习惯上仍然称为"四性"而不是"五性"。

中药的寒、热、温、凉特性反映了药物对人体阴阳盛衰或寒热变化的作用特点。具体而言，温性和热性的药物通常具有驱散风寒、温里驱寒、补火助阳、温经通络、回阳救逆等作用；而寒性和凉性的药物则具有疏散风热、清热泻火、凉血解毒等作用。在临床应用中，遵循"寒者热之，热者寒之""疗寒以热药，疗热以寒药"的原则。在运用中药时，必须掌握寒、热、温、凉四性，以便能够准确地选择寒凉药或温热药来治疗病情的寒热阴阳。相反，如果使用热性药物来治疗热性病，或使用寒性药物来治疗寒性病，必然会产生不良后果。在临床上，有些疾病表现为寒热错杂，可以同时使用热药和寒药，但要明确寒性和热性的相对多少。此外，还有一些临床上的危重症，出现了"真寒假热"或"真热假寒"的情况，此时必须避开"假寒"或"假热"的表象，针对其"真热"或"真寒"采用相应的寒药或热药进行治疗。对于其假象，必要时可以加用药性相反的药物，起到相辅相成的作用，以提高疗效。

2. 五味

五味主要是指中药所具有的辛、甘、酸、苦、咸五种与味觉相关的特性。除此之外，还有淡味和涩味，但是酸、苦、甘、辛、咸是与五行和五脏相配属的主要药味，所以习惯上称为"五味"。

"五味"本义是指食物和药物的真实滋味，然而在本草学中，对于药味的描述并不限于真实滋味，而是包含了根据功效被赋予的口尝不到的味道。因此，药味的含义有两个方面：一是反映了部分药物的真实滋味，是通过口尝而得来的，与实际滋味相符。如甘草味道甘甜，黄连味道苦涩，乌梅味道酸涩，鱼腥草味道辛辣，芒硝味道咸。二是代表着药物的某种作用特点，是根据其作用和功效推导得出的，并非味觉所能感知的真实味道。如葛根、石膏都能透热解肌，因为具有辛甘发散的作用，所以推断其具有甘甜和辛辣的味道，但实际口尝并没有甘甜或辛辣的味道；磁石入肾，能够益肾阴而敛浮阳，纳气平喘，推断其具有咸味；罂粟壳、禹余粮都能涩肠止泻，所以被认为具有涩味。这种通过实际功效来推断"味"的方法，有助于学习和掌握药物的特性。但同时也提示，仅凭"味"来解释和归纳药物作用的基本范围具有一定的局限性，必须结合气味、形态、颜色、质地等因素进行综合分析，才能更全面地了解药物的作用和特性。

关于五味的作用，《内经》中提出了"辛散、酸收、甘缓、苦坚、咸软、淡渗泄"等理论，并不断进行补充和发挥。到清代汪昂的《本草备要》中总结为凡药酸者能涩能收，苦者能泄能燥能坚，甘者能补能和能缓，辛者能散能润能行，咸者能下能软坚，淡者能利窍能渗泄，此五味之用也。

（1）辛味能散能行："发散"指的是具有发汗的作用，常用于治疗表证，如辛味的麻黄、桂枝、荆芥、薄荷等。"行"指具有促进气血流通的作用，如辛味药物木香、陈皮、香附等，具有行气的功效；当归、川芎、红花等则能够活血化瘀。此外，还有"辛润"的说法，根据《素问·脏气法时论》中的描述，肾阴虚燥的情况下，急须食用辛味药物以滋肾阴，打开毛孔，促进津液产生，通畅气机。所谓"辛润"实质上是促进肾阳气化，推动津液运行以滋养全身，以及蒸发液体以补充化源等功能的总结，并不是指辛味药物具有滋润津液的作用。由于辛味药物多属辛散燥烈，容易耗气伤阴，因此在气虚、阴津亏损及表虚多汗等情况下不宜使用。

（2）甘能补能和能缓：甘味有补益作用，能滋补人体的气血阴阳，或辅助人体正气，或补充不足的阴血。如人参、黄芪等具有甘温补气的作用，当归、熟地黄具有甘温补血的作用，鹿茸、淫羊藿具有甘温壮阳的作用，沙参、麦冬等具有甘寒养阴生津的作用。甘味药物常用于治疗虚证。甘味还具有和中、调和其他药物的作用。甘草、大枣常用于复方中起到调和药性和脾胃的作用。甘味也具有缓解毒性、烈性及缓解痉挛、疼痛等作用。如甘草具有缓解急痛、缓和药性和解毒的功效，甘草、大枣、蜂蜜也常用于复方中起到缓和药性的作用。由于甘味药物性质多腻滞，容易助湿碍脾，古人有"脾虚湿滞勿用甘味滋补之品"的说法，即脾虚湿滞的人不宜使用甘味滋补的药物。

（3）酸能收能敛：酸味药物具有收敛固涩的作用，主要表现为止泻、收敛汗液、收敛精液、缩尿、止带、止血等抑制人体阴液滑脱的效果，以及收敛肺气止咳嗽、收敛心神安神等无形的作用。如五倍子、五味子具有收敛止汗的作用，酸枣仁、山萸肉具有收敛心神安神的作用，乌梅、石榴皮具有涩肠止泻的作用，金樱子、覆盆子具有收敛精液和缩尿的作用。此外，一些酸味药物也具有生津作用，如乌梅、五味子等。由于酸味能够收敛邪气，因此实邪者不宜使用。

（4）苦能泄能燥能坚：苦味药物具有泄解作用，可以通泄、降泄、清泄，如大黄、虎杖可以通泄腑气以通便，杏仁、厚朴可以降泄肺气以止咳平喘，栀子、黄芩可以清火泄热，具有清火除热的功效。苦味药物也具有燥湿作用，可以分为苦寒燥湿和苦温燥湿两类，前者如黄连用于湿热证，后者如苍术用于寒湿证。此外，还有"苦坚"的说法。《素问·脏气法时论》中说："肾欲坚，急食苦以坚之。"实际上，"苦坚"是通过苦味的清火泄热的作用来保护阴液的，也称为"坚阴"。代表药物有黄柏、知母等。苦寒药物容易损伤脾胃阳气，用量过大或使用时间过长，容易导致脾胃阳虚，因此体质虚弱的人应慎用苦寒药物。

（5）咸能走下入血能软坚：咸味具有下行作用，如芒硝具有泻下作用。咸味还可以进入肾脏进行补益，如海马、鹿茸、蛤蚧等药物，有些药物为了增强进入肾脏的作用会进行盐炙，如盐黄柏、盐知母、盐杜仲等。咸味药物也可以进入血液，如水牛角、玄参味咸，可以清热凉血。咸味药物可以软化坚硬的肿块，用于消除瘿瘤、淋巴结核、痰核等，如牡蛎、玄参、昆布、海藻等。

除五味外，本草还提到了淡味、涩味和芳香味。淡味药物具有渗透和泄泻的作用，可以渗透和排出体内的水湿，适用于治疗痰饮、湿浊、水肿、小便不利等病证，如茯苓、猪苓、泽泻、薏苡仁等。涩味药物具有收敛的作用，类似酸味药物的收敛固涩作用，如赤石脂、禹余粮可以收敛肠道止泻，仙鹤草、白及可以收敛止血，龙骨、牡蛎可以敛汗、摄精、缩尿、止带，莲子可以补脾益肾、涩肠止泻等。芳香味药物具有化湿健脾、开窍醒脑、消除秽浊等作用。如藿香、佩兰可以化湿健脾，用于治疗湿浊困脾；麝香、冰片可以通窍醒脑，用于神志昏迷；苍术、草果、佩兰可以消除秽浊，可在疟疾流行时作为预防药物。

3. 升降浮沉

升降浮沉是药物在人体内表现出的不同趋势，包括上升、下降、扩散和沉潜等。升与浮、沉与降的趋向相似，很难严格区分，因此通常将其合称"升浮"和"沉降"。升浮药物具有上升、外发等作用，可以提升阳气、发汗解表、祛风散寒、开窍醒脑、促进呕吐等；而沉降药物具有向下、向内的趋势，具有降逆、潜阳等作用。

一般具有升举阳气、发汗解表、祛风、散寒、开窍醒脑、涌吐等功效的药物，具有上升、外发的性质，称为升浮药物；而具有清热、泻下、利水、平肝潜阳、镇心安神、降逆止呕、降气平喘、消积导滞、收敛固涩等功效的药物，则具有下行、向内的性质，称为沉降药物。有些药物升浮和降沉的作用并存，如川芎既能上升头部的气血，又能下降血海部的气血，威灵仙、艾叶则具有通行十二经络的功效。

掌握药物的升降浮沉性质可以更好地指导临床用药。在临床应用中，一般原则是根据病情选择药物，选用与疾病的上下内外趋势相反的药物；根据病位选择药物，选用与疾病所在部位高低深浅相符的药物。升浮药物适用于病位在上或在表的疾病，如麻黄、薄荷、防风适用于表证和头痛；或者用于具有下降趋势的疾病，如黄芪、升麻、柴胡适用于中气下陷、久泻和脱肛。沉降药物适用于病位在下或在内的疾病，如大黄泻下治疗便秘，车前子利尿治疗小便不利；或者用于病情上逆的疾病，如代赭石降逆止呕用于呕吐，苏子降气治疗喘咳。

那么如何判断药物的升降浮沉呢？一般可以从以下四个方面综合分析。

第一，考虑药物的四气。药物的寒热温凉属性对其作用趋向产生影响。温热的药物多具有升浮的作用趋向，而寒凉的药物多具有沉降的作用趋向。

第二，考虑药物的五味。药物的五味及其阴阳属性会影响药物的作用趋向。辛甘味的药物属于阳性，其作用趋向多升浮；而酸苦咸味的药物属于阴性，其作用趋向多沉降。因此，《素问·至真要大论》提到："辛甘发散为阳，酸苦涌泄为阴。"李时珍在《本草纲目》中也提到："酸咸无升，辛甘无降。"

第三，考虑药物的气味厚薄。《素问·阴阳应象大论》中提到："味厚则泄，薄则通。

气薄则发泄，厚则发热。"如桂枝气味薄而具有发泄作用，所以上行而发表；肉桂气味厚而具有发热作用，所以下行而温肾。大黄的气味和质地都属于厚重，味厚则具有泻下作用，因此它的泻下性质十分强烈，称为"将军"。

第四，考虑药物的质地轻重。一般来说，花叶及质轻的药物大多具有升浮的性质，如苏叶、荷叶、辛夷、升麻等。相反，子实及质重的药物大多具有沉降的性质，如苏子、枳实、牡蛎、磁石等。然而，上述情况并非绝对，还需要综合考虑气味特点。如苍耳子虽然属于果实类药物，但其辛温而轻，且具有芒刺，主要用于治疗风证，因此具有升散上行的作用。

药物中的气味、味道、厚薄等因素相互影响，同时用药部位和质地也存在轻重差异，这使得药物的升降浮沉变得错综复杂。因此，在判断药物的升降浮沉时，不能仅从一个方面考虑，而是需要综合上述各种因素，并结合临床实际疗效进行全面分析，才能得出正确的结论。

当然，除了前面提到的因素外，我们还需要注意炮制和药物配伍对于升降浮沉的影响。

有些药物会表现出"生升熟降"的特性。如生麻黄在发汗解表方面效果良好，而炙麻黄在平喘方面效果更佳。酒制可以增强药物的升散作用，比如大黄、黄连经过酒制后可以更好地上行作用于头面部，增强对上部热证的清热力量。而盐水制后则可以促使药物向下作用于肝肾，比如杜仲、巴戟天、补骨脂等经过盐制后能增强补肝肾的作用，小茴香、橘核、荔枝核等经过盐制后能增强治疗疝气和止痛的功效。此外，姜汁炒则具有发散的作用，而醋炒则具有收敛的作用，这也会影响药物的升降浮沉特性。

药物的升降浮沉还受到配伍的影响。如黄芪，性味甘温，具有益气升阳的特性，本身具有升浮的属性。黄芪与党参、柴胡、升麻等药物配伍时，能够提升中气；与白术、防风配伍时，则具有收敛固表和止汗的作用；与白术、防己配伍时，则具有沉降利水和渗湿的作用。在复方中，个别升浮药物与大部分沉降药物混合使用时，其沉降作用会受到限制。同样，个别沉降药物与大部分升浮药物混合使用时，其沉降作用也会受到限制。某些药物可以通过配伍改变其升降趋向，比如桔梗可以载药上行，引导其他药物向上升浮；牛膝可以引药下行，引导其他药物向下沉降。

因此，正如李时珍在《本草纲目》中所说，药物的升降特性与其适应人体的情况密切相关。

4. 归经

关于归经的起源，可以追溯到《内经》中有关"五味入五脏""五走""五色入五脏"等记载。其中，酸味归于肝，辛味归于肺，苦味归于心，咸味归于肾，甘味归于脾。酸味走筋，辛味走气，苦味走血，咸味走骨，甘味走肉。而颜色方面，青色归于肝，赤色归于心，黄色归于脾，白色归于肺，黑色归于肾。到了金元时期，张元素提出了分经分部用药的观点，他在《珍珠囊》中列举了30多种药物的"某经药"内容。之后，他的弟子李东垣、王好古等进一步补充，奠定了归经理论的基础。后来的医家们都继承并发展了这一理论，并有一定的发挥。

归经理论是基于脏腑经络理论，通过分析药物的形状、颜色、气味等特征，总结出其疗效。如麻黄中空且直上，气味轻清，直接作用于皮肤毛孔，还能透达寒水之阳气的膀胱，因此归入肺和膀胱经；甘草的味道是甘甜的，所以归入脾经；朱砂颜色赤红，归入心经，具有安神的作用；黄连的味苦，归入心经，具有泻火的作用；栀子味苦，形状像心包，所以可以用来泻心包之火……还有一些根据类比归经的原则，比如皮以治皮肤类疾病，节以治骨节类疾病，核以治囊肿类疾病，子以明目，藤蔓类药物以治疗筋脉类疾病，肉类药物以补充血肉，各按其类别进行使用。还有一些质轻的药物归入心肺经，质重的药物归入肝肾经。中空的药物有发表的作用，实心的药物有治里病的作用。干燥的药物作用于气分，滋润的药物作用于血分等。这些也属于归经的范畴。

归经理论的产生和发展解决了药物作用定位的问题。如对于具有苦寒泻火性质的黄连、黄芩、黄柏，因其归经不同而具有不同的功效。黄连归心胃经，擅长清理心胃之火；黄芩归肺和大肠经，擅长清理肺和大肠之火；龙胆草归肝经，擅长清理肝火。在临床上使用药物时，根据药物的归经来进行选择，能更准确地治疗疾病。如在治疗喘证时，如果属于肺气不宣，可以使用归肺经的麻黄和杏仁等药物来宣降肺气，从而缓解喘息；如果属于肾不纳气，可以使用蛤蚧、补骨脂等药物来补益肾气，从而治疗喘息。再如治疗头痛，由于病机和发病部位的不同，需要区别选用药物，比如太阳经头痛可用羌活，阳明经头痛可用白芷，少阳经头痛可用川芎，厥阴经头痛可用吴茱萸，少阴经头痛可用细辛等。

在归经理论的基础上，还发展出了引经药的概念。引经药是指某些药物能够引导其他药物的药力到达病变部位或某一经脉，起到"向导"的作用。如太阳经疾病，可以使用羌活、防风、藁本等药物作为引经药；阳明经疾病，可以使用升麻、葛根、白芷等药物作为引经药；少阳经疾病，可以使用柴胡作为引经药；太阴经疾病，可以使用苍术作为引经药；少阴经疾病，可以使用独活作为引经药；厥阴经疾病，可以使用细辛、川芎、青皮等药物作为引经药。此外，还存在一些能引导药物到达病变部位的特殊药物，如治疗咽喉病可以使用桔梗作为引经药，治疗上肢病可以使用桑枝，治疗下肢病可以使用牛膝，这也属于引经药的范畴。

掌握归经和引经理论有助于提高用药的准确性。正如徐灵胎所总结的：不了解经络而使用药物，其效果将不确定，必然无法获得快速的疗效。然而，我们也不能过于拘泥于归经而忽略了整体辨证的重要性。因此，徐灵胎进一步指出：仅了解经络而使用药物，难免过于狭隘，甚至可能产生负面影响。

此外，需要注意的是，不要将中医的脏腑经络定位与现代解剖学的一些部位混淆，因为两者的认知方式和方法是完全不同的。归经理论是基于药物对机体反应的效果定位，而不是关注药物成分在体内的分布情况。

（二）形气药性

形气是指药物外观、形态、气味、生长环境和物理性质等方面的特征，是辨别药物性能和功效的依据之一。清代的汪昂曾说过：每种药物都有其独特的形态、性质和气质。徐灵胎在《神农本草经百种录》中也提到：要了解药物的特点，首先要了解药物本身。因为气质不能违背自然规律，形态也不能违背气质，通过观察色泽、辨别味道、听声音、闻气味、权衡轻重、测量长短等方式，来审查药物的形态和气质。这段文字经典地阐述了形气药性理论，辨识色泽、味道、声音、气味、触感等是认识药物的重要维度。

体，指的是药物的质地、形状和部位。具体而言，质地指的是药物的质地特点，包括虚实、轻重、干湿、滑腻等。陈嘉谟的《本草蒙筌》和贾所学的《药品化义》都对此有所论述，并将体质与药性理论相结合，使体的判断不再仅是感官上的评判。形状指的是药物的外形特点，通常包括形态、质地、颜色、味道、性质等方面的特征。比如钟乳石和乳液相似，可以刺激乳汁分泌，这就是根据形态和气质进行辨别；肉苁蓉具有滋润黏腻的特点，类似人体的阴性特征，可以治疗妇科疾病和滋补精气，这是根据形质进行辨别；黄芩内部中空且呈黄色，适用于治疗大肠相关疾病，这是根据形色进行辨别；牛膝根部味苦且深入，具有引火下行的功效，这是根据形味进行辨别；蝉在成长过程中会蜕皮，因此蝉蜕有消除眼睛翳膜的特性，这是根据形性进行辨别。部位指的是药物的使用部位，通常通过类比的方法进行辨别。如根部上升而茎叶下垂，可以借此类比其他植物，以部位进行辨别。

色，是指通过视觉可以感知到的药物的外观特征，包括青、赤、黄、白、黑、紫、苍等。受到五行思想的影响，一般将药物归为青、赤、黄、白、黑五色。如青色代表木，因此青色药物主要作用于肝脏；赤色代表火，因此赤色药物主要作用于心脏；白色代表金，因此白色药物主要作用于肺脏；黄色代表土，因此黄色药物主要作用于脾脏；黑色代表水，因此黑色药物主要作用于肾脏。其他药物的归类也可以此类推。

气，指的是药物的气味、作用特点和程度，可以分为"体气"和"性气"。体气是指可以通过嗅觉感知的药物气味，也称为气味。主要包括膻、臊、香、腥、臭五种气味。其中，膻气主要作用于肝脏，臊气主要作用于心脏，香气主要作用于脾脏，腥气主要作用于肺脏，臭气主要作用于肾脏。性气指气味的性质，而不是指药物的性味。药物气味具有不同的作用特点和程度，如浓淡、缓急、强烈、温和等。

生境，指不同药物都有适宜的生长环境，比如平原、山间、水泽等，它们受到生境的影响而具有相应的用途。如生长在水中的泽泻、泽兰、蒲黄、水萍、海藻等水生植物，通常具有化湿利水的功效；而像芦根、茅根这样生长在湿地的植物，常具有滋润的功效；龟甲、鳖甲、文蛤、玳瑁等介虫寄生在寒冷的水域中，它们多具有寒性且有滋阴的功效。另外，一些药材可以在多个地方生长，但其气味和功效可能有所差异，这也是中医强调"道地药材"的原因之一。

物性，指药材的特性。如合欢花、夜交藤（首乌藤）等植物在白天开放，晚上闭合，因此具有安神助眠的作用；半夏在夏季生长，因此在中药方剂中起到关键的作用，如小柴胡汤、半夏秫米汤等。动物类药材如蛇蜕、蝉蜕等具有退翳膜的功效，故主要用于治疗皮肤病。水蛭、虻虫擅长吸血，主要用于治疗血液瘀积类疾病。金石类药材具有安神定志的作用，如朱砂、龙骨、龙齿等。徐灵胎在《神农本草经百种录》中说：物有特殊的功效，必然有独特的特性。根据药材的物性特点，可以推断其具有的药性特点。

（三）现代药理

现代中药药理学是中西医结合的产物，与传统药性理论的认知方式和方法有着截然不同的特点。传统药性理论主要采用象征性思维的方式，通过观察药物对人体的作用和药物自身的现象来总结规律。而现代中药药理学采用还原论的思维方式，以化学、药效动力学和代谢动力学等为基础，有计划地控制实验条件，研究中药与机体相互作用及其作用规律。

现代中药药理学通过现代科学方法揭示了中药发挥药理作用的主要物质基础，以及用现代科学理论解释中药的药理作用和作用机制等。这推动了中药学在不同层面上的发展，其贡献和意义在多个方面得以体现。

1. 发现新药和药物新用途

从药用动植物中发现有效成分是中药新药研究和开发的一种有效途径，也可以提高药用资源的生物利用率。如通过提取银杏叶制成的银杏叶片，用于治疗神经系统疾病（如阿尔茨海默病、帕金森病、脑梗死等）和心血管疾病（如冠心病、高血压、高血脂等）；从千金藤属植物中提取制成催眠镇痛药物罗痛定；从小檗属植物中提取制成抗菌消炎药物小檗碱等。这些药物都被广泛应用于临床一线。

通过药理研究结合临床观察，还发现了许多新药和药物的新用途，如穿心莲、白花蛇舌草、毛冬青、夏天无、满山红等。穿心莲具有抗菌消炎作用，可用于治疗肠炎、扁桃体炎、腮腺炎等感染性疾病；具有广谱抗肿瘤作用的白花蛇舌草被广泛用于各类肿瘤的治疗；夏天无具有抗脑缺血、抗心律失常、抗血小板聚集和降压作用，被用于治疗心脑血管疾病。

另外，刺五加作为一种广泛应用的补益药物，现代研究发现它具有增强免疫功能、改善大脑皮质兴奋、抗心律失常、改善大脑供血等作用。刺五加制成的注射液被用于治疗肝肾不足导致的短暂性脑缺血发作、脑动脉硬化、脑血栓形成、冠心病和心绞痛合并神经衰弱等疾病。

近年来，相关研究取得了许多成果，但将这些研究成果转化为临床应用仍存在一定的滞后性。

2. 阐明中药作用机制，指导临床精准用药

阐明中药的作用机制，以及用现代科学理论解释中药在防治疾病中的作用和作用机制，对于指导临床精准用药具有重要意义。

中医治病的特点是擅长辨证论治。如果能结合现代药理研究的成果，就可以实现辨证与辨病相结合，以更全面准确的方式用药。如在辨证论治的基础上治疗肺结核（肺痨），可以选择具有较强抗结核杆菌作用的药物，如白及、黄精、铁包金、百部等，从而达到改善症状和病灶的效果。

另外，现代社会中高血压和糖尿病的患者较多。在中医辨证的基础上，可以考虑选择具有降压和降糖作用的中药进行治疗。对于高血压的治疗，可以选择具有去极化、驱钙和阻钙、扩张外周血管、降低血管中枢兴奋性和利尿等作用的中药，如汉防己、钩藤、黄芩、夏枯草等，这可能会有更好的治疗效果。对于糖尿病的治疗，可以选择具有降糖作用的中药，如黄芪、白术、茯苓、黄精、山药、葛根、白芍、地黄等。

此外，现代药理研究已证实某些中药具有升压作用，如陈皮、青皮、枳实、枳壳、细辛、款冬花、秦皮等；而一些药物具有升高血糖的作用，如柴胡、秦艽、紫苏、槐花、槐米、龙葵、竹叶、鹿蹄草等。这些现代药理研究成果可以帮助临床医生避免在高血压和糖尿病的治疗中误用升高血压或升高血糖的药物。

通过这样的方式，中药可以对症治疗，同时降压和降糖，避免了误用升高血压或升高血糖的药物，从而提高了临床疗效。

3. 解释中药配伍禁忌，避免药物的不良反应

传统中药理论中存在着"十八反"和"十九畏"的概念，而现代药理研究则能够解释其中的物质基础和相互作用机制，对于客观评价这些理论并确保临床上安全用药具有重要意义。举例来说，"十八反"指的是药物配伍后出现毒性或减效的现象。现代研究证实，乌头与半夏、贝母、白及的配伍会延缓或降低川乌的镇痛和抗炎效果，同时也会干扰生半

夏和川贝母的止咳作用；甘草与芫花、京大戟、甘遂的配伍会拮抗后者的利水作用，加重水电解质平衡失调，并引起肠道黏膜损伤；藜芦与人参的配伍会减弱人参的抗疲劳、增强免疫、抗肿瘤和雌激素样作用。此外，尽管"十八反"被视为配伍禁忌，但在某些相反药物正确应用的情况下，对于某些慢性疾病却能产生良好的疗效。如仲景甘遂半夏汤中，甘草与甘遂虽然相反却能同时应用，起到祛除体内水饮的作用，无害且有效。现代研究证实，甘草与甘遂、芫花、大戟配伍，治疗癌性腹水确实有效。

除"十八反"和"十九畏"外，还有一些配伍禁忌是通过现代药理研究发现的。中药药理研究揭示了许多中药新的不良反应及其作用机制，为临床合理、安全用药和减少不良反应提供了依据。如含有马兜铃酸的中药（如细辛、青木香等）在使用时需要注意剂量及患者的肝肾功能；朱砂（含有硫化汞）和雄黄（含有砷）等含重金属的成方制剂在内服时应严格控制使用范围、剂量和疗程，并注意观察不良反应等。

第五章 经典方剂，因机配伍

——经典名方历久弥新

方剂是中医学理、法、方、药的重要组成部分，是根据中医的辨证立法原则，在一定的配伍原则和临床经验的基础上，选择适当的药物和剂量组合而成的药方。方剂由"方"和"剂"两部分组成，"方"指药物的组成，"剂"指药物的剂量。

方剂是中医用药的主要形式，也是中医治法在药物组方上的具体应用，体现了传统中医防病治病的特色。从方剂的划分来看，方指的是支配药物组合的原则，剂指的是确定药物用量的标准。方仅确定药物的组成，而剂则需要考虑药物的轻重比例。现代通常将方剂合称为"方"。

总的来说，方剂是中医用药的主要形式，它体现了中医治疗疾病的特点，并在药物组合上具有独特的应用。

第一节 方剂的种类

一、七方、十剂

方剂的种类可以根据方剂的制方方法和功能特点进行分类，古代医家提出了"七方"和"十剂"的分类方法。金代成无己在《伤寒明理论》中总结道："制方之体，宣、通、补、泻、轻、重、涩、滑、燥、湿十剂是也；制方之用，大、小、缓、急、奇、偶、复七方是也。"

1. 七方

七方是指大、小、缓、急、奇、偶、复七种不同的组方方法，概括了制方大小、缓急、轻重的一般原则。

（1）大方：药物用量较大，但药味较少，适用于治疗病在肝肾或在下部远端的病证，适合顿服的方剂。也指治疗邪气强盛、病有兼证的方剂，如大承气汤。

（2）小方：药物用量较小，但药味较多，适用于治疗邪气较轻、病在上焦的方剂，适合渐进频次服用。也指治疗邪气专一、病无兼证的方剂，如小承气汤微下、小建中汤微温、小柴胡微散。

（3）缓方：包括六种类型。①药味较多，相互制约，单独使用时作用较弱。如薯蓣丸治风气百病，侯氏黑散填补空窍。②应用无毒或副作用较小的药物，使病邪缓解，保护正气。③药味较淡，不追求速效。④应用甘缓药，缓慢发挥作用。如炙甘草汤治虚劳。⑤用丸剂缓缓驱逐邪气，如乌梅丸治久痢。⑥用缓和药物治本，增强抗病力，疾病自愈。如补法中的四君子汤。

（4）急方：用于治疗急病和重病的方剂。一般认为急方有四种类型：①病势危急，需要迅速救治的。②药物作用迅速，具有荡涤作用的。③药性剧烈，气味浓烈的。④能迅速治标的方剂。如开关散、四逆汤等。

（5）奇方：指单味药或药物组成中药味数目为奇数的方剂。如单用一味药的方剂，如甘草汤、猪肤汤用于治疗少阳咽痛，独参汤用于治疗元气虚衰、脉微欲绝等。还包括药味数目为奇数的方剂，如小承气汤、调胃承气汤、五苓散等。

（6）偶方：由两味药物组成或药味数目为偶数的方剂。包括两种药物相配的偶方，如桂枝甘草汤、芍药甘草汤，以及含有两种以上药味且为偶数的方剂，如麻黄汤、金匮肾气丸等。

（7）复方：复方有两种含义，一种是指将两个或三个方剂合并在一起的复方，如桂枝二越婢一汤、桂枝麻黄各半汤、柴胡桂枝汤、八珍汤、五积散等；另一种是指在原有方剂基础上增加其他药物而形成的复方，如调胃承气汤加连翘、薄荷、黄芩、栀子为凉膈散，再加麻黄、防风、白术、枳壳、厚朴为通圣散。

2.十剂

十剂是指宣、通、补、泻、轻、重、涩、滑、燥、湿这十种类型的方剂，每种方剂都有其特定的作用。这种分类方法最初由北齐时期的徐之才在《药对》中按药物功效进行分类，并逐渐应用于方剂的功能分类。

（1）宣剂：由能够宣通、散发郁滞的药物组成，具有解除堵塞的作用，主要适用于痞满不通等病证。嚏如通关散、吐如瓜蒂散。

（2）通剂：由具有通利作用的药物组成，能够促进气机畅通，主要用于水肿、痰多等病证。如导赤散、五淋散等。

（3）补剂：由具有滋补五脏气血阴阳作用的药物组成，适用于各种虚弱病证。如补肾有六味丸、肾气丸，补脾有四君子汤、归脾汤等。

（4）泄剂：也称为泻剂，由能够疏通气机的药物组成，具有清除闭塞的作用，主要用于胸闷、脾约等病证。如承气汤等。

（5）轻剂：由具有轻清、升散作用的药物组成，能够解除肌表邪气，主要用于表邪蕴结的病证。如葛根汤、升麻葛根汤、参苏饮等。

（6）重剂：由具有镇静、沉降作用的药物组成，主要用于气虚惊悸等病证。如朱砂安神丸、磁朱丸等。

（7）涩剂：由具有酸敛、固涩作用的药物组成，能够收敛精气血液等，主要用于各种出血病证。如桃花汤、六黄汤、金锁固精丸等。

（8）滑剂：由具有润利、润滑作用的药物组成，能够消除滞留，主要用于尿石、便秘等病证。如冬葵子散、五仁丸等。

（9）燥剂：由具有苦温或苦寒作用的药物组成，具有燥湿作用，主要用于湿痰病证。如二陈汤、平胃散等。

（10）湿剂：由具有滋润滋养作用的药物组成，能够解除津液干燥，主要用于肺燥、润肠等病证。如琼玉膏、救肺汤、麻仁丸、润肠丸等。

七方和十剂是古代医家对于方剂构成和功能的总结和规范。七方关注方剂的构成，而十剂专注于方剂的功能特点。它们在一定程度上能够概括方剂的组方原则和作用特点，被看作是方剂制备的准则和指导。

二、经方、时方

方剂经历了数千年的发展，数量众多，不可胜数。蔡陆仙在《中国医药汇海》中提到了方剂的不同来源和分类。有些方剂是遵循古代先贤的经验和成法；有些是来自师傅的传授，承袭其传统；有些方剂由家族代代相传，自认为是宝贵的秘方；有些是综合各家理论的成果；有些是基于深入思考和个人见解；有些是通过民间传闻和经验总结而得到的；还有些则是虚构出来的，追求新奇和变化。根据蔡陆仙的分类，方剂可以分为七派，包括经方、禁方（秘方）、局方（《太平惠民和剂局》方）、单方、名医类方、时方和民间验方。其中，经方的配伍严谨，是制方配伍的典范；时方在经方的基础上有了很大的发展，补充和增强了前人未涵盖但在临床上具有疗效的方剂。这两个派别的方剂在临床实践中应用广泛，流传也最广。

1. 经方

中医经典古籍中记载了一些治疗方剂的法则和规矩，被视为治疗的准绳。关于"经方"一词，历来有三种解释：第一种是指汉代以前的临床著作；第二种是指《内经》《伤寒论》《金匮要略》等经典医籍中记载的方剂；第三种是专指张仲景所创制的方剂，即《伤寒杂病论》中的方剂。

现代所说的经方，主要指张仲景的方剂，《伤寒杂病论》的方剂配伍严谨，君、臣、佐、使搭配合理，一般使用的药味较少，药物大多是常用药，疗效非常可靠。以桂枝汤为例，由桂枝、芍药、生姜、大枣、甘草五味药组成，代表了调和营卫、发散风寒的方剂。它具有解肌发表、调和营卫的功效，主要用于治疗外感风寒表虚证。桂枝在方剂中是主药，协助卫阳，通畅经络，解肌发表，以祛除表层的风邪。芍药是辅药，益阴收敛，固守营阴。桂枝和芍药的等量搭配，是桂枝汤在解肌发表的同时，内部调和营卫、阴阳的基本结构。姜和枣的搭配是补脾和胃、调和营卫的常见组合，它们共同作为辅助药物。炙甘草能调和药性，与桂枝配伍能化阳以实卫，与芍药配伍能和营，起到辅助和增强的作用。虽然桂枝汤中药物只有五味，但结构严谨，具有散中有补、散中有收、邪正兼顾、阴阳并调的特点。从仲景及后世医家的运用情况来看，桂枝汤不仅用于外感风寒表虚证，还用于病后、产后、体弱等因营卫不和引起的许多疾病。这是因为桂枝汤本身具有调和营卫阴阳的作用，而许多疾病在其病变过程中常伴有营卫、阴阳失调的病理状态。

正因为如此，以桂枝汤为基础方的加减方也有很多，如在桂枝汤的基础上，针对合并慢性呼吸困难的情况，可加入厚朴、杏仁等药物，形成桂枝加厚朴杏子汤；针对合并经脉不畅、出现项背强直的症状，可加入葛根，形成桂枝加葛根汤；用于理虚解痉止痛，可以用小建中汤；还有桂枝二麻黄一汤、桂枝麻黄各半汤等。

因此，可以看出，张仲景的方剂称为"经方之祖"，蔡陆仙认为经方具有法则和规矩，可作为治疗的准绳，后人在应用时不能超出其范围，可供学习参考。

2. 时方

时方是指张仲景之后的医家创制并具有临床实效的方剂，主要流行于唐宋以后。时方补充了许多前人未涉及但在临床上有效的方剂。

由于古代和现代的气候环境、人们的体质存在差异，或者由于所处的地理环境不同，一些新的疾病也随之产生。因此，在临床实践中，不能简单地照搬古方，而是需要根据具体病情、个体差异、时节和地域制定治法和方剂。因此，时方派医生应运而生，并涌现出许多杰出人才。宋代的儿科专家钱乙、妇科专家陈自明，金元时期的四大名医刘完素、张从正、李东垣、朱丹溪，明代的医学状元龚廷贤、温补学派的代表万密斋、外科名医武之望，以及明清时期的温病专家吴又可、叶天士、薛雪、吴鞠通等，都是时方派的代表。他们根据疾病特点创制了一系列临床实用的时方。

如钱乙在《金匮要略》所载崔氏八味丸的基础上进行改良，创制了六味地黄丸；张元素创制了九味羌活汤，是治疗外感风寒湿邪伴内热证的常用方剂；朱丹溪根据六郁理论，创制了解除郁滞的著名方剂越鞠丸；李东垣以脾胃理论为基础，创立了补脾益气的经典方剂补中益气汤；龚廷贤创制了乌鸡丸、白凤丹，为中成药乌鸡白凤丸的前身；万密斋家传的万氏牛黄清心丸，具有清热解郁补虚的功效，已成为经典中成药；仲景创制了辛凉发汗的麻杏石甘汤，而吴鞠通创制了辛凉平剂银翘散和辛凉轻剂桑菊饮，分别用于治疗外感风热证和风热犯肺证，这些方剂在临床上应用广泛。另外，一些调补气血的基础方剂如四君子汤（参、术、苓、草）、四物汤（归、芎、芍、地）可以合并成八珍汤，再加入黄芪、桂枝即成为十全大补汤，这些方剂也在临床上得到广泛应用。

时方的配伍有些严谨有序，有些则不如经方那样严格，加减也没有固定的法则。但是，时方的制方原则、方法与经方并没有本质区别，因此在研究和应用时方时，不能忽视经方，经方是应用时方的基础，有一句谚语说得好，"方有古今，而法无今古"。

在临床实践中，经方和时方不应该被截然对立看待，医生也不应偏袒其中之一。一个优秀的医生应该勤求古训，博采众方，既精通经方，也熟悉时方，并且擅长根据实际情况对古方进行加减改良或创制新方剂。

第二节　方剂的制方和配伍

每首方剂都必须根据病情，在辨证立法的基础上选择适当的药物，并进行妥善的配伍。古代医家有一句名言"药有个性之专长，方有合群之妙用"。一般情况下，制方应符合严谨的组方基本结构，即君、臣、佐、使的组方形式。同时，还应考虑药物之间的相互关系，包括相须、相使、相反、相畏、相杀等"七情"配伍的宜忌。只有这样，才能确保方中药物主次分明，全面兼顾，发挥药物的长处，避免其短处，从而提高疗效。

民国医家蔡陆仙在《中国医药汇海》中指出：方药中的君、臣、佐、使，一方面是为了充分发挥药物的功能；另一方面是考虑药物之间的相反、相畏、相宜、相忌等关系。有时多种病证同时存在，必须相互使用，如果没有统筹安排，就无法掌握药物的作用；如果没有适当的调和，就无法平衡各种药物之间的作用；如果没有辅助药物，就无法增强其药力。

一、君臣佐使

君、臣、佐、使是方剂的基本原则。它借用封建王朝中君、臣、佐、使之间的相互统驭关系，来说明制方配伍中药物的组织配伍原则和方剂的基本规律。

《内经》首次提出了君、臣、佐、使组方理论，后来的医家也对此进行了补充论述。综合各家的论述和历代名方的组成规律，可以得出以下结论。

君药，是针对主要疾病或主要证候起主要治疗作用的药物。可以是一味或几味药物，一般在方剂中排在首位。《素问·至真要大论》说："主病之谓君。"清代韦协梦的《医论三十篇》中说："君药者，主药也。"就像六官有宰长，三军有统帅，可以控制和驾驭其他药物，掌握疾病的关键。如在麻黄汤中，麻黄作为君药，起到解表散寒、宣肺平喘的主要治疗作用。

臣药，是辅助君药，加强治疗主要疾病或主要证候的药物，或者针对重要的兼病、兼证起主要治疗作用的药物。《素问·至真要大论》说："佐君之谓臣。"韦协梦的《医论三十篇》中说："臣药者，辅药也。就像前疑、后丞、左辅、右弼，匡之、直之、辅之、翼之。"如在麻黄汤中，桂枝作为臣药，辅助麻黄发汗解表的作用。

佐药，是在方剂中起佐助、佐制、反佐作用的药物。具体来说：佐助药是协助君药、臣药治疗兼证或直接治疗兼证的药物。如麻黄汤中加入杏仁，宣肺利气、止咳平喘，起到佐助的作用。佐制药用于消除或减弱君药、臣药的毒性，或者能够制约君药、臣药剧烈性质的药物。如十枣汤中的大枣能平缓甘遂、大戟、芫花的剧烈性质，保护胃气，使邪去而不伤正。反佐药是在病情严重、邪气盛、可能拒药时，少量使用与君药药性相反，但能在治疗中起协同作用的药物。如在温热剂中加入少量寒凉药物，以消除寒热相拒、药物无法进入的情况。反佐药还可以进一步细分为两类：一类是针对"寒热温凉，反从其病"的反佐，用于治疗寒热极盛而无法纳药的情况。即"治热以寒，温而行之，治寒以热，凉而行之；治温以清，冷而行之，治清以温，热而行之"。另一类是针对寒邪格拒情况的反佐。如在阴盛格阳证的情况下使用通脉四逆加猪胆汁汤，以胆汁的寒性引导阳药，使其不被格拒。

使药是方剂中具有引导其他药物直达病所或调和各药作用的药物。具体而言，引经药是能够引导方剂中的其他药物直接作用于疾病部位的药物。如补中益气汤中少量的升麻引导阳明清气上升，柴胡引导少阳清气上行，协助君药提升下陷的中气，起到使药的作用。调和药是具有调和方剂中各药作用的药物。如麻黄汤和桂枝汤中的炙甘草，就起到调和各药的作用。

二、配伍宜忌

中药的合理配伍是制方的核心，也是方剂与单味药物不同的关键之处。方剂一经调配完成，可以使药物充分发挥其特性，也可以使药物失去其特性。正确掌握配伍的宜忌关系，可以提高疗效，减少不良反应，这是制方用药过程中不可忽视的问题。

七情是配伍关系的主要表现形式，指药物之间的七种宜忌情况，包括单行、相须、相使、相畏、相恶、相反、相杀。

1. 单行

单行，指单一药物单独使用，发挥其应有的功效。如甘草汤、独参汤等。

2. 协同配伍——相须、相使

相须和相使的配伍能够起到正向的协同作用。

相须，指两种功能相似的药物配合使用能增强疗效。如人参、甘草，黄柏、知母等。

如知母加黄柏能够增强滋阴降火的作用；龙骨加牡蛎能够增强潜阳固涩的作用；三棱加莪术能够增强破血行气的作用；柴胡配升麻能够增强升举阳气的作用等。

相使，指两种或更多功效不同的药物配合使用能够相互促进疗效或引药作用在特定部位。如黄芪配茯苓能够增强补气利水的作用；大黄配黄芩，则泄热的效果更好。

3. 拮抗配伍——相恶、相反

相恶和相反的药物合用会产生一定的拮抗作用，通常情况下应避免同时使用，以免降低疗效或引发不良反应。然而，相恶和相反并不是绝对禁忌，某些情况下反而能发挥相恶相成、相反相成的功效。

相恶，指一种药物能减弱另一种药物某些方面的功效。如莱菔子能削弱人参的补气作用，黄芩能削弱生姜的温胃止呕作用。相恶只是指两种药物在某些方面的功效减弱或丧失，并不意味着它们在所有方面的功效都相恶。如生姜和黄芩的配伍，仅是生姜的温肺、温胃功效与黄芩的清肺、清胃功效相互制约，从而降低了治疗效果。但是生姜在促进开胃、治疗不欲饮食和恶心的证候方面，与黄芩并不一定相恶。如在小柴胡汤中，就使用了生姜和黄芩的组合。两种药物是否相恶，还取决于所治疗的具体证候。对于元气虚脱或脾肺虚无实的证候，如果搭配消积导滞的莱菔子，则人参的补气效果会减弱。但对于脾气虚兼积滞的证候，两药合用能够相互制约而发挥作用。历代药物文献中列举了100多种相恶的药物，但在临床医学中，并不将相恶的配伍视为绝对禁忌。

相反，指两种药物不宜合用，因为它们可能产生毒性或副作用。相反包括了"十八反"，如甘草与大戟、芫花、甘遂、海藻的相反；乌头与贝母、瓜蒌、半夏、白蔹、白及的相反；藜芦与人参、丹参、沙参、苦参、玄参、细辛、芍药的相反（玄参是《本草纲目》增补进来的，所以实际上是十九种药物）；"十九畏"包括了硫黄畏朴硝，水银畏砒霜，狼毒畏密陀僧，巴豆畏牵牛，丁香畏郁金，牙硝畏三棱，川乌、草乌畏犀角，人参畏五灵脂，肉桂畏赤石脂等19种药物、10对配伍相畏。

为了便于记忆，《珍珠囊补遗药性赋》编写了"十八反歌"和"十九畏歌"。然而，在某些情况下，相反的配伍关系也可以利用。如甘遂与甘草相反，在《金匮要略》的甘遂半夏汤中，甘遂与甘草配伍使用；海藻与甘草相反，在《儒门事亲》的海藻玉壶汤中，海藻与甘草配伍使用；人参畏五灵脂、巴豆畏牵牛，但在临床中它们的合用并不少见。《珍珠囊补遗药性赋》中提到："古方感应丸，使用巴豆和牵牛同剂，用于攻坚破积；四物汤加人参、五灵脂用于治疗血块。"

4. 减毒配伍——相畏、相杀

减毒配伍是指一种药物能够减轻或消除另一种药物毒性或副作用的配伍关系。《神农本草经》中提到："有毒宜制，可用相畏相杀者。"相畏和相杀是这种关系的两个方面，被减毒的一方称为"畏"，而消减毒性的一方称为"杀"。如半夏畏生姜，因为生姜能够消除半夏的毒性。对于具有毒性或药性强烈的药物，应采用相畏和相杀的配伍方法，以避免不良反应的发生。

三、中药复方研究

方剂是中医运用中药的主要形式，而中药复方则是中药现代化发展的产物。中药复方指由两味或两味以上药物组成的方剂，具有相对固定的加工方法和使用方法，用于治疗特定的病证。

近年来，掀起了对中药复方研究的热潮，主要集中在以下几个方面：对复方中起主要作用的药物和成分的研究，对复方的配伍关系和配伍比例的研究，对复方中药物协同作用的研究等。这些研究对于改进原有的方剂、提高临床疗效，以及推动中药现代化等方面起到了推动作用。

1. 复方成分与药效

中药复方可以被看作是人为的多样化的天然组合化学库，其中包括了单味药的化学成分及其某些衍生物，以及复方煎煮过程中形成的复合物等。这些成分是复方发挥药效作用的物质基础。

目前我们比较清楚的是：①中药复方是一个有层次和结构的有机整体，其疗效并非简单地将各配伍组分化学成分相加，而是各配伍组分所含化学成分相互综合作用的结果。②中药中被认为是无效成分的，虽然本身没有特殊的疗效，但有些成分能够增强或缓和有效成分，而另一些成分有利于有效成分的溶出或增强制剂的稳定性。③中药复方的药理作用具有多靶点和多层次的特点，这是其取得疗效的重要特色和优势。

通过研究复方的化学成分，我们可以从本质上阐明复方药物的药理作用，揭示中药的配伍规律和作用机制。然而，由于复方药效成分的复杂性，对机体具有多途径、多靶点的整体调节作用，并且受到多种干扰因素的影响，研究难度很大，仍然需要在研究思路和方法上进行突破。

2. 配伍关系与药效

复方是将两种或两种以上的药物按照一定的制方和配伍法则进行组合，并根据一定比例制定的方剂。复方是药物配伍的发展，也是药物配伍应用的主要形式。

首先，通过对复方的药理学研究，我们可以了解一些配伍的实质。如白虎加人参汤可以降低实验性糖尿病大鼠的高血糖。研究发现，知母和人参之间存在拮抗作用；通过石膏的调和作用，甘草和粳米共同发挥了降血糖的作用。另外，黄连与吴茱萸的苦寒辛热配伍可以降低黄连中小檗碱的溶出率，而甘草与白芍的配伍可以显著增加甘草次酸在体内的浓度。

此外，君臣佐使和七情和合是配伍关系的主要表现形式。相关的配伍关系研究在一定程度上阐明了药物配伍协同、拮抗、减毒等作用的物质基础，验证了其合理性，并纠正了部分不合理的情况。

3.配伍的量效关系

中药的量效关系自古以来就有"中医不传之秘在量上，中医治病的巧处在量上"的说法。药物在不同的剂量下会产生不同的药理效应，而合适的药物配比可以达到事半功倍的效果。

如在桂枝汤中，桂枝与白芍的剂量比例为1∶1，主要用于治疗表虚证；而在小建中汤中，二者的比例为1∶2，用于缓解里急，治疗中焦虚寒导致的虚劳里急证。另外，左金丸用于治疗肝火犯胃，黄连与吴茱萸的剂量比例为6∶1；交泰丸用于治疗心肾不交、夜寐不安，黄连与肉桂的剂量比例为10∶1；治疗血虚发热的当归补血汤中，黄芪与当归的最佳比例为5∶1……对量效关系的研究可以证实和确定，以最大限度地发挥复方的治疗作用。

量效相关的研究成果还可以指导医生合理用药和确定适当的剂量，既能保证疗效，又能避免过量应用造成资源浪费，同时还能确保用药的安全性，特别是对于有毒中药的使用。

总之，中药复方研究以中药化学成分、活性物质、病理学和药理学为基础，并以中药部位或成分的组合运用为特点，除中药化学、药效药理相关的研究外，还涉及药物动力学，以及古方开发、新方研制、剂型改革等多个方面。我们相信，随着研究的深入和发展，中药复方的药效物质基础将变得更加清晰，必将推动方剂学和中医药学的发展和进步。

第六章　小小银针，可治百病 ☯

——神奇的中国针灸

第一节　针灸简介

中医针灸起源于远古时期，在人类文明形成初期便出现，通过医疗实践的不断提高和进步得以发展。针灸经历了数千年的发展，先秦时期的《内经》标志着针灸理论体系的形成，并成为后世临床实践的指导。《针灸甲乙经》的问世则将针灸确立为一门独立的学科。通过代代相传的医家和著作传承，积淀了丰富的学术思想和临床经验，不断提高和完善。

一、针灸的起源

在远古时期，人们偶然发现当身体表面的某个部位受到尖硬物体（如石头、荆棘等）的碰撞时，意外地减轻了疼痛感。古人开始有意识地用尖利的石块刺激身体的特定部位或刺破身体引发出血，以减轻疼痛。最早的针刺工具是石针，称为砭石，大约出现在距今8000—4000年前的新石器时代。人们掌握了制作精致石器的方法，适合刺入身体以治疗疾病。这种石器称为砭石或针石，用于治疗疾病和外科手术排脓。《山海经》中有关于石针的早期记载。考古也曾发现过砭石的实物，可以说砭石是后世刀针工具的基础和前身。

灸法的起源与人们对火的发现和使用有关。当人们使用火时，发现身体的某些部位在经过火的烧灼和烘烤后，疼痛得到了缓解或解除。于是他们学会了用兽皮或树皮包裹热的石块或砂土进行局部热敷，逐渐发展为点燃树枝或干草烘烤身体以治疗疾病的方法。经过长时间的摸索，人们选择了易燃且具有温通经脉作用的艾叶作为主要的灸治材料。通过在体表局部进行温热刺激，灸法像针刺一样成为重要的防病治病方法。由于艾叶易于燃烧，具有芳香气味，资源丰富且易于加工和储藏，已成为主要的灸治原料。

二、针灸的发展和传播

根据《山海经》和《内经》的记载，以及《孟子》中提到的"七年之病，求三年之艾"的说法，结合近年来在我国各地挖掘出的历史文物，可以考证针灸疗法可能起源于石器时代。

针灸是一门古老而神奇的科学，从公元6世纪开始传播到国外。目前，针灸已在亚洲、欧洲、南美洲的120多个国家和地区被应用于治疗疾病。许多国家还成立了针灸学术团体、针灸教育机构和研究机构，著名的巴黎大学医学院开设了针灸专业。据报道，针灸治疗有效的病种达到307种，其中有100多种疾病的治疗效果显著。1980年，世界卫生组织提出了43种适应病证推荐采用针灸治疗的方案。1987年，世界针灸学会联合会在北京正式成立，这使得针灸作为一种全球通行的医学方法在国际医学领域得到了确立。

三、代表医家

在中国医学史上，产生过许多针灸学家，他们因渊博的知识、精湛的医术、高尚的医德而名闻天下，代表性的如"针祖"皇甫谧、"针圣"杨继洲等。

1. "针祖"皇甫谧

皇甫谧（215—282年），字士安，号玄晏先生，出生在安定郡朝那县（今甘肃省灵台县），后来迁居新安（今河南省新安县）。他是三国西晋时期的学者、医学家和史学家，同时也是东汉名将皇甫嵩的曾孙。皇甫谧一生致力于著述，即使患上风湿病，仍然手不释卷。在晋武帝时期，皇甫谧多次被征召，但他坚持不就，自愿借书，结果武帝赐予他一车书籍。他的著作《针灸甲乙经》是中国历史上第一部专门论述针灸学的著作。此外，他还编纂了《历代帝王世纪》《高士传》《逸士传》《列女传》《元晏先生集》等书籍，在医学史和文学史上都享有盛誉。在针灸学史上，他具有很高的学术地位，被誉为"针灸鼻祖"。《针灸甲乙经》奠定了针灸学的理论基础，在针灸史及中医学史上具有重要地位。正是由于《针灸甲乙经》在针灸理论和实践方面的巨大贡献，自晋代以后的许多文献都将该书视为经典之一，进行引用或通过实践验证。如在唐代孙思邈的《备急千金要方》《千金翼方》、王焘的《外台秘要》，宋代王执中的《针灸资生经》、王惟一的《铜人腧穴针灸图经》，明代高武的《针灸聚英》、杨继洲的《针灸大成》等著作中，都有许多内容源自该书。此外，唐宋时期的官方医学教育明确规定针灸学为医学学校的必修课程，并以《针灸甲乙经》为主要教材和指导临床实践的依据，被列为习医的准则。《针灸甲乙经》还被远传至海外，对朝鲜、日本等国的针灸医学也产生了巨大影响。

2."针圣"杨继洲

杨继洲（约 1522—1620 年），字济时，明代著名针灸医家，出生于浙江省衢州市六都杨村（古称"三衢"）。他出身于医学世家，祖父曾任太医。杨继洲继承了家族的医学传统，曾担任明世宗的侍医和太医院医官，行医达 40 多年，游历福建、江苏、河北、河南、山东、山西等地，声望很高。杨继洲将家传的《集验医方》和其他医书中关于针灸的论述进行整合和比较，亲自编写了《卫生针灸玄机秘要》一书。该书按照针灸调摄方法分为天、地、人三卷，详细阐述了针灸和药物的使用。后来，在《卫生针灸玄机秘要》的基础上，他又汇集了历代针灸学术，并结合自己丰富的临床经验，编写了《针灸大成》。《针灸大成》总结了明代以前中国针灸学的主要学术成就，特别是包括了许多针灸歌赋；修订了穴位的名称和位置，并配有全身图和局部图；阐述了历代针灸的操作技法，如杨氏补泻十二法等；记录了各种病证的穴位配方和治疗实例。《针灸大成》共有 10 卷，约 20 万字，是继《针灸甲乙经》之后对针灸学的又一次重要总结。该书已经被翻译成英文、日文、德文、法文、拉丁文等多种语言。后来的学者在研究针灸学时，大多把《针灸大成》作为重要的参考书，这与该书的学术成就、历史地位及对针灸学发展的巨大贡献密不可分。

第二节　理论撷英

一、经络理论

经络理论主要阐述人体经络系统的循行分布、生理功能、病理变化及其与脏腑的相互关系。是中医学理论体系的重要组成部分，贯穿于中医学的病因、病机、诊断、治疗等各方面，几千年来一直指导着针灸临床，同时也指导着中医各科的临床实践，在针灸学中的地位尤为突出。

1.十二经脉

《灵枢·经脉》是专门讨论十二经脉的篇章，被视为经脉理论形成的重要标志，对现代中医学仍有深远影响。当然，《内经》中的其他篇章也有关于十二经脉的论述。相较于早期的十一经脉理论，这个时期的经脉理论有许多不同之处，最显著的是经脉数量的变化，从早期的 11 条增加到 12 条。然而，这种变化不仅是增加了一条经脉，而且背后蕴含着深刻的理论含义和文化意义，如对称和循环的思想在经脉理论中有所体现。此外，经脉的循行路径更为复杂，包括体内和体外的循行，分支增加，加强了各组织器官之间的联系，经脉与脏腑之间存在密切联系，经脉病候的种类也大量增加。经脉理论与脏腑理论、阴阳学说密切相关，从经脉的名称就可以看出这一点。每条经脉的命名包含三个要素，即脏腑、手足和阴阳（后两个因素在出土文献《足臂十一脉灸经》中也有所体现）。每条经脉都与特定的脏腑相联系，手足分别对应六条经脉，十二条经脉分为阴阳两类，并进一步分为关系密切的三阴三阳，如手太阴肺经、手少阴心经、手厥阴心包经、手阳明大肠经、手太阳小肠经、手少阳三焦经，足太阴脾经、足少阴肾经、足厥阴肝经、足阳明胃经、足太阳膀胱经、足少阴阳胆经。

2.奇经八脉

奇经八脉是中医经络理论中的特殊内容，奇指的是与众不同、独特的意思（即相对于十二经脉而言，这八脉称为奇经）。其中，任督二脉对于一般民众来说并不陌生，因为在影视作品和文学著作中常被描述和渲染为"打通任督二脉"，在某种程度上，其知名度甚至超过了十二经脉。奇经八脉包括任脉、督脉、冲脉、带脉、阴维脉、阳维脉、阴跷脉、阳跷脉，在《内经》中已有相关记载，直到《难经》才有系统的论述，并提出了"奇经八脉"这个名词。明代李时珍所著的《奇经八脉考》是对奇经八脉理论进行系统专题论述和研究的专著。奇经八脉属于经脉的范畴，每条脉有着具体的循行路线和主要的病候，但与十二经脉不同的是，它们没有与脏腑相配属的关系，彼此之间也没有表里关系，大多数没有特定的腧穴。

3.络脉

络脉与经脉一起构成了经络系统。经脉是主要的通道，络脉则是经脉的分支，分布于全身。相比之下，经脉位置较深，而络脉较为细小，位置较浅，可以通过观察来诊察。经脉是内部的通道，而络脉是横贯其中的分支，所以有"经脉为里，支而横者为络"之说，常见的青色、黄赤色和黑色络脉就是指的这些络脉。古代医家一般通过观察络脉的颜色、形态和质地等来进行诊察，如青色主寒、痛，黄赤色主热，黑色主痹，白色主寒；质地和形态的观察主要是看络脉是否充盛、坚硬及出现的位置等。经脉的数量是十二，而络脉的数量则是三百六十五。当然，三百六十五只是一个虚数，并非实际指代的数量，只是表示络脉的数量众多，与"十二"的数量一样，反映了古代人们与一年365天相对应的思想观念。络脉是一个统称，根据它们在阐释人体生理病理和治疗中的不同作用，还可以进一步细分为多种类型。

二、腧穴理论

腧穴是人体脏腑经络输送气血至体表的特殊部位。其中，"腧"表示传输和转运的意思，有时也称"俞"；而"穴"则指空隙或孔隙。在《内经》中，腧穴也称为"节""会""气穴""气府"等；而《针灸甲乙经》中称为"孔穴"。腧穴是与深层组织和器官密切相关、相互连接的特殊部位，它们具有双向输送功能。从内部向外部输送，反映疾病和痛苦；从外部向内部输送，接受刺激，防治疾病。因此，在这个意义上，腧穴既是疾病的反应点，也是治疗的刺激点。

1. 腧穴的分类

根据其分布在人体上的不同，腧穴可以分为三类：①经穴，也称为十四经穴，分布在十二经脉和任督二脉上，是全身腧穴的主要组成部分。②奇穴，也称为经外奇穴，具有一定的穴名、明确的位置和治疗作用，但尚未归入十四经脉系统的腧穴。③阿是穴，也称为压痛点，它们没有具体的名称，也没有固定的位置，而是根据压痛点或其他反应点来进行治疗的腧穴。

腧穴虽然有分类，但它们之间相互联系，构成了腧穴的整体系统。

2. 腧穴的作用

（1）近治作用：腧穴对其所在部位及邻近组织、器官的病证具有治疗作用，这是所有腧穴共同具备的基本特点。

（2）远治作用：腧穴对远离其所在位置的脏腑、组织和器官的病证也具有治疗作用，尤其是位于四肢肘膝关节以下的经穴，其远治作用尤为显著。

（3）特殊作用：某些腧穴具有双向调节和特异治疗的作用。

腧穴的主要生理功能是输送脏腑经络的气血，连接体表和体内的脏腑。在临床上，腧穴具有诊断疾病和治疗疾病的作用。由于腧穴能够连接体表和体内，内部脏腑的病理变化可以反映在体表的腧穴上，表现为压痛、酸楚、麻木、结节、肿胀、变色、丘疹、凹陷等。因此，通过观察和刺激腧穴的这些病理反应，可以帮助诊断疾病。而腧穴更重要的作用是治疗疾病，通过针灸、推拿等刺激相应的腧穴，可以疏通经络，调节脏腑的气血，从而达到治疗的目的。腧穴不仅可以治疗其所在部位及相邻组织、器官的局部病证，还可以治疗经脉所及的远端部位的组织、器官和脏腑病证。此外，某些腧穴还具有特殊的治疗作用，可以专治某些疾病，如至阴穴可矫正胎位，治疗胎位不正等。

三、文化理念与针灸理论

植根于中国传统文化土壤之中的针灸理论，在其构建时，不可避免地深受早期思想文化观念的影响与制约，甚至可以说后者是前者构建的思维方式。在早期诸多异彩纷呈的思想文化观念中，天人相应的思想在医学领域表现得尤为突出。

1. 天六地五与十一脉、十二循环

在中国传统思想文化中，数字具有深刻的意义和思想内涵。与经脉理论相关的"十一"和"十二"也是如此，出土的经脉文献中记载了十一条经脉。《国语·周语》中有句话说："天六地五，数之常也。"这表明十一是天地之间的重要数字，代表了天地最基本的规律。天六地五合为十一，其中天代表阳，地代表阴。经脉文献所载的十一条经脉中，阳经（足脉）有六条，阴经（臂脉）有五条，与天六地五的思想相符。"十二"也是一个

具有特殊文化含义的数字，阴阳各六体现了一种对称性。十二经脉不仅在结构上对称，还呈现出循环的特点，形成了所谓的"如环无端"的循环概念。循环的思想也反映在先秦、秦汉时期的天道圆观念中。《吕氏春秋》《淮南子》等秦汉时期的文献中反复提到了十二月、十二时辰、十二节气等内容，对古人构建经脉理论产生了重要影响。

2. 道法自然与针道自然

《道德经》中有句名言："人法地，地法天，天法道，道法自然。"这一思想对后来的《庄子》《管子》《淮南子》等著作均产生了影响，并在社会政治生活等领域得以应用。医学领域也不例外，《内经》提出了针刺应当顺应具体的体质气血情况，对于体质壮盛者应深刺，反之则应浅刺。人与自然界是统一的整体，人体阴阳气血的活动与自然界的阴阳盛衰密切相关。在一年的不同季节中，春夏季阳气升发，气血外浮，因此针刺时应该较浅；秋冬季则相反。针刺的深浅与气血的浮沉相一致。正如《素问·诊要经终论》所言："春夏秋冬，各有所刺，法其所在。"同样，在一天或一个月中，气血的盛衰也会发生变化，进行针刺时必须顺应这种情况，否则阴阳之气会相互冲突。即使是经脉中的气血量也是有常数的，进行针刺时也要顺应这种规律。

第三节　适宜范围

一、针灸治病原理

针灸的治疗作用离不开经络和经气的运行。经气在人体内循环流动，连接了肢体与躯干、体表与内脏、经脉与脏腑，使它们有机地相互联系。通过对经脉和腧穴的刺激，针灸能够激发人体经气的运行，调节人体上下左右、阴阳表里之间的关系，改变不和谐的状态，促进整个机体的协调与平衡，发挥防治疾病的作用。总体而言，针灸的治疗作用主要体现在以下三个方面。

1. 疏通经络

疏通经络是针灸最基本的治疗作用。通过针灸刺激，可以使阻塞的经络畅通，使经气自由运行。经络在人体内部和外部形成了一个网络，运行气血是其主要功能。当经络功能正常时，气血能够顺畅运行，脏腑器官、体表肌肤、四肢百骸得到滋养，从而发挥正常的生理功能。相反，如果经络不通畅，气血无法流通，就会引发疾病，表现为疼痛、麻木、肿胀等症状。针灸疏通经络的方法主要是根据经络路径选择相应的腧穴和针刺手法，使经络畅通，气血运行正常，从而治疗疾病。

2. 调和阴阳

调和阴阳是针灸治疗的根本目的。疾病的发生机制各不相同，但总体而言，可以归纳为阴阳失衡。通过针灸调节阴阳盛衰，使机体趋向阴阳相对平衡的状态，从而治愈疾病。针灸调和阴阳的作用需要根据经络和腧穴的阴阳属性进行选择，并结合适当的针刺手法来实现。

3. 扶正祛邪

扶正祛邪，即扶助机体的正气，祛除病邪。疾病的过程本质上是正邪之间的斗争。这说明疾病的发生是由于正气相对不足、邪气相对过盛所致。当正气胜过邪气时，疾病会缓解；而当正气不敌邪气时，病情会加重。针灸能够治疗疾病，就在于其扶助机体正气、祛除病邪的作用。在临床实践中，扶正祛邪主要通过补虚泻实的方法来实现。

除了以上三个方面，针灸的治疗原理经常被总结为"调气"。调气在针灸治疗中占据重要地位。气的失调可以表现为虚实、寒热等不同性质的病理表现，出现在不同的部位，也可能在病情的轻重、深浅等方面有所差异。调气即根据不同部位出现的不同病理表现，针对其程度不同的虚实、寒热等情况进行调节。

二、针灸适宜病证

1. 世界卫生组织公布的首批 43 种针灸适宜病证

1979 年，世界卫生组织发布了针灸治疗的首批适应病证列表，共包括 43 种病证。在次年出版的《世界卫生针灸专刊》中，这些适应病证被正式公布，以向世界各国推荐针灸治疗的适用范围。世界卫生组织除积极推广针灸有效的适应病证外，还从事各种针灸培训和研究工作。世界卫生组织原总干事中岛宏博士曾表示：针灸已成为一门全球通用的新型医学科学，能够治疗许多西方医学难以奏效的病证。这首批 43 种针灸适应病证可分为以下六个类别。

（1）上呼吸道疾病：急性鼻窦炎、急性鼻炎、感冒、急性扁桃体炎。

（2）呼吸系统疾病：急性气管炎、支气管哮喘（对儿童和单纯性患者效果最好）。

（3）眼科疾病：急性结膜炎、中心性视网膜炎、近视（儿童）、单纯性白内障。

（4）口腔科疾病：牙痛、拔牙后疼痛、牙龈炎、急慢性咽炎。

（5）胃肠性疾病：食道及贲门痉挛、呃逆、胃下垂、急慢性十二指肠溃疡（缓解疼痛）、单纯性急性十二指肠溃疡、消化不良、肠易激综合征、急慢性结肠炎、急性菌痢、便秘、腹泻、肠麻痹。

（6）神经肌肉骨骼疾病：头痛、偏头痛、三叉神经痛、面神经麻痹（早期 3～6 个月）、中风后的轻度瘫痪、周围性神经疾患、小儿脊髓灰质炎后遗症（早期如在 6 个月内）、梅尼埃病、神经性膀胱功能失调、遗尿、肋间神经痛、颈臂综合征、肩凝症（五十肩）、网球肘、坐骨神经痛、腰痛、关节炎。

2. 世界卫生组织认可的 64 种针灸适应证

为了满足针灸临床治疗和研究的发展需求，世界卫生组织于 1996 年 11 月在意大利米兰召开了一次会议，提出了 64 种针灸适应病证，并对其进行了以下论述：经过类似针灸法或传统疗法的随机对照试验验证的针灸适应病证有戒酒、变应性鼻炎（花粉症）、竞技综合征、面瘫、胆绞痛、支气管哮喘、心神经官能症、颈椎病、运动系统慢性疼痛（颈部、肩部、脊柱、膝盖等）、抑郁、戒毒、痛经、头痛、偏瘫或其他脑病后遗症、带状疱疹、高血压、原发性低血压、阳痿、引产、失眠、白细胞减少、腰痛、偏头痛、妊娠反应、恶心呕吐、肩周炎（冻结肩）、手术后疼痛、经前期紧张综合征、神经根疼痛综合征、肾绞痛、类风湿关节炎、扭伤和劳损、下颌关节功能紊乱、紧张性头痛、戒烟、三叉神经痛、泌尿系统结石。

对于有足够数量患者样本但缺乏随机对照试验的针灸适应病证有急性扁桃体炎和急性咽喉炎、背痛、胆道蛔虫症、慢性咽炎、胎位不正、小儿遗尿、网球肘、胆结石、肠易激综合征、梅尼埃病、肌筋膜炎、儿童近视、单纯性肥胖、扁桃体切除术后疼痛、精神分裂症、坐骨神经痛。

对于有反复的临床报道、疗效较快或有一些试验依据的针灸适应病证有便秘、缺乳、泄泻、女性不孕、胃下垂、呃逆、尿失禁、男性不育（精子缺乏、精子活动力缺乏）、无痛分娩、尿潴留、鼻窦炎。

此外，针灸临床在近 20 年中报道了大约 150 种病证的治疗效果，涉及内科、外科、妇科、儿科、皮肤科等各个领域，其中以神经系统、运动系统、免疫系统、内分泌系统疾病为主，针灸对于中风、面瘫、风湿、周围神经损伤等约 100 种病证表现出较好或很好的疗效。

第四节　针灸器具

一、针具

针灸是一种实践性很强的医疗技术，通过使用特殊的针具、灸具和治疗仪器等工具，以不同的方法治疗疾病。因此，针具在针灸医学中起着至关重要的作用。针具经历了漫长的发展历程，最初是从砭石演变而来的，早期的医疗工具还包括骨针、陶针等。随着金属冶炼技术的进步，在春秋战国时期出现了金属针具，并逐渐发展成为今天的毫针和一次性无菌针灸针。

1. 原始医疗工具——砭石

砭石被认为是中国原始人类使用的医疗工具。随着新石器时代的到来和石器制作技术的进步，出现了特定形状的医用砭石，如锋锐的针石、有利刃的镵石等。古人用砭石来切开痈肿、排脓放血，或者刺激身体特定部位以缓解疼痛。在金属针具出现之前，古人常使用砭石进行治疗。

2. 骨针、陶针、金属针等

在使用砭石治疗疾病的同时，古代先民们还用动物的骨骼、陶土和竹子等制成针刺工具。旧石器时代已经发现了骨针，如在山顶洞人遗址中，人们发现了一端带有孔的精致骨针，它既是缝纫工具，也可能用于刺破痈肿、放血。四川巫山大溪文化遗址出土了两枚新石器时期的骨针，它们的尖端锐利，针身光滑。山东省平阴县的商周遗址中出土了骨针，锐端呈圆锥尖，钝端为卵圆形。在城子崖龙山文化遗址中，还发现了两根灰黑色的陶针。广西壮族自治区的少数民族地区也曾发现古代的陶针。

随着金属冶炼技术的进步，古人不断制造出青铜针、铁针、金银针等针刺工具。在出土的文物中，也发现了许多这类针具，金属针细小，操作方便灵活，并且对人体伤害较小，因此在针灸临床中得到了广泛使用，逐渐取代了石针、骨针等较为原始的治疗工具。金属针的出现和使用，是针刺疗法工具发展史上的重要进展。

3. 九针

九针是古代医家在长期的医疗实践中发展而来的九种不同形状的针具。最早对九针的记载见于《灵枢·九针十二原》，详细描述了九针的形状和功能。

（1）镵针：长一寸六分，针尖锐利。主治头身热证，可祛除邪热之气。

（2）员针：长一寸六分，形如椭圆之卵，末端不尖锐。用于按摩分肉之间，以祛除邪气。

（3）针：长三寸半，针锐如黍栗，圆而微尖。可刺按脉搏以促使邪气出。

（4）锋针：长一寸六分，针尖锐利，刃有三隅。可放血泄热，主治慢性疾病。

（5）铍针：长四寸，宽二分半，末端如剑锋。用于排出痈脓。

（6）员利针：长一寸六分，针尖稍大，既圆且锐。主治痈痹之疾。

（7）毫针：长三寸六分，形似毫毛，尖如蚊虻之喙。主治经络疼痛。

（8）长针：长七寸，针身长而薄，针尖锋利。主治深层痹痛。

（9）大针：长四寸，针尖微圆如折断的竹茬。用于祛除关节壅滞的积水。

4. 毫针

毫针是针灸治疗中主要使用的针具，广泛应用于临床。在现代以前，毫针多采用铜、铁、金、银等材质制作，形状较为粗大。1953 年，随着针灸学家承淡安先生的倡导，中国开始研制不锈钢针灸针。不锈钢针灸针具有较高的强度和韧性，使得针身更细，表面光滑度更高。使用不锈钢针灸针治疗可以减轻患者的痛苦，同时一次性多针也能够被患者完全接受，从而大大提高了临床疗效。目前，不锈钢针灸针是临床广泛使用的毫针，其他金属制作的毫针如金针、银针则使用较少。

5. 一次性无菌针灸针

随着人们对医疗质量、卫生安全和无菌操作要求的提高，为了避免针灸治疗中由于针具消毒不严引起的疾病交叉传染，我国在 20 世纪 90 年代研发了一次性无菌针灸针，并迅速在临床上得到认可和推广。一次性无菌针灸针在普通毫针的基础上经过特殊方法灭菌，并用塑料或铂金等材料进行封装，使用时无须再次灭菌和消毒，可即拆即用，用后即弃。一次性无菌针灸针的临床应用不仅受到广大患者的欢迎，解除了他们对针具消毒不严的担忧，同时也促进了针灸的国际传播，提高了针灸的普及率，更好地为人类服务。正如世界针灸学会联合会前主席陈绍武教授所说，如果没有一次性无菌针灸针在全球推广，各国政府对针灸医学的认可就不会那么容易。

二、灸材与灸具

灸法是一种通过使用艾草作为主要施灸材料，在穴位或患处进行烧灼、熏熨和贴敷的治疗方法。它利用艾草的温热或药物的刺激作用，调整人体经络穴位，达到调节人体生理功能的目的。随着艾灸疗法的发展，出现了专门的灸具用于施灸，这在临床上得到了广大患者的喜爱。

（一）灸材

早期阶段，灸法可能使用普通的树枝或杂草等燃料进行烧灼治疗。然而，至少在两千多年前，人们开始普遍使用艾草进行艾灸治疗，如《灵枢·经水》中所提到的"其治以针艾"等。此外，古人认为艾草的芳香气味能够驱除邪秽，因此民间在端午节会悬挂艾束于门上，以驱除害虫和毒气。有些人还会制作各种艾草小饰物佩戴在身上，以祛邪、清秽和保健。在早期医巫不分的年代，巫师同时也兼任医生的角色，因此将艾草应用于医学治疗中是相当自然的。

1. 艾叶

艾叶，又称艾蒿或艾草，是一种菊科多年生灌木状草本植物。艾叶质地柔软，气味清香，味苦。我国各地都有艾草生长，河北产的称"北艾"，浙江四明产的称"海艾"，古代认为湖北蕲州产的艾草质量最佳，称"蕲艾"。艾草在春季抽茎生长，茎直立，高度 60 ～ 120cm，艾叶表面呈暗绿色，背面呈灰绿色，叶片呈椭圆形，边缘呈粗锯齿状。艾叶的采集时间通常在每年农历的 3 月～ 5 月，这个季节的艾叶既茂盛又嫩，纤维含量较少。艾叶性温热，味苦，具有通调十二经脉的功效，正如《本草从新》所述：艾叶苦辛，性质温热，能够回垂绝之阳，通畅十二经脉，调理气血，驱除寒湿，温暖子宫……用艾叶进行艾灸，能够通透经脉，治疗百病。

2. 艾绒

制作艾绒的方法在明代李时珍的《本草纲目》中有所记载：使用艾叶时，需要使用陈旧的艾叶，使其细腻柔软，称为熟艾。如果使用新鲜艾叶进行灸治，火力容易伤及人体的肌肉和脉络。首先挑选干净的艾叶，清除灰尘，放入石磨中，使用木杵捣碎，用纱布过滤去除杂质，再次捣碎，直到柔软如绵。使用时烘干，这样艾灸的效果更好。将采集的艾叶放置在阳光下晒干，然后放入石磨中捣碎或碾压，通过筛选去除杂质和泥沙，再次晒干、捣碎和筛选，多次重复这个过程，就可以得到颜色淡黄、洁净、细腻的艾绒。

（二）灸具

1. 古代灸具

古代，人们使用各种器具来进行灸疗。最早的记载可以追溯到晋代，当时使用瓦甑和苇管替代灸具。《肘后备急方》中提到了使用瓦甑治疗中风引起的掣痛，将厚厚的干艾叶团成一团，放入瓦甑内，将瓦甑放在痛处上方，点燃艾草熏烟进行灸疗。同时期，孙思邈在《备急千金要方》中也记述了使用苇管进行耳部灸疗。明清时期，人们更加关注使用专门的灸具施灸。如明代龚信的《古今医鉴》中记载了使用铜钱作为灸具，清代李守先的《针灸易学》中记载了使用泥制的钱币作为灸具，高文晋在《外科图说》中记载了灸罩和灸板等灸具。然而，这些古代灸具并没有在后世得到广泛应用。清代的"灸盏"对后世灸具的发展影响较大。在清代的《灸法秘传》中记载了灸盏的制作方法和使用技巧。灸盏是一种银质的专用灸具，形状类似杯盏，结合了隔姜灸、灸具灸和药物灸等多种方法，是晚清以来最完善的灸具。随着灸具的普及和应用，灸法也从烧灼灸法向温和灸法的方向发展。

2. 现代常用灸具

现代临床常用的灸具主要是温灸器，包括温灸筒、温灸盒、温灸杯等。这些灸具与古代的灸盏有许多相似之处，是在其基础上演变发展而来的。温灸筒是一种特制的筒状金属灸具，底部有许多小孔，筒壁也有圆孔，上部有盖，可以取下，筒壁上有一个长柄方便手持，内部有一个小筒用于放置艾绒和药物。温灸筒有多种形状，常见的有平面式和圆锥式，平面式适用于较大面积的灸疗，圆锥式适用于小面积的点灸。在施灸前，先将艾炷放入温灸筒的小筒内点燃，然后手持柄将温灸筒悬置于拟灸的穴位或患病部位上，来回温熨或固定不动，直到局部皮肤发热，出现红晕，患者感到舒适为止，一般每次灸治 20～30分钟。借助灸具施灸能够给患者提供持续的舒适温热刺激，方便施灸的同时减轻患者的烧灼痛苦，使灸法更加安全可靠，成为患者乐于接受的一种治疗方法。此外，现代科研人员还创制了一些新型的灸疗器具,将光、电、磁、红外线等物理技术引入灸疗器具的开发,研制出多种用于针灸临床的灸疗仪器。

第五节　针刺与艾灸疗法

刺灸方法是中医针灸的重要内容,也是针灸临床中关键的治疗手段。临床应用的刺灸方法众多,其中最重要、应用最广泛的是毫针针刺法和艾灸法。除此之外,还包括三棱针刺法、梅花针刺法、皮内针法、火针刺法等方法。灸法包括穴位贴敷法。

一、针刺

针刺是针灸疗法的一种,根据中医理论的指导,将针具以一定的角度刺入患者体内,运用捻转和提插等手法来刺激特定部位,达到治疗疾病的目的。

临床常用的针具有毫针、三棱针、皮肤针、皮内针和火针等。根据针刺部位的不同,可分为头针、耳针、眼针、鼻针、腹针、手针、腕踝针等。根据针具的形状、用途和刺激方式等因素,针刺疗法主要包括毫针疗法、皮肤针疗法、皮内针疗法、火针疗法、水针疗法、鍉针疗法、电针疗法、刺络疗法和圆利针疗法等。

毫针是临床上应用最广泛的针具,通常由不锈钢制成,也有金、银或合金制成的毫针。使用毫针刺入腧穴治疗疾病的方法称为毫针刺法。现代临床操作常见的技术包括单手进针、双手指切进针、夹持进针、舒张进针、提捏进针等手法。

在众多的刺灸方法中,毫针刺法疗效显著,应用范围最广,影响最为深远,是历史上应用最多的刺法之一。除了基本的进针、行针和出针手法外,毫针刺法还包括补泻、催气、行气、透刺及针对不同疾病的专门手法等。

随着针具的发展,针刺方法也在不断进步。早在《内经》中就总结了上古以来的针刺方法,包括九刺、十二刺和五刺等刺法;在补泻手法上提到了疾徐、呼吸、捻转、迎随、提插、开阖等手法,为后世毫针刺法奠定了基础。在魏晋隋唐时期,针灸得到了快速发展,皇甫谧将《灵枢》《素问》《黄帝明堂经》等著作整理编纂成《针灸甲乙经》,明确了穴位的归经和部位,统一了穴位名称,介绍了内科、外科、妇科、儿科、五官科等各种病证及针灸治疗经验,为针灸学科理论奠定了基础。唐宋时期基本继承了《内经》的针刺手法。金元时期,《针经指南》提出了"针刺十四法"。明初的陈会在《神应经》中提出了"催气手法";徐凤的《金针赋》对复式补泻手法如"烧山火""透天凉"进行了系统阐述。

二、艾灸

灸即烧灼之意。灸法利用某些可燃材料对体表的一定部位进行熏灼或温熨,借助温热的效应和药理作用，通过经络腧穴调节人体生理功能的平衡，达到预防和治疗疾病的目的。有许多材料可用于灸法，古代有蜡灸、竹茹灸、鼠粪灸等记载，但最常用的是以艾叶为原料的艾灸法。

中医学认为艾草味辛、苦，性温，归肝、脾、肾经，具有温经止血、散寒调经、安胎的功效。至今在许多地方，在妇女产褥期（生完孩子后的恢复期），为了促进子宫收缩恢复和排出恶露，还保留了煎煮艾草饮用的习惯。《本草纲目》记载："艾叶，服之则走三阴而逐一切寒湿，转肃杀之气为融合；灸之则透诸经而治百种病邪，起沉疴之人为康泰，其功亦大矣。"可见，灸法是一种通过温热作用和药物作用来治疗疾病和保健的方法。此外，灸的方法也有多种，包括艾炷灸、艾条灸、温针灸、灸器灸、药物灸和灯火灸等。

灸法有许多不同的种类，总体上可以分为艾炷灸和艾卷灸两大类。

1. 艾炷灸

艾炷灸是一种将纯净的艾绒搓捏成一定大小的圆锥形艾炷，点燃后放置在需要施灸的部位进行治疗的方法。它又可以分为直接灸和间接灸两种。直接灸又称为"着肤灸"或"着肉灸"，即将艾炷直接放在皮肤上施灸。如果施灸时导致皮肤烧伤并化脓，治愈后留下瘢痕，称为"瘢痕灸"；如果不导致皮肤烧伤并化脓，不留下瘢痕，称为"无瘢痕灸"。间接灸是指使用药物或其他材料将艾炷与施灸部位的皮肤隔开进行施灸的方法，因此也称为"隔物灸"。有许多不同的隔离药物或材料可供选择，比如生姜、大蒜、食盐等。用生姜隔离的称为"隔姜灸"，用食盐隔离的称为"隔盐灸"等。

2. 艾卷灸

艾卷灸包括艾条灸、太乙神针和雷火神针。艾条灸是使用细草纸将纯净细软的艾绒卷成圆柱形的艾卷，紧密卷好后悬挂在皮肤上方进行施灸的方法。由于艾条始终不直接接触皮肤，所以也称为"悬起灸"。悬起灸根据实际操作方法的不同，分为温和灸、雀啄灸和回旋灸三种。太乙神针和雷火神针所使用的艾条是在普通艾条中添加了一些药物制成的。因为太乙神针或雷火神针在施灸时，针端按在皮肤上，所以也称为"实按灸"。

实际上，在灸法与针法的形成和发展过程中，曾经是灸法更为重要。在古代的中医文献中，大多以灸为主，针为辅。之后则是针灸并重，灸和针各有其长处，而在某些方面，灸的效果超过了针，能够弥补针刺的不足。近年来，针法逐渐占据主导地位，灸法逐渐退居次要位置，加之人们对灸法的理解不同，如操作过程中有特殊气味、容易烫伤、费用低廉等问题，导致灸法的方法和技巧难以传承推广，临床上使用灸法逐渐减少。

第七章 特色疗法，简便廉验

——多种途径的中医特色疗法

在中医学的发展过程中，通过作用于经络腧穴，形成了许多具有中医特色的外治方法。中医外治法不仅可以治疗身体表面的疾病，如疮疡等，还广泛应用于治疗内脏疾病、预防疾病及保健强身。通过外治治疗内病的方法，达到治疗疾病的目的。同时，许多中医外治法，如刮痧、拔罐等，具有操作简单、无副作用的优点，因此在民间广为传播和应用。

第一节 刮痧

刮痧是一种中医外治法，根据中医经络腧穴理论，在体表使用不同材质和形状的刮痧器械和介质，进行相应的手法刮拭，以达到防治疾病的目的。刮痧疗法具有祛邪排毒、舒筋理气、疏通经络、活血化瘀、消肿止痛等作用。常被应用于外感疾病、疼痛性疾病、骨关节退行性疾病及神经、肌肉、血管疾病的治疗中。

一、历史渊源

刮痧的历史源远流长，是中医治疗学的重要组成部分。它起源于旧石器时代，人们在患病时本能地使用手或石片抚摩、捶击身体表面的某一部位，有时竟然能缓解疾病。通过长期的实践与积累，逐渐形成了刮痧，并一直传承至今。早在《五十二病方》《内经》等古籍中就有对刮痧工具、技术要领、方法、步骤、要求、医疗效果和适应证等方面的论述。刮痧与砭石、针灸、热熨、推拿、拔罐、放血等方法密切相关，相互影响和演变。宋元明时期，刮痧已广泛应用于民间，并且相关痧症的记述非常丰富。清代是刮痧研究取得突破性进展的时期，首部痧症专著《痧胀玉衡》问世，对痧的病源、流行、表现、分类、刮痧方法、工具及综合治疗等进行了详细论述。此后相继出现了《痧症全书》《疫痧二症合编》《瘟痧要编》等20余部痧科专著。

二、常用工具

刮痧板是一种板状工具，常由牛角、砭石、陶瓷、玉石等坚硬材质制成，是刮痧的主要工具。我国历代民间使用的刮痧器具种类繁多，包括铜钱、银圆、瓷杯、瓷汤勺、苎麻、棉纱线、头发团、水牛角、玉石板等。刮痧器具的选择与当时的科技水平、地理位置和气候环境密切相关，如明清时期多使用铜钱，南方地区常用水牛角。

常见的刮痧板根据材质可以分为水牛刮痧板、砭石刮痧板和玉石刮痧板；按照形状分类可分为椭圆形、方形、缺口形、三角形和梳形刮痧板。我们日常使用的刮痧板多是水牛角材质的方形刮痧板。

常用的刮痧介质包括刮痧油和刮痧乳。刮痧油常用于成人刮痧或需要刮痧面积较大的部位，而刮痧乳常用于儿童刮痧或面部刮痧。

三、操作方法

在学习刮痧之前，我们需要学会如何握持刮痧板：一般使用单手握持，将刮痧板放置在手心，用拇指、食指和中指夹住刮痧板，无名指和小指紧贴刮痧板边角，使刮痧板与刮痧部位的体表呈 45° 夹角。刮痧时以肘关节为轴心，通过前臂带动腕部施力。进行操作时，首先准备好刮痧板和刮痧油，将刮痧油涂抹在待刮拭的部位上，然后用刮痧板均匀地刮拭，一般按照由上向下、由内向外、单方向刮拭的原则进行，并尽可能拉长刮拭的距离。在刮痧过程中，施力应由轻到重，不强求出现痧的效果。刮痧完成后，应多饮温水，促进体内毒素的排出。

四、适宜范围

中医学认为，刮痧具有多种作用，包括疏经通络、活血化瘀、畅通气血、解肌发表、解毒排毒、促进新陈代谢、调理脏腑、平衡气血阴阳、提高人体免疫力及调整骨关节的结构和功能等。因此，刮痧在许多疾病的治疗和康复中得到了广泛应用。

刮痧常用于治疗感冒、中暑等外感疾病，可以通过刮痧的刺激作用促进毛细血管扩张和血液循环，加快病毒或病邪的排出。对于颈痛、肩痛、腰痛等骨关节疼痛性疾病，刮痧可以通过刺激皮肤和肌肉组织，舒缓痛感，促进炎症消散，缓解疼痛。

对于肢体麻木、瘫痪等神经肌肉血管疾病，刮痧可以通过刺激经络、神经末梢和肌肉组织，改善局部血液循环，增加神经肌肉的营养供应，促进神经的再生和肌肉功能的恢复。

此外，刮痧也可以用于慢性病和常见病的预防和康复治疗。通过刮痧刺激，可以调整人体的气血循环，增强机体的代谢功能，提高免疫力，达到预防疾病和促进康复的目的。

刮痧常用于临床各科常见疾病的治疗，内科疾病如头痛、头晕、失眠、发热、胃痛、腹痛、便秘、腹泻、中暑、痹证、痿证、面瘫、哮喘、中风后遗症、胁痛、呃逆、疲劳、肥胖等；外科疾病如落枕、颈痛、肩痛、背痛、腰痛、腿痛、膝关节痛、足跟痛、静脉曲张等；妇科疾病如痛经、月经不调、带下病、闭经等；皮肤科疾病如黄褐斑、痤疮、荨麻疹等；五官科疾病如耳鸣、耳聋等。

第二节　拔罐

拔罐，俗称为"拔火罐"，是一种利用罐具在腧穴或体表特定部位产生负压，通过燃烧、抽吸或蒸汽等方法，以产生良性刺激，达到调整机体功能和防治疾病的外治方法。作为中医传统疗法，拔罐因其简便易行且效果明显，在民间一直延续至今，并有"刮痧拔罐，病好一半"的谚语。

一、历史渊源

拔罐疗法具有悠久的历史，是中医学非药物疗法的重要组成部分。古代人们使用动物角作为治疗工具，因此也称为"角法"。历代医家对拔罐疗法有不同的论述和记载。在唐代，拔罐疗法作为一种相对完整的方术而成为独立的学科，并得到政府的重视。唐太医署设立了医、针、按摩、咒禁四个科室，其中医科又分为体疗、疮肿、少小、耳目口齿和角法（拔罐疗法）五个科室。角法科的学习周期定为两年，是一门理论、操作和临床应用较为完善的学科。到了清代，吴谦的《医宗金鉴》、赵学敏的《本草纲目拾遗》、吴尚先的《理瀹骈文》等著作中都记载了当时罐具的制造方法和拔罐的应用。拔罐疗法已经相当普及，从单一的外科应用逐渐发展为涵盖内科病证的治疗，并在理论和实践上取得了更高层次的发展。

二、拔罐器具

随着科学技术的发展，拔罐器具逐渐多样化，如玻璃罐、橡皮罐、塑料罐及穴位吸引器，其中玻璃罐和塑料罐的应用最为广泛。玻璃罐的应用使医者能够清晰地观察到罐具与皮肤之间的反应，方便掌握时间和刺激程度，并可以进行闪罐、走罐等各种拔罐法的操作；塑料罐的使用进一步推动了拔罐在人们日常保健中的普及。随着罐具材质的变化，拔罐方法也相应发生了变化，常见的方法包括利用火力排空气的火罐法、利用煮水加热排空气的水罐法，以及利用注射器或其他方法抽空气的抽气罐法等，这些方法的共同原理是通过排出空气形成负压效应。

经过数千年的发展和不断完善，拔罐的工具已由动物的角逐步演变为竹罐、陶罐，到现代的玻璃罐和真空抽气罐等。拔罐已发展为中医辨证、循经选穴、配方的有效治疗方法。通过罐内负压吸吮、罐缘的刮压刺激、牵拉挤压体表皮肤及浅层肌肉，拔罐能够刺激经络和穴位，沿经络传导，由外至内，通过外治来治疗内部疾病。拔罐不仅常与针灸、艾灸、药物、按摩等方法结合使用，也成为独立治疗疾病的有效方法之一。

三、操作方法

拔罐有多种方法可选。从治疗部位来看，可以根据疼痛的位置进行拔罐，即哪里痛就在哪里进行拔罐；也可以选择拔穴位，如背部的大椎穴、肺俞穴、脾俞穴等都是常用的拔罐部位；还可以根据经络进行拔罐，如拔任脉、督脉、膀胱经等。在方法上，可以采用留罐法，即医生将拔罐器具放置在患者身体上后离开；也可以采用推罐法，即在拔罐的同时施以推拿；还有放血拔罐，先用针刺破皮肤，然后进行拔罐；还有闪罐法，即迅速拔起罐具，反复多次进行拔起操作。

从治疗原则上来说，可以根据辨证施罐，也可以根据病证施罐。对于虚证，可以采用补法；对于实证，可以采用泻法。不同的疾病需要采用不同的治疗方法，如对于重感冒而全身肌肉酸痛的情况，进行腰背肩部的推罐效果较好。一般来说，拔罐停留时间短、刺激效果较弱，属于补法；停留时间长、刺激效果较强，属于泻法。

通常在拔罐后，皮肤上会留下一块黑色的痕迹。痕迹的深浅与拔罐停留的时间长短、负压的力度有关，不一定表示病情的轻重。

四、适宜范围

中医药学认为，拔罐具有行气活血、疏经活络、温经散寒、祛风除湿、消肿止痛等作用，因此广泛应用于内科、外科、妇科、儿科、骨伤科及五官科疾病的治疗。内科疾病如感冒、发烧、咳嗽、急慢性支气管炎、支气管哮喘等肺系疾病；呕吐、便秘、慢性腹泻等胃肠疾病；还有面神经麻痹、头痛、三叉神经痛等其他疾病。妇科如痛经、月经不调、闭经、乳腺炎等。儿科如厌食症、腹泻、消化不良等。外科如疖、疔、痈、疽、丹毒、虫蛇咬伤等。皮肤科如痤疮、湿疹、荨麻疹、神经性皮炎、带状疱疹等。耳鼻喉和口腔科如鼻炎、牙痛、口腔溃疡、慢性咽喉炎、扁桃体炎等。

第三节　贴敷

穴位贴敷是一种基于中医经络和腧穴理论的治疗方法，通过将药物研磨成粉末，用水、醋、酒、蛋清、蜂蜜、植物油、清凉油、药液甚至唾液调成糊状，或使用凝固状的油脂（如凡士林等）、黄醋、米饭、枣泥等制成软膏、丸剂或饼剂，或者将中药煎煮成膏剂，然后将药末撒在膏药上，直接贴敷于穴位或患处（特定穴位），以达到预防和治疗疾病的无创痛方法。

一、历史渊源

穴位贴敷是中医治疗学的重要组成部分，有着悠久的发展历史。早在原始社会，人们就开始使用树叶、草茎等来贴敷伤口，治疗与野兽搏斗导致的外伤。逐渐发现一些植物外敷可以减轻疼痛、止血，甚至加速伤口的愈合，这就是中药贴敷治疗疾病的起源。在湖南长沙马王堆汉墓出土的我国现存最早的医方专著《五十二病方》中就有使用酒剂外敷的记载。晋代葛洪的《肘后备急方》中首次记载了大量外用膏药，如续断膏、丹参膏、雄黄膏、五毒神膏等。清代程鹏程的《急救广生集》及吴尚先的《理瀹骈文》将贴敷疗法推广应用到内科、外科、妇科、儿科、皮肤科、五官科等多个领域。

二、贴敷操作

贴敷疗法是一种综合性治疗方法，结合经济、穴位和药物三者为一体。通过药物直接刺激穴位，并通过皮肤吸收，使局部药物浓度明显高于其他部位，作用更直接，且使用方便。在家庭中，常采用较简单的药物配伍和制作方法，易于学习和使用，经过简单培训即可掌握要领。它可以与内服治疗相结合，相互补充，对许多慢性病常能够取得出人意料的效果。目前，冬病夏治和三伏贴是临床上最常见的贴敷疗法。

现代临床中，有多种贴敷剂型，如膏剂、糊剂、浸膏剂、膜剂等。加入化学发热剂后制成的热贴剂，如代温灸膏等；使用橡胶和配合剂（如氧化锌、凡士林等）作为基质，加入中药提取的挥发油或浸膏的硬膏剂，如麝香虎骨膏、南星止痛膏等；还有在贴敷方中加入透皮吸收促进剂，以促进药物高效均匀地透过皮肤，如复方洋金花止咳平喘膏等。

三、适宜范围

穴位贴敷疗法简单易学，作用迅速，容易推广，使用安全，副作用极小，深受患者欢迎。它不仅在外科、骨伤科、皮肤科、五官科、肛肠科等疾病治疗中显示出特色，而且对内科、妇科等疾病也有显著疗效。内科疾病如小儿反复感冒、厌食、遗尿、慢性胃肠炎、慢性腹泻、消化不良、过敏性鼻炎、慢性鼻炎、支气管哮喘、慢性支气管、慢性咳嗽、慢性咽炎等。骨科疾病如风湿性关节炎、类风湿关节炎、肌膜炎、网球肘炎等。疼痛性疾病如颈肩腰腿痛、胸腹痛、痛经、产后头痛等。

第四节　推拿按摩

中医推拿按摩，古称按跷。是根据中医学理论，利用手、肢体的其他部位或器械，在人体特定的表面部位或穴位上进行各种规范化操作，以调节人体的生理和病理状态，达到保健和预防治疗疾病的目的。推拿按摩是中医外治法中的一种重要方法，也是中医非药物疗法的重要内容，结合现代解剖学、骨伤学、内科、妇科、儿科和诊断学等相关学科，形成了以手法治疗为特色的中医学科。

一、历史渊源

推拿按摩的起源与人类的生产活动和生活实践有关，是基于人类自我防护本能的发展而来。在古代，人类在与自然环境的斗争和劳动中经常遇到严寒和伤痛，在当时没有药物或针灸的情况下，人们本能地用双手进行摩擦、按压等操作来驱散寒冷和缓解疼痛。经过长期实践，人们逐渐认识到推拿按摩对人体的治疗作用，并有目的地将其应用于医疗实践，逐步形成了推拿治疗体系。

推拿治病的文字记载最早可追溯到殷商甲骨文。甲骨卜辞中多次出现象形文字 ，初步形成了"拊"字，原意是一个人用手在另一个人的腹部或身体上抚摸。我国最早的推拿按摩专著《黄帝岐伯按摩经》（已失传）出现在秦汉时期，这表明推拿按摩在当时已经是一种相对成熟和系统的医疗方法。隋唐时期，推拿与拔罐一样，受到当时的国家级医学机构太医署的重视，成立了按摩专科。太医署还根据按摩技术的高低将从事推拿的人员划分为按摩博士、按摩师、按摩工等不同等级。

二、推拿按摩手法

推拿按摩技术的核心是手法，手法的形式、刺激强度、时间和肢体活动方式的不同导致了多种多样的手法。据统计，已有400多种手法被记录在文字中，还不包括民间流传但未被正式确定的手法，常用的手法有100多种。手法的命名通常基于其动作形态，如推、拿、按、压、揉、搓、捏、擦等。根据应用对象的不同，推拿按摩手法可以分为成人推拿按摩手法和小儿推拿按摩手法。推拿技术也常被理发行业采用，在清代北京的街头巷尾，理发师们普遍增加了按摩放松的服务项目。

推拿按摩根据作用部位的不同可以分为穴位推拿和经络推拿，还可以分为头部按摩、眼面部按摩、耳部按摩、四肢按摩、腰部按摩和腹部按摩等。穴位推拿是在中医经络和腧穴理论的指导下，运用手法作用于人体特定穴位，通过局部刺激，可以疏通经络、改善血液循环、平衡阴阳、调整机体的抗病能力，达到预防疾病、治疗疾病和保健强身的目的。经络推拿是根据中医经络学原理进行按摩的外治方法，通过按摩经络以通调经络、畅通气血。如对于腰痛、颈部僵硬、肩膀活动受限等症状，可以采用穴位按摩或经络按摩来减轻或消除症状。

捏脊疗法是一种常用的保健推拿方法，通过连续捏拿脊柱及两侧的肌肤，刺激相关的脏腑俞穴，以治疗疾病。捏脊疗法具有疏通经络、调整阴阳、促进气血循环、改善脏腑功能和增强机体抗病能力等作用，尤其在健脾和胃方面，功效突出。临床上，捏脊疗法常用于治疗小儿疳积、消化不良、厌食、腹泻、呕吐、便秘、咳嗽、喘息、夜间啼哭等疾病。此外，捏脊疗法也可作为保健按摩的方法使用。

三、适宜范围

推拿按摩的适应证范围广泛，可以用于治疗骨伤科、内科、外科、妇科、儿科、五官科等多种疾病。它不仅适用于颈肩腰腿痛等慢性疾病，对于一些急性期疾病也有良好的疗效，尤其适合由肌肉、关节和神经系统功能失调引起的肌肉酸痛、麻木、胀痛、痿瘫、关节疼痛和运动障碍等。

现将推拿按摩疗法的优势病种归纳如下。

（1）骨伤科：关节软组织损伤、慢性无菌性炎症和粘连导致的疼痛和功能障碍。如各种软组织急慢性损伤、腰肌劳损、踝关节扭伤、肩周炎、落枕、颈椎病、肩周炎、网球肘、腰椎间盘突出等。

（2）内科疾病：偏头痛、头痛、腰背痛、失眠、中风后遗症、面瘫、神经衰弱、便秘、消化不良、功能性腹胀、神经官能症等。

（3）外科疾病：慢性胆囊炎、乳痈初期、乳腺增生症等。

（4）妇科疾病：月经不调、痛经、闭经等。

（5）儿科疾病：小儿反复感冒、咳嗽、消化不良、便秘、遗尿、腹泻、百日咳、小儿斜颈及小儿麻痹症等。

（6）五官科疾病：颞颌关节功能紊乱、视疲劳、耳鸣耳聋等。

第五节　耳穴贴压

耳豆贴压是一种利用物品（如菜籽、王不留行子等）刺激耳郭上的穴位或反应点的方法，通过经络传导，缓解各种急性和慢性疾病的临床症状，调整脏腑和气血功能，促进身体的阴阳平衡，达到预防疾病和治疗疾病的目的。

一、历史渊源

现代耳穴贴压疗法的兴起与法国医生诺吉尔（Nogier P）密切相关。他在 1956 年首次发现了耳郭内存在一个形状类似倒置胎儿的人体部位信息系统，并绘制了耳穴图。随后，中国医生在此基础上结合传统中医脏腑经络理论进行验证和修订，使其广泛应用于临床。为了便于国际研究和交流，1982 年世界卫生组织西太区委托中国制定了《耳穴国际标准化方案》，1992 年颁布了国家标准《耳穴名称与部位》。

二、操作方法

选择 1 ～ 2 组耳穴进行探查，找出丘疹、脱屑、压痛、变化等阳性反应点，并根据病情确定主要穴位和辅助穴位。用酒精棉球轻擦消毒，用左手手指拖住耳郭，用右手镊子夹取割好的方块胶布，将药豆粘贴在中心位置，对准穴位贴紧并轻轻揉按 1 ～ 2 分钟。以每次贴压 5 ～ 7 个穴位为宜，每天按压 3 ～ 5 次，隔 1 ～ 3 天更换一次，两组穴位交替贴压。可以在两只耳朵上交替贴，也可以同时贴用。

三、适宜范围

耳穴贴压通过刺激耳郭上与人体各个部位和脏器相对应的反应点，调整这些部位的功能，从而产生相应的治疗作用。临床上，耳穴贴压广泛应用于治疗疼痛性疾病，如各种急性扭伤、颈肩腰腿痛、头痛等；炎症性疾病，如牙周炎、咽喉炎、扁桃体炎、腮腺炎、急慢性肠炎、胆囊炎等；功能紊乱性疾病，如胃肠神经官能症、心脏神经官能症、眩晕、失眠、多汗、月经不调、遗尿等；过敏反应，如荨麻疹、哮喘、过敏性鼻炎、过敏性紫癜等；内分泌疾病，如甲状腺功能亢进或低下、糖尿病、更年期综合征等；以及催产、催乳、美容和戒烟等方面。

第六节　穴位磁疗

一、历史渊源

穴位磁疗是一种利用磁场作用于人体经络穴位来治疗疾病的方法。早在古代医籍中就有使用磁石治疗耳聋和其他耳部问题的记载。如金代刘完素的《素问玄机原病式》中提到了使用磁石附在耳朵上治疗耳聋。宋代严用和的《济生方》中也有使用磁石和穿山甲来治疗暴聋和耳鸣的记载。自 1962 年起，我国开始尝试使用磁性较强的铁氧体磁块贴在穴位上治疗疾病。

二、器材介绍

穴位磁疗使用的器材主要包括磁片、磁珠、旋转磁疗机和电磁疗机。

1. 磁片、磁珠

磁片有多种种类和型号。圆形磁片的直径通常在 3 ～ 30mm，厚度一般为 2 ～ 4mm，也有条形和环形的磁片。直径为 3mm，厚度为 2mm 的磁片又称磁珠，常用于贴在耳穴上。直径约为 10mm，厚度约为 4mm 的磁片常用于贴在体穴或病变局部。常用的磁片磁场强度为 500 ～ 2000Gs。

磁片的制作材料包括钡铁氧体、锶铁氧体、铝镍钴永磁全金属、铈钴铜永磁合金、钐钴永磁合金等，磁场强度一般为 300 ～ 3000Gs。从应用效果来看，锶铁氧体磁片较为合适，因其不易退磁，表面磁场强度可达 1000Gs。钡铁氧体较为经济实惠，但表面磁场强度通常只有几百 Gs，适合用于老年和体弱者。

磁片的型号通常分为大、中、小三种。大号磁片直径超过 30mm，中号磁片直径为 10 ～ 20mm，小号磁片直径在 10mm 以下。磁片要求两面光滑，边缘不锋利，标明极性，以便于治疗和清洁消毒。为防止破裂或退磁，磁片不应受到强烈碰撞，不同强度的磁片不应相互吸引，两块磁片的同名极不应用力使其靠近，不要使用高温消毒，可使用 75% 的乙醇进行消毒。当磁片经过长时间使用后出现退磁时，可以进行磁化后再继续使用。

2. 旋转磁疗机

旋转磁疗机简称旋磁机，是目前应用较广的一种设备。它的形式多种多样，但构造原理相对简单，通常使用一个小电动马达带动 2 ～ 4 块永磁体旋转，形成一个交替磁场（异极相间）或脉动磁场（同极相间）。

磁铁柱选用磁声强度较高的钐钴合金永磁体较好，直径为 5 ～ 7mm，表面磁场强度可达到 3000 ～ 4000Gs。旋转磁疗机的转速应在 1500 转 / 分钟以上，转盘与皮肤保持一定距离，对准穴位进行治疗。

3. 电磁疗机

电磁疗机的原理是通过电磁体（电磁线圈或电磁铁）通电产生磁场，所产生的磁场可以是恒定磁场或交变磁场。临床上常用的交流电磁疗机大多是在硅钢片上绕上一定数量的漆包线，通电后产生一定强度的交变磁场。交变磁场的频率通常为 50Hz，磁场强度为 500 到 3000Gs。

电磁疗机的磁头有多种形式：圆形磁头多用于胸腹部和肢体，凹形磁头常用于腰部，环形磁头常用于膝关节，条形磁头常用于穴位或会阴部。

三、操作方法

目前临床上主要使用静磁法和动磁法进行穴位磁疗。静磁法是将磁片贴在穴位表面以产生恒定的磁场。所选用的磁体材料包括钡铁氧体、锶铁氧体、铝镍钴永磁合金、铈钴铜永磁合金、钐钴永磁合金等。一般磁场强度为 300 ～ 3000Gs。磁片可以直接或间接地贴敷在体表的穴位上。

动磁法是使用磁疗机产生较强的脉动磁场或交变磁场，对准穴位或治疗部位，使其接受磁场的作用。静磁法包括直接贴敷法、间接贴敷法和磁针法；动磁法包括脉动磁场法和交变磁声法。

四、适宜范围

穴位磁疗可采用贴敷法、旋转法和电磁法等方法。贴敷法是将磁体贴敷或固定在穴位上，常用于治疗高血压、扭伤、腱鞘囊肿等疾病。旋转法是将旋转磁疗机对准穴位进行治疗，或将磁体放置在穴位表面摩擦转动，常用于治疗头痛、带状疱疹等疾病。电磁法是选择合适的磁头放置在穴位上，常用于治疗支气管炎、肺炎、腰肌劳损、关节炎等疾病。

第七节　温熨

温熨是一种外治法，通过热敷、熏蒸或洗浴的方式，将加热后的草药或器具应用于体表特定部位，以渗透皮肉筋骨，实现温经通脉、消除痹痛等治疗目的。温熨的方法包括外洗、坐浴、熏蒸、药摩、砭石热疗等多种形式。除了在医疗机构中使用外，现代民众也可以在温泉、桑拿和药浴中心等地体验温熨保健疗法。

一、常用的温熨方法

药浴是一种常见的温熨疗法，即用药液或含药液的水进行全身或局部的洗浴。药浴的形式多种多样，全身中药洗浴称为"药水澡"，而局部洗浴则包括"烫洗""熏洗""坐浴""足浴"等，其中烫洗是最常用的方法。药浴的药物选择与内服药物相同，需要根据处方原则、辨病辨证，慎重选用药物，根据个体的体质、时间、地点、病情等因素选择不同的方药。早在《内经》中就有"摩之浴之"的记载，还有关于"桂心渍酒，以熨寒痹"的论述。清代的《医宗金鉴》《外科正宗》《张氏医通》等医书中也有关于熏洗等方法治疗疾病的记载。

中药熏洗，又称为蒸汽疗法、汽浴疗法、中药雾化透皮疗法，是一种以中医学理论为指导的外治法，利用药物煎煮产生的蒸汽，通过熏蒸来达到治疗目的。

药摩，即药物摩擦法，是医生使用掌心或其他物品蘸取药液或药膏，在患处表皮上进行摩擦，以治疗疾病的外治法。东汉时期的张仲景在《金匮要略》中就记录了使用头风摩散（附子、盐）进行头部摩擦治疗偏头痛的方法，张仲景可以说是药物摩擦法的奠基人。此后，历代医书中均有关于药物摩擦法的记载，清代吴尚先的《理瀹骈文》中就收录了近百种摩擦方剂，涉及内科、外科、妇科、儿科的多种病证。

电热砭石温熨法是一种利用电加热元件和温度传感装置，在砭石的内部或一面增加，然后连接到相应的加热控温仪器上，使砭石的温度升至超过人体体温的较高温度，并保持恒温和精确控温。这样砭石就能释放更多的热能和远红外能量，实现长时间、舒适的物理能量调养。该方法主要用于风、寒、湿引起的痹证疼痛及补充人体元阳之气的治疗。

二、适宜范围

温熨疗法在临床中广泛应用于治疗风湿、寒湿痹证、下焦虚冷、元阳衰惫等疾病。它不仅用于治疗厥证，而且是古代民间抢救危急病证的常用方法。在临床实践中，温熨法常用于治疗积食、腹部肿块等疾病。包括治疗头痛、腰痛、面痛、风寒感冒引起的头身疼痛、咳嗽、各类伤寒、外感发热等疾病，以及因脉络痹阻导致的肢体关节筋肉的疼痛、肿胀、麻木、瘫痪、挛缩和僵硬等病变。

三、注意事项与禁忌

1. 注意事项

温熨法具有简便、安全、有效、经济的特点，适用于医院和家庭使用，男女老幼皆可受益，并可用于患者的自我治疗，适合推广普及。在进行温熨时需要注意以下事项。

温熨一般需要暴露皮肤，操作时要注意室温适宜。由于温熨时皮肤毛孔舒张，容易受风寒侵袭，因此应在适宜的室温环境和避风处进行。

温熨操作时要保持熨包的温度适宜。一方面，防止温度过高而烫伤皮肤，开始治疗时如果温度过高，可以采用旋熨法，即不停转动熨包，以使受疗者能够耐受。另一方面，温度不宜过低，以免影响疗效，可准备两个或多个药物轮换加热熨包。对于一些感觉麻木或迟钝的患者、老人和儿童，尤其需要注意。

温熨时要时刻关注受疗者的状况。尽管温熨法是一种相对安全的治疗方法，但对于一些患有高血压、严重心脏病的受疗者仍须谨慎。注意询问受疗者是否感到不适，如头晕、心慌等。如果出现上述情况，应立即停止治疗。

禁止在皮肤破损处、孕妇的腹部和腰骶部，以及一些急性炎症部位进行温熨。对于某些热性病证应慎用。

2. 禁忌证

温熨时要注意确保温度适宜，防止烫伤和感冒；禁止在高热、急性炎症等实热证的情况下使用温熨法；禁止在皮肤溃烂、出血等部位使用温熨法；禁止在婴幼儿、孕妇及女性经期使用温熨法；对于刺激性较大、毒性较大的药物，应慎用温熨法。

第八章　未病先防，发挥优势 ☯

——中医的预防医学

　　"治未病"最早见于两千多年前的《内经》，《素问·四气调神大论》记载："圣人不治已病治未病，不治已乱治未乱……夫病已成而后药之，乱已成而后治之，譬犹渴而穿井，斗而铸锥，不亦晚乎？"提出了中医学强调未雨绸缪、防患于未然的健康理念。并且用了一个生动形象的比喻来说明：疾病已经发生了才用药物治疗，就像是口渴了才去挖井、战斗已经开始了才去铸造兵器一样，不是为时已晚吗？

　　"治未病"中"治"的概念很广泛，包括预防、养生、保健、调理、康复、治疗等。"未病"的概念更广泛，不仅是指人体健康无病，而且包括疾病在动态变化中可能出现的趋势和未来进展可能出现的状态等。如人体已感受病邪而没有表现出症状和异常体征的疾病萌芽状态，即病而未发；疾病发作但病邪停留在局部尚未传变的状态，即病而未传；疾病趋于痊愈但人体正气不足易复感的状态，即愈后易复。在当代，"未病"还包含发病先兆、疾病高危人群及亚健康状态等。

　　中医治未病的定义主要包含三个方面：一是未病先防，即通过遵循自然规律、增强人体正气、规避致病因素、养生保健等预防疾病的发生；二是患病之后，防其传变，即通过早期诊断、早期治疗，及时控制疾病的发展；三是愈后防复，即疾病向愈或病情平稳时，通过饮食调养、运动康复等方式，扶助人体正气，祛除体内余邪，防止疾病复发与病情反弹。

　　《"健康中国 2030"规划纲要》提出，要充分发挥中医药的独特优势，发展中医药在预防疾病中的主导作用、在重大疾病治疗中的协同作用、在疾病康复中的核心作用，推进健康中国建设，坚持以预防为主。在国家政策的支持下，治未病科作为一个新兴科室在全国的中医医院和中西医结合医院得到了快速发展。

第一节　未病先防

未病先防、防患未然是治未病的第一层含义。历代医家都非常重视在生病之前采取必要的养生和医疗保健措施，避免致病因素的侵害，以预防为主。朱丹溪是金元四大家之一，他指出与其在有病之后治疗，不如在无病之前养护身体。这说明即使在平时没有疾病的状态下，也应该注重养生。未病先防与现代"预防为主"的医学模式相吻合。对个体而言，应主要从以下四个方面进行养生和保健，以在没有疾病时预防疾病的发生。

一、精神内守，病安从来

《内经》说："恬惔虚无，真气从之，精神内守，病安从来。"第一届国医大师邓铁涛享年103岁，他常说："人若想健康长寿，除了要有健康的体魄外，还要有一个好的精神。"西医研究也表明，人体内精神－神经－内分泌系统之间存在着密切的联系，良好的精神状态下，人体神经内分泌对机体各器官的调节也保持在最佳的稳定状态，从而提高机体的免疫力，有利于预防疾病，益寿延年。而好的精神状态则包括心境平和、情绪舒缓及德行高远。

心境平和意味着不要给自己增添烦恼和压力，保持内心的宁静可以养护阴精，预防疾病，延年益寿。五官的功能都属于阳，包括视觉、听觉、言语和嗅觉等，这些功能的发挥都依赖阴精和阴血作为物质基础。过多地使用这些功能会耗损人体的阴精。老子在《道德经》中说："不见可欲，使心不乱。"意思是要排除外界的干扰，控制不必要的欲望，将精气神的损耗减少到最低，实现精神内守、独立守神。换句话说，就是要减少精神上的消耗。清代著名的养生家曹庭栋指出：少看、少听、少说笑，都有助于宁心养神，也是预防疾病的好方法。然而，在现代社会中，网络发达，各种视频应用、网络信息和过度娱乐充斥着人们的视听，令人眼花缭乱、心烦意乱。因此，节制神经，保持心境平和，不要过度消耗精神，仍然具有非常重要的现实意义。

不良情绪是重要的致病因素之一。《灵枢》中说："人有五脏化五气，以生喜怒悲忧恐"。人的情绪虽然起源于无形的心性，但可以影响有形的脏腑器官。长期或过度的负面情绪会影响五脏的功能，引起气机紊乱、气血失调，对身体健康产生负面影响。如过度愤怒伤害肝脏，过度喜悦伤害心脏，长期忧思伤害脾脏，过度悲伤伤害肺脏，过度惊恐伤害肾脏，这些都会直接或间接地诱发疾病或加重病情。只有心神宁静，情绪平和，才能使五脏和谐，保持身体健康。因此，保持情绪舒缓是预防疾病的重要方法之一。

孙思邈享年101岁，他认为"养生之道，重在养神；养神之要，重在养德"。他强调高尚品德是健康长寿的先决条件。孙思邈向往"大医治病，必先安神定志，无欲无求，先发大慈恻隐之心，誓愿普救含灵之苦"的大医精神。孔子也指出"仁者寿"，有伟大的德行必然能得到长寿。如果一个人经常怀有仁爱之心，勤修高尚品德，乐于助人，培养宽广的胸怀和安宁的心灵，则有利于身体健康。

中医养生和防病理论包括精神、环境、气候、饮食、作息和药物等多个方面，但将精神养生放在首位。保持精神稳定，心无挂碍，积极乐观向上的精神情志活动可以促进人体正常气化，增强人体的正气。

二、顺应四时，居处有节

《内经》中提到，阴阳四季变化是万物的起始和结束，生死的根本。逆行会导致灾害，顺应则疾病不起，这就是得道的道理。自然界是人类生存的基础，为人类提供了各种必要条件，人体的功能和行为状态都会受到自然界的影响。顺应四季气候和昼夜节律的变化，使五脏器官功能的盛衰与自然界的周期性变化相一致，可以增强人体的自我调节能力，使人体的功能活动稳定有序，阴阳平衡协调。

一年分为四季，一天也可以看作有四季。随着阳气的消长变化，早晨太阳升起，阳气生发，犹如春天；中午太阳高悬，阳气充盛，犹如夏天；傍晚太阳西斜，阳气收敛，犹如秋天；半夜太阳已落，阳气潜藏，犹如冬天。所谓"日出而作，日落而息"，这句简单的俗语中就蕴含着养生的核心智慧。顺应四时不仅指顺应一年四季的变化，还包括每天的"四季循环"。因此，要增强人体的正气，提高免疫力，首先要养成早睡早起的作息习惯。保持正常的饮食和作息规律，科学安排膳食和休息时间，适应四时的变化，也有助于预防疾病和保持健康。现代社会很多年轻人崇尚夜生活，白天睡觉，晚上熬夜。近年来经常有年轻人因通宵上网、玩手机导致急性视网膜脱落、中风甚至猝死的报道。然而，顺应时节，尊重天地，与天地和谐一体，才是最佳的养生和保健之道。

《素问·上古天真论》中说："食饮有节，起居有常，不妄作劳，故能形与神俱，而尽终其天年，度百岁乃去。"顺应自然四季的变化，保持规律的作息，适度劳动和休息，合理饮食，修养身心，安定心神，以养护正气。

三、安不忘危，预防诸病

人体就像一台精密的机器，日常的生理活动维持正常运转就像机器的不断运转一样重要。汽车每年都需要进行保养，更何况人体这样一个精密的机器呢？正如宋代陈直在《养老奉亲书》中所说，在平静无事的时候要时刻警惕危险，并强调擅长保养的人，不如擅长服药预防。

在身体健康的时候，应该采用针灸、按摩、导引、呼吸调控、适当的饮食和药物等方法来保养身体。不能乐观地认为健康是理所当然的常态，应该时刻保持警惕，提前做好日常养护，才能预防疾病。

此外，对于家族中存在遗传性疾病风险的人群，尤其需要从儿童时期就开始干预。如对于家族中存在高血压、糖尿病等遗传病史的人群，儿童或青少年时期就应该注意饮食调节，加强体育锻炼，这样在年老后患上高血压、糖尿病和冠心病的概率就会降低。否则，等到中老年时期，血管已经硬化，再去控制饮食往往效果甚微。

四、增强正气，谨防病邪

疾病的发生主要与身体正气和邪气的盛衰有关。正气不足是疾病发生的内在原因，而邪气则是发病的重要条件。为了防止疾病的发生，我们需要从增强身体的正气以提高抗病能力和谨慎避免病邪侵害两个方面入手。

1. 增强正气

中医养生学强调"以正气为本"的未病先防理念，强调以正气为核心，发挥个体的主观能动性，通过积极的养生调节来增强正气，从而达到强身健体、预防疾病、延年益寿的养生目标。

正气不足是机体功能紊乱导致疾病发生的根本原因，疾病必然是因为自然界非常规的气候变化与个体的虚弱相配合而诱发。这些观点从正反两个方面阐述了中医学关于正气和虚弱导致疾病发生的观点。正气充沛时，即使受到外邪侵袭，也能够抵御，使机体远离疾病，即使患病也能够快速康复。

过度劳累、暴饮暴食、过度悲伤、极度愤怒、忧思过度等都会损伤人体的正气，使机体的自我调节能力下降，容易受到病邪的侵袭而发病。人体的生命活动，无论是言行举动还是思维活动，都在消耗精气神，进而耗损正气。因此，不妄耗正气并及时进行适当的补益是增强正气的关键。前面所提到的遵循自然规律的生活方式、适度劳逸、情绪调节等是不妄耗正气的基础，而补益脏腑精气则是增强正气的关键。

《灵枢·天年》简明扼要地描述了人体在正常规律下，以10岁为一个阶段，五脏精气和生理功能由盛转衰的抛物线过程。可见，当人到中年（40岁左右）时，人体的生理功能开始下降，这与临床上高血压、高血脂、糖尿病、冠心病、肿瘤等老年病的高发病率是一致的。脏腑精气虚衰，阴阳失衡，精气神生成不足，机体功能减退，气血津液生成不足，运行不畅，会导致痰湿凝聚、血液瘀滞、水湿停滞、气滞等病理结果，这才是老年病的根源所在。孙思邈也提到，超过40岁，人会感觉气力一时减退，衰老来临，疾病频繁发作。他把年老之人比作漏水的老房子，需要经常修补，而药物正是修补旧房子的材料。因此，他建议人们常服用滋补长寿的药物，以增强正气，保养身体，延年益寿。

此外，运动功法、针灸按摩、食疗补益、精神调节等养生保健方法，都可以增强人体的正气，增加生命活力，提高适应自然界变化的能力，最终达到健康长寿的目的。

2.预防病邪

病源是导致疾病发生的重要条件。因此，在疾病出现之前，除了增强身体的抗病能力、支持正气，还要注意避免病源的侵害。这包括保持卫生，保护环境、水源和食物，避免污染；及时适应气候变化，调节身体的冷热；避免接触有害气体等。这些都是防止病源侵害的有效方法。

每年的端午节，无论是在我国南方还是北方，人们都会在门口悬挂菖蒲和艾草，佩戴香囊，给孩子洗药草浴、涂雄黄。这看似是一种民俗文化现象，但实际上蕴含了中医学关于支持正气、预防病源的智慧。

从宏观角度来看，病源包括一切导致疾病的因素。其中，自然界中的风、寒、暑、湿、燥、火六种不正常的气候变化称为"六淫"，它们与传染病时的病源通过人体的口鼻和皮肤侵入，属于外感性病源；过度的喜、怒、忧、思、悲、恐、惊等七种情绪，不当的饮食习惯，过度的劳累或休息不足等会损伤人体的脏腑和气机，属于内伤性病源；痰浊、瘀血、结石等是由病理代谢产物形成的病源；而外伤、虫兽咬伤、金属刀剑伤等则属于其他病源。

要谨慎防范病源，尤其是要注意防风邪。这是因为在六淫中，风邪是首要的病源。风邪具有升发、向上、向外的特性，能够使人体的毛孔和肌肤张开，就像一位开路先锋，首先破坏人体肌表的防御，为其他病源的入侵打开通道。此外，风邪容易与其他病源一起引发疾病。寒、湿、燥、火等各种病邪通常依附于风邪入侵人体，如感受风寒、风热、风湿等。所以说，风邪通常是引起外感性疾病的主要因素。

第二节　既病防变

防止病情进一步恶化，避免造成复杂严重的后果是"治未病"的第二层含义。当疾病处于早期阶段或已经发生后，应该积极采取措施，进行早期诊断和治疗，以防止病邪的进一步侵袭和病情的扩散。

一般情况下，疾病的发展呈现出由浅入深、由轻到重、由简单到复杂的规律。因此，在预防和治疗疾病的过程中，我们需要掌握疾病的发生发展规律及传播途径，争取主动进行治疗。在疾病初期，病位较浅，正气尚未衰退，病情多轻微且易于治疗。医生不仅要救治疾病的早期阶段，防止病邪进一步侵袭，还要先保护未受邪的部位，切断疾病的传播途径。

一、早期阶段救治，防止病邪深入

《内经》认为，优秀的医生应该在疾病刚开始时就能够及时进行治疗，将病邪消灭在萌芽阶段。在这个阶段，身体可能没有明显的症状和体征，或者虽然有一些临床表现，但尚不足以构成确诊的病证，处于即将发病但尚未成病的状态，也可以是某些疾病的潜伏期或隐匿期。然而，实际上身体内部的病机已经启动，机体正气和病邪在动态上相互抗衡，相当于现代一些医家提出的"亚健康"或"亚疾病"状态。

如热性疾病在即将发作时，会在面部相应的部位出现红色的征象。医生应根据这种发病的先兆，及早进行针刺治疗，以排出体内的热邪，防止病变加深。《素问·刺热论》中提到：肝热病者，左颊先红；心热病者，额先红；脾热病者，鼻先红；肺热病者，右颊先红；肾热病者，下颏先红。中医学将面部分为左颊、额、右颊、鼻、下颏这五个部位，分别对应肝、心、脾、肺、肾五脏，根据不同部位的颜色变化可以反映相应脏腑的发病情况。

张仲景尤其擅长早期诊治。他在《金匮要略》中指出："若人能养慎，不令邪风干忤经络，适中经络，未流传脏腑，即医治之；四肢才觉重滞，即导引、吐纳、针灸、膏摩，勿令九窍闭塞。"特别是对于外感性疾病，一旦感觉到病邪入侵，出现四肢沉重胀满的感觉，说明病邪较轻浅，尚未侵犯到脏腑并引发疾病。这时采用导引、吐纳、针刺、艾灸、推拿按摩等方法来辅助正气，驱邪使其外出，通常能在疾病刚开始时消除病患的萌芽状态，发挥中医治未病的作用。

现代的健康体检为救治疾病的萌芽状态提供了很好的契机。通过普及理化检查，可以早期诊断高脂血症、糖尿病、高尿酸血症、高血压等代谢性疾病，积极调整生活习惯并进行药物干预，从而延缓心脑血管疾病的进展，有效预防冠心病、中风等心脑血管疾病的发生。大多数高脂血症、高尿酸血症、高血压、糖尿病患者可能没有明显的不适感，但理化检查显示其指标异常升高，提示其患心脑血管疾病的风险增加，起到警示作用，也为中医师面对无明显病证可辨的困境提供了参考依据。

二、预防疾病的传播和阻断发展

一旦发生疾病，根据其发展的先后和轻重缓急程度，确定相应的治疗原则，以防止疾病的进一步恶化。只有了解不同疾病的发生、发展过程及传播规律，才能在早期诊断和治疗中既关注当前症状，又能采取预防措施，避免疾病的传播。防止疾病的传播主要包括两个方面：一是先保护尚未受到病邪侵害的部位，二是阻断病变传播的途径。

1. 先保护尚未受到病邪侵害的部位

人体的五脏相互连接，相互影响，其中有所胜的关系，按照五行相克的原理可以概括为肺金克肝木，肺所胜为肝；肝木克脾土，肝所胜为脾；脾土克肾水，脾所胜为肾；肾水克心火，肾所胜为心。这说明人体是一个有机的整体，五脏通过经络相连，如果一个脏器受到病邪侵害，疾病可以传播到该脏所胜之脏。因此，在临床诊治中，除了治疗已经发生病变的部位，还需要根据疾病发展和传播规律，在尚未受到病邪侵害但可能被传及的部位提前进行保护，阻止病变传播到这些部位，达到中断疾病发展的目的，这就是所谓的先保护尚未受到病邪侵害的部位。

在具体应用中，可以根据五行生克、五脏整体规律及经络传导规律等原则，采取相应的防治措施。如《金匮要略·脏腑经络先后病脉证》中提到："夫治未病者，见肝之病，知肝传脾，当先实脾。"即在治疗肝病时，常会同时调理脾胃，使脾气旺盛而不容易受到邪气侵袭，从而取得良好的效果。

2. 阻断疾病传播途径

外感性疾病首先侵袭人体的皮肤毛发，然后是肌肤，接着是筋脉，再到六腑，最后到达五脏。如果不及时进行诊治，病邪可能逐渐深入，从皮肤毛发、肌肤、筋脉、六腑到五脏，病情会变得更加复杂，治疗会更加困难，最后的结果也更加危险。因此，在疾病的预防和治疗过程中，医生应当熟悉不同疾病的传播规律，采取有预见性的治疗措施，阻断病邪传播的途径，从而有效地预防疾病的传播和恶化。在疾病初期及时治疗，事半功倍；等到病邪深入内部再进行治疗，就会事倍功半。

中医学理论认为，各种疾病的传播都有一定的规律。如温病的邪气一般按照卫气营血的顺序传播，温病初起通常表现为卫气证，病情较轻。因此，在卫气证阶段进行治疗是温病早期诊治的关键，及早采取正确的治疗措施可以防止温病向营血方向发展的危险变化。另外，伤寒的六经传变，内伤杂病的五行生克规律传变，以及经络传播等，都需要及时采取措施，阻断传播途径，以防止疾病的进一步发展。

因此，高明的医生既善于治未病，也善于治已病，以防止病情变化。正如清代医家徐灵胎所说，对于预防之道，只有高明的医生能够考虑到疾病发生之前，不让其势头发展到无法挽救的地步。治疗已病以防止病情变化更多的是对医生的要求，要修炼自己，提高医术，努力成为一名高明的医生，从患者的健康出发，及早诊断、及早治疗，这是最基本的原则性要求，临床工作中必须予以重视。

第三节 愈后防复

愈后防复是治未病的第三层含义，指的是在疾病康复或病情稳定之后，应该注意防止疾病的复发和反弹。在现代医疗活动中，愈后防复具有极其重要的意义。现代许多疾病存在较高的复发率，主要有以下两个原因：一是疾病的复发不仅会加重患者身体的损伤，而且相对于初次发病而言更加难以治疗；二是很多疾病具有反复发作的趋势，随着发作次数的增多，病情会进一步加重，治疗的难度也会大大增加。

患者在病后初愈阶段，身体的正气往往有虚损的情况，而且余邪可能还有残留，存在隐患。一方面，医生在治疗过程中应该对患者进行一段时间的持续治疗，以尽可能祛除邪气，消除复发的潜在因素，促使脏腑组织功能迅速恢复正常，确保病邪彻底清除，防止疾病反复发作，避免对人体造成不可逆转的累积性损伤。另一方面，医生还需要耐心地向患者进行宣教，分析疾病发作的内在因素和外在诱因，有针对性地告知患者预防疾病复发的方法和今后生活中需要注意的事项，以避免疾病复发。

一、驱邪务尽

"驱邪务尽"是指在疾病康复或稳定期间，虽然邪气已较弱，但余留的邪气尚未完全消除。此时，机体正气逐渐恢复但仍然虚弱，正邪力量相持，身体的气血和阴阳趋于正常，症状消失，看似已经痊愈。然而，一旦出现损害正气或助长邪气的条件，就容易破坏正邪平衡的状态，导致邪势重新增长，旧病复发。因此，余留的邪气是复发的关键条件，积极彻底地治愈疾病和注意病后调养以补充正气，驱邪务尽，可以减少和防止疾病的复发。

对于感受风寒邪气的情况，初起时风寒袭击肺脏，肺气无法输布，出现发热、恶寒、鼻塞、咳嗽等外感症状。如果治疗不彻底或者由于正气不足，虽然身体热退、鼻塞缓解，但肺的输布功能未完全恢复，残留的邪气仍然存在。根据个人体质的不同，未消除的邪气可能滞留在肺脏，形成痰饮积聚在肺经上，引发鼻炎、鼻窦炎、咽炎、哮喘、慢性支气管炎、慢性阻塞性肺疾病等呼吸系统的慢性疾病。或者风寒邪气深入脏腑、经络、关节，导致慢性肠胃炎、骨关节病、类风湿关节炎等休止与复发交替的疾病。尽管这些顽固性疾病经过治疗，症状和体征都已消失，但余留的邪气和积聚的病根未被清除，一旦正气不足或再次受到新的邪气侵袭，就会导致旧病复发。因此，在临床实践中，应当努力驱除余留的邪气，防止疾病复发。

我们常说的"冬病夏治"是利用自然界阴阳气候变化的方法，通过因势利导来清除体内的余邪和宿根，达到"治未病"的目的。"冬病夏治"在夏季的三伏天中，阳气最旺盛的时候，采取春夏养阳的方法，通过贴敷穴位、艾灸等治疗手段来提升人体的阳气，驱除体内积存的寒气，从而减少或预防在秋冬季节出现寒性疾病的反复发作，常能够事半功倍。

特别是近年来，随着中医科普的宣传和大众对中医防治疾病认知能力的提高，三伏贴、三伏灸等方法广受欢迎。三伏贴一般将白芥子、细辛等中药制成粉末，在三伏天期间，用生姜汁贴敷在肺俞、膏肓、脾俞、肾俞等穴位上，根据贴敷后皮肤的反应适当调整贴敷时间的长短。三伏灸则是使用纯艾绒或加入辛温散寒药物，在三伏天每天或隔天对关元、足三里、肺俞、脾俞、肾俞等穴位施灸，时间也根据需要而定。这些方法通过药物渗透吸收，温补脾肾阳气，驱除体内积存的寒邪，活血化瘀通络，减缓或根治秋冬季节容易反复发作的疾病。这些方法主要适用于过敏性鼻炎、慢性咳嗽、过敏性哮喘、支气管哮喘、慢性支气管炎、反复上呼吸道感染、慢性阻塞性肺疾病等呼吸系统疾病，以及关节冷痛、类风湿关节炎等风湿性疾病。

二、谨防复发

当疾病的基本症状得到缓解，进入完全康复阶段时，患者常出现以下特点：阴阳未平衡，正气虚弱，体能不协调。为了避免复发的诱因，需要采取积极的康复措施，促使脏腑经络功能尽快恢复正常。如果处理不当，就容易导致原有疾病再次发作或出现其他疾病，这就是所谓的复发。一般情况下，复发的原因包括体力劳累复发、饮食复发、情志复发、药物复发等几种情况。

1. 预防劳复

形神过度劳累、早期过度性行为或性行为过度导致的复发称为"劳复"。因此，无论是工作、学习还是运动，疾病初愈的人都应该适度进行，对于正常人来说可能微不足道的劳动或消耗精力的活动，对于疾病初愈的人来说，由于正气未恢复，身体无法承受。即使是简单的言语交流、洗漱等也可能导致复发。应该充分休息和静养，以促进正气尽快恢复，虽然需要适度的活动来促进气血畅通，但也必须量力而行。

特别是在病后，房事不宜过早和过于频繁。在病后，未清除体内余邪，正气虚弱的情况下进行性行为，甚至过度，容易损伤肾精，耗伤元气，导致疾病复发。由于劳损伤精，精亏则气血更虚，正气不足，可能导致病情加重，因此是劳复中的重要证候。中医强调节欲、珍惜精气，作为病后调养的重要原则。注意病后的生活起居调理，谨防风寒，对于预防复发具有重要意义。

2. 预防食复

疾病初愈时，由于饮食不当而导致复发的情况称为"食复"。由于疾病发展过程中受到病邪和药物的影响，胃气会受到损伤。疾病初愈时，脾胃气虚，如果食用过于刺激的食物，或者不注意饮食卫生和忌口，容易导致疾病复发。如在温热性疾病初愈时，仍然有余热存在于体内，脾胃虚弱，胃气未恢复。如果大量食用肉类，或者不注意饮食卫生，可能导致脾胃再次受伤，助长热邪并导致疾病复发。在病后，饮食应该清淡，既要提供丰富的营养以补充正气，又要容易消化吸收，并合理搭配。不宜多食辛辣、油腻、难消化的食物，不宜饮酒，还应注意疾病的性质和食物的性质是否协调。如胃痛、腹泻、痔疮、淋病等痊愈后，如果过食生冷、辛辣食物，或者饮酒，都可能引起复发。鱼虾海鲜等食物可能促使皮肤瘙痒和哮喘病的复发。

3. 谨防情复

疾病初愈时，情绪过激或失调可能导致旧病复发，这就是所谓的"情复"。精神状态对疾病的发展和康复起着重要作用。保持平静愉快的心境有利于气机的顺畅、正气的旺盛，促进康复和预防疾病复发。过度的情绪波动，如过度激动、愤怒、悲伤、忧虑等，可能引起气机紊乱、气血津液失衡，导致脏腑功能失调，使病邪再度侵袭，疾病容易复发。如头晕、失眠、脏躁、癫狂及某些月经失调疾病的复发与加重，与情绪的刺激密切相关。还有一些与情绪变化有关的病变，如梅核气、胃脘痛等，也可能因情绪不畅而复发。

其中最常见的是"怒复"。怒复指疾病初愈后，因受到激怒而导致旧病复发，特别是血证复发的常见原因。高血压患者经常因发怒而导致血压突然升高，出现头晕头痛，甚至脑出血；有咯血病史的患者，如肺结核、支气管扩张等，也可能因情绪激动发怒而导致咯血复发。因此，病后应注意保持心情愉快，乐观稳定，避免精神创伤。

4. 谨防药复

疾病初愈后，由于滥用补剂或药物使用不当而导致复发的情况称为"药复"。正气已受损，病邪尚未完全清除，适当使用药物来调理、恢复正气、清除病邪是必要的。但是，绝不能滥用补剂或过度使用攻邪的药物，以免使身体虚损，助长病邪，导致疾病复发，甚至因药物的副作用而引发新的疾病。此外，对于病情较深、容易反复发作的顽固性疾病，也要避免一旦见效就过早停药，以防止药物复发。

总之，《内经》中的"治未病"理论阐发了中医预防医学的核心思想，包括未病先防、已病防变、愈后防复。经过历代医家的丰富发展，这一理论至今仍有效地指导着中医养生和医疗实践。"治未病"不仅体现了中国文化中注重微观细节的发展观，而且与中国传统文化中的"忧患意识"一致。"治未病"理论促使现代健康观念从对抗医学转向生态医学，从生物医学转向生物－心理－社会医学，从疾病医学转向健康医学。

《素问·宝命全形论》说："天覆地载，万物悉备，莫贵于人。"人不仅具有对外部世界的意识，还有自我意识，能够认识和掌握自然规律。中医"治未病"理论指导人们在面对自然规律时有效地调节自己，保持与自然的和谐。当处于"未病"状态时，应注意预防疾病的发生；当已经患病时，要防止病邪深入和病情转变；在康复后，要防止疾病复发和反弹。全方位、立体化地掌握疾病的主动权，是维护生命健康的最高境界。

第九章 顺应天时，形神共聚

——中医养生的最高境界

　　中医养生是几千年来在中国传统文化的滋养下形成的，拥有独特而有效的理论和方法。养生的目标是通过调养精神、合理饮食、锻炼身体、生活规律、适应寒温等各种保健方法来改善体质、预防疾病，从而达到延年益寿的目的。早在《内经》中就记载了中医养生的原则和方法。其中《素问·上古天真论》说："上古之人，其知道者，法于阴阳，和于术数，食饮有节，起居有常，不妄作劳，故能形与神俱，而尽终其天年，度百岁乃去。"这句话表达了先人们对养生法则的了解，他们能够顺应天地的变化规律，综合运用吐纳、导引、静坐、气功等养生方法，合理饮食，保持规律的生活作息，实现身心合一，不过度劳累，因此能够活到百岁高龄。其中，顺应天时和使身心合一是中医养生的最高境界，也是中医养生的核心内容和总体要求。

第一节 顺应天时

一、顺应天时的含义

　　顺应天时是一种与自然规律相一致的生活方式，它强调人类与自然之间的紧密联系。根据中医学的观点，人类是自然界的一部分，我们的身体与环境和谐互动。因此，我们需要根据自然界的四季变化和日月运行的节律来调整自己的生活方式。

　　顺应天时的第一步是根据太阳的升落来调整作息时间。古人常说"日出而作，日落而息"。根据中医的阴阳理论，太阳升起时人体阳气开始升发，这是适合劳动、工作和学习的时间。而太阳落山时，人体阳气收敛，阴血逐渐盛长，此时应该休息和睡觉。与自然界阴阳消长的变化规律相吻合的作息时间能够促进身体的健康。早上过度赖床对阳气升发有碍，长期熬夜会耗伤阴血。遵循合理的作息规律可以提高人体的抗病能力和自我修复能力，是保证健康长寿的重要方法之一。

顺应天时是指人们要顺应自然界四季阴阳变化的规律，这是自然界万物生长衰老必须遵循的根本原则。一年四季有春温、夏热、秋凉、冬寒的特点，人们应该根据天时变化来调养精神、饮食和作息，以适应四季的变化，达到保养精神和元气、预防疾病、健康长寿的目的。《内经》告诉我们，四季阴阳是万物的根本，因此圣人春夏养阳，秋冬养阴，以从其根。顺应四季阴阳的变化，一方面可以避免病邪侵害，另一方面能够达到养生的目的，延年益寿。《内经》明确给出了四季养生法，曰："春三月……夜卧早起，广步于庭，被发缓形，以使志生……夏三月……夜卧早起，无厌于日，使志无怒，使华英成秀，使气得泄……秋三月……早卧早起，与鸡俱兴，使志安宁，以缓秋刑，收敛神气，使秋气平……冬三月……早卧晚起，必待日光，使志若伏若匿，若有私意，若已有得。"

春季是生发的季节，天地气息生机盎然，万物生长茂盛。人们应该晚睡早起，在庭院里散步，放松身体，以促使精气产生，情志要内守，不可动怒，以保持心情舒畅。

夏季是繁盛的季节，天地阴阳气息交合，万物华实。人们应该晚睡早起，不要厌恶阳光，使心情无怒气。

秋季人们应该早睡早起，使心志保持安定，以舒缓秋季肃杀之气。深秋之时，草叶花木凋零，往往引起人们凄凉、暮气沉沉之感，产生忧郁、烦躁等情绪变化。要保持心境安宁，减缓秋季肃杀之气对人体的影响，收敛神气，才能使心境安宁。

冬季是蛰藏的季节，要安静、内蓄。应该早睡晚起，等待日光的出现。安神定志，好像心里很充实，好像已经得到满足。

根据中医"顺应天时"的养生原则，很多民间常识都有一定的科学依据。如常言道"春捂秋冻，不生杂病"。春天和秋天是阴阳逐渐转换的阶段，也会引起人体内阴阳气血的变化，因此我们在生活习惯方面需要积极调整，以适应季节的变化，才能避免生病。

很多人听说过中医"春夏养阳，秋冬养阴"的观点。春夏天气炎热，毛孔张开，有助于气血往外运行，正是养护阳气的季节。但是很多健康意识淡薄的人却贪图凉爽，喜欢待在温度过低的空调房中。开空调可以降温防暑，但如果室内温度太低，不仅会损伤人体阳气，还会导致毛孔无法正常开合，室内过低的温度与室外的炎热形成强烈温差，很容易引发感冒、腹泻等疾病。老百姓常说"夏天不热，冬天不冷，迟早要作病"，就是这个道理。

养生的基础在于顺应天时，我们的生活、作息、饮食、运动都要顺应太阳和月亮的运行节律，顺应春季的生发、夏季的繁盛、秋季的收获、冬季的蛰藏，顺应二十四节气的变化规律，与天地相应，才能保持人体阴阳平衡，气血调和，身心统一，远离疾病，延年益寿。

二、实践与应用

二十四节气是我国古人智慧的结晶，通过长期的实践总结而成。现代天文学证实，二十四节气可以在黄道平面上进行划分，太阳从春分点开始运动，每经过 15° 就是一个节气，一年运转 360°，即经过了 24 个节气。二十四节气直接反映了一年中自然现象的变化。我们可以将一年分为 24 个节气，每个月有 2 个节气，这也在一定程度上具有节气致病的时间规律性。

中医结合二十四节气的气候特点，提出了导引养生法，通过在不同节气进行特定的导引动作，有助于顺应天时、与自然和谐，调节脏腑和经络功能，对于养生防病起到事半功倍的效果。如在春季节气，重点导引头颈及气的升发，以调理肝气；夏季节气，重点导引手足及气的开散，以调理心气；秋季节气，重点导引胸腹、脊柱及气的收敛，以调理肺气；冬季节气，重点导引腰腿、手足及气的沉降，以调理肾气。二十四节气中医导引养生法又称太清二十四气水火聚散图、陈希夷二十四气坐功图，是在中医天人合一和顺时养生等理论指导下的具体实践。这种方法起源于唐末宋初，已有近千年的历史，其动作简单易学，每个节气对应一个动作，共计 24 个动作。每个节气导引法都包括节气名称、三候特征、图谱原文、口诀、动作、要点、功效、方向、时间、说明、摄养等内容。这种方法注重按时进行养生功法，根据经络调理病证；强调人与环境的和谐统一，人与天地相应。它融合了节气、中医药、传统导引等丰富的中医药和中国传统文化知识，是中医经典养生方法之一，也是天人合一理论的有力体现。二十四节气中医导引养生法不仅具有养生、保健、防病和治病的作用，而且是学习和实践中国传统文化中天人相应、子午流注、脏腑经络及古代天文学、气候学等内容的一种方法。它增强了人体免疫和自愈系统的能力，增强了人与人、人与社会、人与自然之间的适应和协调能力，激发了人体自我康复的潜力。

第二节　形神共聚

一、形神共聚的含义

形神共聚，又称形神合一，是中医学的一种生命观。其中，"形"指的是人体的物质结构，包括脏腑、经络、五脏六腑及其中运行和贮藏的精、气、血、津液等；"神"指的是人体的生命活动，包括精神状态、意识和思维活动等。形神合一即指形体和精神的结合与统一。在人体内部，形体和神相互依附，无法分割。形体是神的容身之所，而神则是形体的生命表现。形神共聚是保证生命存在的重要基础。

中医养生方法众多，但从本质上来说，无外乎关注"养神"和"养形"两个方面，即"保护精神"和"保养身体"。中医养生不仅强调身体的保养，还注重调节心神状态，使身体强壮健康，精神充沛。这两者相辅相成，相互促进，从而实现心身的平衡与统一发展，以维持健康和长寿的生命状态。

形体是人体存在的基础，有了健康的形体，才能有生命的存在，才能产生精神活动和具备生理功能。因此，保养形体对于健康非常重要。《吕氏春秋·达郁》中有句话："流水不腐，户枢不蠹，动也。"说明了"形气亦然，形不动则精不流，精不流则气郁"的道理，强调了运动对于形体的重要性。中医有许多养形保健的方法，比如适当的体力劳动、舞蹈、散步、导引、按摩等，通过运动来保持形体健康，调和气血，疏通经络，畅通九窍，起到防病健身的效果。运动应该适度而不过度，运动的时间和强度因人而异，过度的运动可能会对人体的气血、肌肉和关节等造成损伤。

传统的运动养生方法，如五禽戏、太极拳、八段锦、易筋经等，都注重锻炼精、气、神。通过调整身体、调节呼吸、调整心态等方式来达到精、气、神的和谐统一。调节心态意味着集中注意力、排除杂念，以宁静养护精神；调节呼吸意味着均匀、缓和的呼吸，保持气道畅通，柔和地滋养气；调节身体意味着促进经络气血的循环，调整脏腑的功能。这些传统功法融合了儒、道哲学中的太极和辩证思想，结合了易学中的阴阳五行变化规律，以及中医经络学和古代导引术、吐纳术等，形成了一种内外兼修、柔和、缓慢、轻灵、刚柔相济的中国传统拳术。

此外，保养形体还需要遵循自然规律，保持生活的规律性，合理安排饮食，远离外界的邪气等，才能有效增强体质，促进健康。

神是人体生命活动的主宰和统领，也是生命活力的集中表现。当精气充足时，人会表现出神采焕发的状态。如何做好全面养护形体和神呢？

首先，通过静心来养护神，这包括清净养神、修养心性、练习气功等方法。通过保持宁静和淡泊无为的精神境界，即摒除一切有害的情绪波动，保持乐观安静、心平气和的精神状态，来培养神的宁静。《内经》有句名言"恬惔虚无，真气从之，精神内守，病安从来"，这再次强调了保持良好心态的重要性。清静养神具体来说就是要保持内心的宁静，不过分追逐名利，不贪图安逸享受，戒除不切实际的幻想和自私自利的心理，懂得知足和感恩，保持内心的平和。在日常工作中，可以通过闭目冥想、静坐、按摩等方法，让心灵得到修养和平静。

其次，通过修身养德来宁抚心神。培养高尚的道德品质和人格，只有拥有"德"才能助人为乐，善待他人，与世界和谐相处，才能实现身心健康。早在春秋时期，孔子就提出了"仁者寿"的理念，培养高尚的道德情操，塑造美好的心灵，从而使心灵平静、延年益寿。

最后，积极培养个人爱好，以愉悦心情和修养神。如弹琴、下棋、书法、绘画、品茶、沉浸在山水之中，这些活动可以让人心情愉悦，陶冶情操，对身心健康有益。弹琴可以舒缓心情，下棋可以活跃思维，书画可以调节心灵，品茶可以悟得禅理。然而，随着社会的发展，生活节奏的加快和工作压力的增加，持续的心理紧张同样会耗费心神，导致人们过早衰老，产生疾病。

现代心身医学也十分强调心理调节对康复和治疗的重要意义，特别是对亚健康状态或某些功能性疾病的辅助治疗而言，保持平静的心态是不可或缺的。然而，清静养神并不是指完全不思考。任何事物都不是绝对的，人类最大的特点就是有思想，能主动地认识和改造世界，而人类社会的发展与人类大脑的不断发达密不可分。根据自然界的普遍规律，任何东西只有经常使用就能越来越灵活发达，长期不使用则会逐渐退化。如果我们的大脑停止思考，神机也会衰退，只有在使用神机的过程中，心神才能充满活力。心神的使用既不能过少，也不能过度，清静养神的关键在于适度。通过静养来使用心神，只有适度地使用并保持养护，心神才能源源不断，保持生机勃勃的状态。孙思邈是一位伟大的医学家，他一生勤奋，活到百岁高龄，思维敏捷，不断钻研，最终完成了医学巨著《千金方》，这是坚持养护心神并不断使用的最好范例。

中医养生注重身心合一，不仅关注形体的锻炼和保养，还注重心神的修炼和调养，因为身体会影响心理，心理也会影响身体，两者是一个整体的两个方面，缺一不可。通过结合动态和静态的方法，使刚柔相济，保持适度的动静结合，以增强体质，防止疾病的发生。

二、实践与应用

1. 太极拳

太极拳是集气、形、神于一体的综合运动，是通过肢体运动配合神、调息来完成的，这是太极拳具有强身健体效果的决定因素。2020年，联合国教科文组织将"太极拳"项目列入人类非物质文化遗产代表作名录。

太极拳通过形体锻炼，舒筋健骨，来凝神静思，意守入静，以达到形神共聚的目的。太极拳是一项典型的动中求静、形神合一的运动，拳法中的动作要领均以各种圆弧动作组成，以意领气、以气运身，用意念指挥身体的活动，用呼吸协调动作，是身心合一、形神一体的内功拳。在打拳时双腿要虚实交替变化，且动作要柔和轻灵，蓄力发劲，刚柔相济，外示安逸，内益鼓盈。太极拳套路中有动静疾徐、虚实刚柔之变化，这些体现了阴消阳长、阳消阴长的不断变化。掌握练习方法中阴阳变化的规律，动静结合，刚柔相济，使气血流通，强筋健骨，在动静转化中使人变得心神安宁、稳健豁达。

太极拳以"形神兼修"的原则为指导，主张"心为令、气为旗、神为帅、身为驱使"。所有动作都要与呼吸协调，并在意念的引导下进行，通过调整姿势、呼吸和意念，使动作与内心的神态同步，达到"正气存内，邪不可干"的状态，挖掘和调动个人内在潜能。在练习过程中，强调保持内心的宁静和神聚焦。只有全神贯注且坚持不懈地练习，才能起到身体健康、气血流动和精神集中的效果。

太极拳运动通过吸气和呼气的起落，结合肢体运动，加快气血在身体内部的循环速度，使营养物质通过气血输送到身体各个部位，起到平衡阴阳、畅通经络、调节脏腑等效果，从而实现养生和预防疾病的良好效果。太极拳反映了人体和谐运动的方式，促进整体健康的科学性，符合现代人们对健康的需求和价值观。太极拳的动作连贯、柔顺、灵活，目前在各种慢性疾病的养生和康复中得到越来越广泛的应用，并取得了良好的保健效果。

研究表明，太极拳对心血管系统疾病具有改善心功能、降低血压的作用；对呼吸系统疾病具有改善肺功能、增加肺活量的作用；对免疫系统疾病可以减轻疼痛，缓解炎症反应；对骨关节疾病可以改善关节活动度等；对于神经系统疾病可以调节心理状态、增强躯干平衡稳定性和预防跌倒；对内分泌系统疾病可以控制血糖水平、改善糖脂代谢、减轻胰岛素抵抗；对癌症患者能够极大地增强免疫力、纠正不良情绪、提高生存质量等。此外，对于日常保健来说，太极拳通过按摩腹部脏器促进消化、减轻关节肌肉疼痛、增强肌力、调节情志等方面，有助于延缓衰老，使人健康长寿。

太极拳秉承中医学阴阳相济、辩证统一的哲学思想，姿势和拳法贯穿一气，连贯绵延，运动中追求静态，具有舒缓筋骨、调理气血、柔韧关节等作用。作为一种安全且有效的锻炼方式，太极拳的保健作用值得肯定。作为中华文化中流传最广泛的养生功法，太极拳适合各个年龄段的人群，并且在锻炼时不受场地和气候的限制。随着人们对康复意识的不断增强，在传统康复和现代康复理念的指导下，太极拳在疾病预防和康复中的应用前景将更加广阔。

2. 八段锦

八段锦是中国传统的健身功法，具有悠久的历史，被视为中华传统文化的精华。"八段"指的是此功法共有八个部分或动作，而"锦"则表示这些动作柔和而优美，宛如一幅集锦。八段锦是传统功法的典范，蕴含了丰富的传统中医学理论。中医学典籍中也记载了许多关于传统功法在疾病预防和治疗方面的作用，因此，研究八段锦的作用机制离不开传统中医学。这些传统功法可以视为对中医学的一种补充，而中医学则为解释传统功法的作用机制提供了理论基础。

关于八段锦的最早记载可追溯到西汉时期的马王堆墓出土的《导引图》中，其中绘有四幅与八段锦动作相似的图像。经过长期的发展，八段锦在宋代基本形成，主要动作逐渐固定，并衍生出了易于记忆的歌诀。新中国成立后，国家高度重视传统体育功法，对八段锦进行了整理和挖掘，越来越多的人开始练习八段锦。2003年，国家体育总局健身气功管理中心规范了八段锦的功法和歌诀，对于推广和传播八段锦起到了重要作用。长期的实践证明，八段锦在疾病预防和治疗方面具有显著效果。它的动作简单易学，形态优美，对场地和设备的要求较低，非常适合广大人民群众练习。

八段锦口诀

两手托天理三焦，

左右开弓似射雕。

调理脾胃须单举，

五劳七伤往后瞧。

摇头摆尾去心火，

两手攀足固肾腰。

攒拳怒目增气力，

背后七颠百病消。

调形。八段锦的每个动作都根据经络的循行规律展开，特别强调旋转和螺旋的方式。在锻炼过程中，会产生酸痛和胀感，这对肌肉、筋膜和韧带起到刺激作用，促进气机通畅，调和气血津液，达到通畅经络、强健筋骨、增强脏腑功能的目的。

调息。呼吸在八段锦中有三方面含义，即精神、呼吸和呼吸之间的停顿。调整呼吸可以使意念和呼吸相协调，使精神清晰专注，气血平稳和谐。深呼吸和缓慢呼吸可以改善肺的呼吸功能，促进清浊之气的交换，保持气血平稳。八段锦特别强调调节呼吸的节律和深度，这样可以影响宗气的生成。宗气是由肺吸入的自然界清气和脾胃运化的谷气相合而成的。宗气在胸中聚集，一方面从肺部上出，沿着喉咙进入呼吸道，推动呼吸；另一方面贯注心脉，推动血液循环。同时，通过调整呼吸，有助于调整意识和心境，对心灵起到积极作用。

调神。八段锦通过调整身体形态而调养心灵。在实践中，强调通过调整心态和精神状态来增强调整身形和呼吸的效果，强调内心的宁静和淡泊。调整心灵状态可以使精神专注，不受懊悔和愤怒的困扰，让五脏不受邪气侵扰。通过健身气功可以修身养性，调节人体的生理和心理状态，达到预防疾病的目的。

中医养生以中医学理论为指导，顺应自然规律和形神共聚是养生的最高境界。顺应自然规律是养生的基本前提，形神共聚是养生的根本。养生方法包括生活作息、修养心性、饮食习惯、运动等多个方面的科学调养，以保持身体健康和活力。人类生活在天地之间，人的一切生命活动与所处的自然环境息息相关。"四时养生"就是顺应四季气候变化的规律和特点，采取适当的调节方法，提高人体适应自然环境的能力，核心思想是顺应四季的变化，趋利避害。错误的养生观念往往只注重通过各种补品来养护身体，而忽视了对心神的调节。调节心灵是养生的关键，只有精神安定，身体才能安宁。通过运用丰富的中医养生方法，调整身形和养护心神，使精气充沛，神气旺盛，提高生活质量，预防疾病的发生。构建适合个体特点的养生保健模式，使每个人都能够在自然健康的状态下充分度过自己的一生。当然，能否健康长寿，不仅取决于是否了解养生之道，更重要的是能否将养生之道应用到日常生活中。

第四篇

中医药助力人类健康

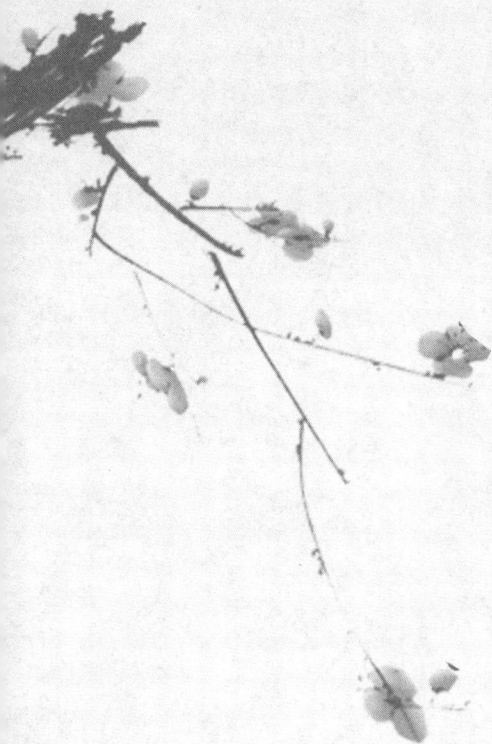

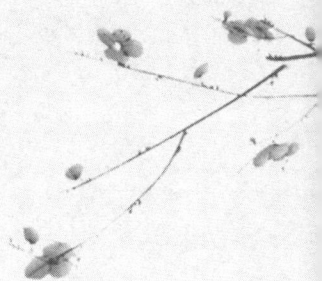

第一章　世界眼中的中医药

中医药作为中国传统文化的重要组成部分，深深扎根于中国人民的思想和文化中，正在逐渐赢得世界各地人们的关注和认可。它不仅是中国人民的宝贵财富，也是与世界分享的文化瑰宝。

近年来，中医药在国际推广和认可方面取得了巨大成就。2010 年，经过联合国教科文组织审议通过，中医针灸正式被列入《人类非物质文化遗产代表作名录》（简称"世界非遗名录"）；2011 年，中国的两部中医药经典著作《内经》《本草纲目》被列入《世界记忆名录》；2015 年，中国科学家屠呦呦凭借发现了治疗疟疾的新药——青蒿素，获得了诺贝尔生理学或医学奖；2018 年，中国的"藏医药浴法"也被列入世界非遗名录。这些都是源自中华古老文明的非遗项目和科学发现，它们成为展示中华优秀传统文化的重要代表，也是中医药文化对外交流和推广的使者，逐步将中医药带出国门，进入世界各国人民的视野，并走到了各国人民身边。

越来越多的人对中医药产生了浓厚的兴趣，他们希望了解中医药的原理和应用，以及中医药在促进健康和治疗疾病方面的作用。对于中医药文化的研究和学习也成为一种全球性的趋势，人们希望从中医药文化中汲取智慧，改善自身的生活方式和健康状况。

第一节　中医药文化的海外名片

一、中国传统武术——中国人都会功夫吗

中国传统武术，也称"中国功夫"，与中医学理论有着紧密的联系。它强调内外兼修，内在修炼气质，外在锻炼身体，包含了许多中医的养生和治病方法。自古以来，医学和武术在中国是密不可分的，中医功法、武术内功和导引气功等都是历代医家、武术家和养生

家总结出来的方法，旨在通过特定的运动形式和心法来达到身心调和的目的。

中国功夫源远流长，但在世界舞台上的展示时间并不长。最早可以追溯到1936年，当时在柏林举办的第十一届奥运会开幕式上，来自中国的国术表演队的登场震惊了全世界。随后，李小龙、成龙、李连杰等武打明星通过主演功夫电影如《唐山大兄》《醉拳》《少林寺》等，将中国功夫广泛传播至全球，影响了世界各地的观众，掀起了学习中国功夫和文化的热潮。许多海外的汉语学习者起初是从喜欢功夫电影开始对中国感兴趣，进而了解中国传统文化。在李安等国际知名导演的华语片中，标志性的东方文化符号也向世界展示了中国的传统文化和哲学思想。与动作片和武侠片中强调中国武术的感官冲击不同，李安所传达的文化符号往往反映出更深刻的中国人的价值取向和精神世界。李安的电影《推手》中包含了精彩的太极拳片段，许多外国人通过这部电影首次了解到太极拳，并被这种中国修身养性的功夫所吸引，感受到其中蕴含的刚柔之道和平衡之道。太极拳是一种双人对练的形式，练习者需要保持自己的平衡，同时让对方失去平衡。通过化解对方的力量并将力量返还给对方，来达到平衡。

新中国成立后，武术和导引等中医传统运动疗法得到了整理、普及和推广。太极拳、八段锦和易筋经等代表中国功夫和中医功法的练习方法在世界范围内得到了广泛传播，并受到许多习武和健身爱好者的欢迎。中国功夫作为中华文化的一张靓丽名片，与中医传统文化和哲学思想相融合，以最直观的方式使其他国家的人民能够感受到其中蕴含的中医学理念。

更进一步，太极跑的创始人丹尼·德雷尔将太极的精髓融入了跑步中，开创了一种轻松、无伤害的革命性跑步方法。许多跑者从此告别了"无疼痛，不收获"的肌肉跑步，掌握了"谢谢你，不要疼痛"的太极跑步之道。2004年，丹尼正式出版了《太极跑》（Chi Running）一书。太极在港澳台地区及海外称为"TaiChi"，而"Chi"是"气"的代名词，所以在台湾又把"Chi Running"称为"气功跑"。

二、拔罐、刮痧与针灸——国际明星的新潮"装饰"

近年来，针灸、拔罐和刮痧等中医传统疗法在国外，尤其是在欧美国家备受追捧。这些外治手段简单易学，效果迅速，因此中医针灸等技术作为中医药的代表，受到了世界范围的广泛认可。它们成为了中医药文化的使者，为解决全球人类的健康问题提供了"中国方案"。

拔火罐并非中国独有，古埃及和中东地区也有类似的疗法。据记载，中国的火罐疗法已有约3000年的历史。早在《五十二病方》中就有关于拔罐（当时称为"角法"）的记录。公元6世纪前后，针灸（包括火罐疗法）传入朝鲜半岛和日本，开始了长达1500年的全球传播，目前已传播到140多个国家和地区。

现在，拔火罐让许多外国运动员着迷，他们认为拔火罐的疗效超过了以往任何一种治疗方法。在 2016 年的里约奥运会上，美国游泳名将 Michael Phelps 和体操选手 Alex Nador 身上都留着拔火罐的圆形印记。一些运动员还晒出拔火罐的照片，有运动员称拔火罐已成为美国队必不可少的宝贝。然而，火罐疗法的风靡并不是从这次奥运会开始的。早在 2008 年的北京奥运会上，火罐疗法就广泛应用于奥运村和理疗室。当时就有报道称外国运动员排队尝试这项古老的中医疗法。美国体操运动员 Alex Dower 在晒出拔罐照片后表示，拔罐是他缓解训练伤痛的秘密武器，他使用的拔罐工具仅价值 15 美元，他认为这是物超所值的。白俄罗斯游泳运动员 Pavel Sankovich 更赞叹拔火罐是一种伟大的康复工具。不仅在体育领域，许多好莱坞明星也被拍到身上有拔罐的印记。在运动医学领域，针灸疗法也占据了较大的国外市场。据报道，2012 年的伦敦奥运会上，针灸被许多运动员作为健康疗法的一部分使用，不仅在中国代表团中广泛应用，美国和加拿大的奥运选手也纷纷尝试针灸治疗，如美国田径运动员、400 米短跑铜牌得主 DeeDee Trotter 就表示每天接受当地针灸师的治疗。Justin Bieber 和 Lady Gaga 等都是拔火罐的忠实拥趸。篮球巨星 Kobe Bryant 在推特上分享过接受针灸治疗的照片，西班牙女演员 Penélope Cruz 也接受过耳豆治疗。在 2022 年的北京冬奥会上，奥运村中设有一支中医保障队伍，他们运用各种中医治疗手段为冰雪场上的运动员提供护理。

近期，TikTok（抖音国际版）上掀起了一股"刮痧风"，与"guasha"相关的话题浏览量已超过 3.6 亿，搜索引擎上涉及"guasha"的词条超过 800 万个。许多外国网友在发布的视频中分享自己的刮痧经验，从治疗疼痛到美容养颜，各个方面都有涉及。同时，一些美容和养生博主也发布教学视频，教大家如何正确进行刮痧，小小的刮痧板一时间受到了广泛追捧。

刮痧在海外作为美容方法的火爆，最初得益于超模 Miranda Kerr 的推动。在接受《时尚》杂志采访时，她分享了自己的日常美容步骤，并提到用刮痧板在面部刮痧可以帮助排毒，使皮肤更紧致有光泽。这使许多美容博主纷纷效仿，并在网络上分享他们的面部刮痧心得。

然而，这种如今在全球范围内风靡的中医保健方法曾被误认为是"虐待"行为。电影《刮痧》讲述了一个故事：在美国生活的一家华人家庭因为孩子发烧和肚子疼，家里的长辈采用刮痧的方法进行治疗。然而，由于刮痧留下的痕迹成为一次意外事故中家长虐待儿童的证据，造成了误解和困扰。

随着越来越多关于刮痧的科普文章在海外传播，越来越多的人亲身体验过刮痧后，外国人对刮痧的误解逐渐被解开。如一位生活在英国的按摩治疗师在社交媒体平台上分享了刮痧后背部的照片，引起了网友的惊呼。许多人好奇地问："这些后背上的血块是怎么回事？"该按摩治疗师随后在线解释了中国的刮痧疗法，表示这样做可以排除体内毒素，减轻血液瘀滞的问题，因此获得了数万个点赞和评论。还有一名美国理发师分享了自己刮痧的经验，称刮痧可以缓解每天大量工作造成的手臂疲劳，刮痧过程可能有些不适，但之后非常舒服。此外，一位铁人三项运动员表示，他经常接受刮痧治疗以放松身体。

如今，许多外国人开始系统地学习刮痧，有报道称有法国青年专程前往湖南学习按摩、刮痧、拔罐等课程。还有一位美国年轻人学习中医 5 年后，掌握了刮痧等中医技法，并自己开设了诊所。巴西的一位医生也特意向中国老中医拜师学习刮痧等技术。这种"东方秘术"不仅在欧美地区受到欢迎，在中亚腹地的阿富汗也流行起来。比如在阿富汗首都喀布尔，有一家名为 Matab 的医院设有中医科，由中国医生坐诊，他们提供刮痧、拔火罐等中医特色项目，深受当地民众欢迎。

在欧洲，几乎所有中医诊所都可以进行拔火罐治疗，一些自然疗法诊所、大型医院及康复中心、水疗场等也提供拔火罐服务，然而国内习以为常的拔火罐在国外可称得上是一项奢侈消费。据统计，在美国，一次时间 45 分钟的拔火罐服务平均价格在 25 ～ 60 美元（折合人民币 160 ～ 400 元），在德国则要 50 ～ 80 欧元（折合人民币 370 ～ 600 元）。因健康保险无法报销，一些购物网站推出的"拔火罐套装"销量火爆，如在德国，一套 24 件火罐套装售价仅须 20 欧元，书店也能买到诸如《拔火罐和刮痧》等书籍。

三、健康饮料王老吉——中药版"可口可乐"

王老吉、陈李济、潘高寿、采芝林等，这些国人耳熟能详的传统中医药品牌，正在逐渐实现国际化。现在，外国人喝凉茶、服用中药已经不再是稀奇的事情，而在新型冠状病毒肺炎疫情之后，不少中药在海外一度供不应求。

"陈李济"是吉尼斯世界纪录认证的全球最古老的制药厂，拥有 193 年历史的"王老吉"也被誉为"凉茶始祖"，这两个品牌都隶属于广药集团。广药集团的历史可追溯到明代万历年间（1600 年）创立的陈李济。目前，广药集团拥有 12 家中华老字号，其中有 10 家超过百年历史，占据全国医药行业老字号的半壁江山。2021 年，广药集团首次登上《财富》世界 500 强榜单，排名第 468 位，这也是该榜单首次出现以中医药为主业的企业。

作为中医药中华老字号的代表，广药集团在海外市场上采取了一系列行动。首先，他们提出了"时尚中药"的概念，让众多中华老字号品牌焕发新的活力。就像在中美建交后，可口可乐最早重返中国市场一样，海外对中药的接受度很可能从王老吉这样的"时尚中药"饮料开始。

广药集团还推广中医药的文化内涵。继北京、广州之后，2018 年，王老吉在美国纽约曼哈顿开设了第一家海外凉茶博物馆，这也是王老吉在全球范围内建立的第三个凉茶博物馆。据报道，王老吉的销售网络覆盖了全球 150 多个国家和地区，深受欢迎。未来，他们还计划在全球 56 个城市开设凉茶博物馆，向世界传播中国凉茶文化。

王老吉（纽约）凉茶博物馆的设计巧妙地结合了老字号的传统韵味和现代时尚风潮，外观呈现现代化的外形，内部则展示具有传统中国特色的内景。博物馆外部醒目地悬挂着红底黄字的"王老吉 WAN GLAO JI"招牌。进入博物馆后，首先映入眼帘的是一对铜身雕像，记载了林则徐赠予"王老吉"铜葫芦的历史故事，据说这也是品牌名字的来源。馆内的展区通过多媒体形式展示了王老吉在过去 190 年里的传奇故事和辉煌成就。此外，博物馆还设有现场制作王老吉凉茶的茶铺，让参观者可以亲自调制不同风味的时尚现泡凉茶。开馆当天，这一消息引起了 430 多家世界主流媒体的广泛报道，包括《美国城市商业日报》、雅虎财经、道琼斯旗下的 MarketWatch、巴西《圣保罗州报》、日本《每日新闻》、韩联社和澳联社等。美国著名金融新闻及金融研究网站——雅虎财经报道称：随着全球消费水平的提升，"天然""植物"等健康生活理念越来越受到世界的广泛认可，以"王老吉"为代表的健康植物饮料将迎来新的发展高潮。

实际上，王老吉凉茶作为一个品牌，早在 1828 年就已经进入海外市场。19 世纪末，王老吉凉茶随着华人移民进入美国市场。中国学者梁启超在 1898 年写的《新大陆游记》中记载，王老吉在当地售价为 5～10 美元，而它国内的价格仅为两文铜钱，可见王老吉在 100 多年前就已经成为海外的"奢侈品"。1925 年，王老吉凉茶还受邀前往英国伦敦参加中国产品展览会，在那里展出并成为首个亮相世界舞台的中国品牌。近年来，随着中国凉茶文化的传播，王老吉逐渐得到了国际社会的认可，并荣获"全球历史最悠久的凉茶品牌"吉尼斯世界纪录。

如今，已经有 190 年历史的王老吉成为中华民族品牌国际化道路上的代表。他们在积极传承和推广中国传统凉茶文化的同时，也在国际市场上不断推动使健康和天然成为饮品消费的主流趋势。目前，广药集团在全球医药品牌中排名第 19 位，有研究人员认为广药集团已成为中国中医药产业的超级巨头，未来有可能与强生、罗氏、拜耳等国际巨头竞争。

第二节 神奇但过分神秘的东方疗愈力量

中医气功、针灸推拿等物理疗法是中医实实在在可以让人们直观地了解身体变化的方法。通过肌肉和解剖等层面的理解，练习者和接受治疗者能够知道身体在进行何种变化。然而，中医内治法使用的中药处方对外国人来说就完全难以理解了。他们会想：难道只需要简单地将几种晒干的草煮一煮就可以治病吗？这些草药中含有什么化学成分？它们通过什么途径影响身体的生理和病理？由于中西方文化和医学思维模式的不同，发达国家并不都接受中医药或传统医学的用药经验和理论。这也解释了为什么王老吉能够以健康饮料的身份率先进入海外市场，但一个中国人却很难向他的外国朋友解释什么是"上火"及喝凉茶为什么可以"降火"。

2015年，中国科学家屠呦呦因发现青蒿素而获得诺贝尔生理学或医学奖，这使得中国的青蒿引起了全球关注。然而，国际组织所认可的是青蒿素，而不是原始的青蒿。

2019年，新型冠状病毒肺炎疫情在全球暴发，中国通过中西医结合的抗疫经验和"中国处方"受到了世界各国的关注。据不完全统计，中国已向150多个国家和地区介绍了中医药诊疗方案，并向一些需要的国家和地区提供了中医药产品。同时，中国派遣中医专家赴相关国家和地区提供抗疫指导。中国医疗援助团队在抗疫的国际合作中采用了从民间入手的方式，通过在社区中采用补充医学和替代医学的方式介入，以华侨医生和华人为对象展开工作。在海外开设中医馆，并在外国长期从事中医工作的医生们也充分展示了中医药在防疫和抗疫方面的实际效果，让其他国家的人民亲身体验到了中国传统医药的"神秘力量"。

一、外国人如何看待中医药治疗新型冠状病毒肺炎

外国人对中医治疗新型冠状病毒肺炎的看法有所不同。2020年3月，美国纽约唐人街的一家中药房表示，随着新型冠状病毒肺炎疫情的暴发，人们对传统中医药的需求急剧增加。针灸师和中药师表示，他们的顾客数量大幅增加，草药处方订单几乎翻倍。类似情况也在纽约唐人街的其他药房出现。海外社交媒体上的许多网友也表达了对中医药的期待和信任。

一些外国网友表示，与其他国家相比，中国新型冠状病毒肺炎患者的死亡率较低，他们想了解更多关于中医药的信息。根据中国有关机构的数据显示，疫情开始后的3个月内，已有超过5万名确诊患者治愈出院，其中大多数接受了中医药治疗。专家团队的研究表明，与单独使用中药或西药相比，中西医结合能更快地改善发热、咳嗽、乏力等症状，提高治愈率，降低死亡率。临床研究还显示，中西医结合治疗能够明显改善轻症患者的各项临床指标。

一位接受中医药治疗的英国新型冠状病毒肺炎患者接受采访时表示，在武汉方舱医院接受治疗期间，她每天服用两袋中药，许多患者通过中药康复。该患者还透露，医院每天早上组织大家一起锻炼身体，如练习太极拳等。英国的一家媒体报道了类似的防治方案，并引用中医药专家的观点，建议人们在疫情期间远离潮湿的环境，并练习太极拳、听古典音乐。

二、中药还是食品

中药与食品的界定问题一直存在争议。当前，中医药在海外主要以保健品和膳食补充

剂的形式存在,而无法以药品形式注册,这是由于中医药尚未获得世界卫生组织和美国食品药品监督管理局(FDA)的认证。在很多国家,许多中药原药材和中药制剂被归为食品,并不能纳入医保报销范围。由于缺乏相关法律,使用中药的安全性和药材加工也难以得到保障,这导致中医药在海外发展受限。

中药缺乏受到西方国家认可的科学统一的标准。尽管在中国的抗疫临床实践中,中医药的有效性和安全性已得到证明,但由于中医药体系与西医理论体系存在较大差异,一直未能在西方主流医药市场得到广泛认可。在西医的研究体系下,中药是多靶点干预,通常是多种成分的混合物,化学成分和作用机制复杂,无法在现有的科学理论框架下得到清晰检测和阐明。因此,中药很难通过国外药品审批,草药要获得国际注册药品市场的认可非常困难。与针灸和推拿不同,许多国家要求中药产品先进行注册,然后才能在当地合法销售。然而,在整个注册流程中,中药企业往往面临昂贵的费用和长时间的等待,这给产品进入国际市场带来了巨大挑战。

但令人期待的是,在一些国家取得了突破性进展,如俄罗斯、古巴、越南、新加坡和阿联酋等国家已经以药品形式注册中药。中医药为全球抗疫提供了"中国方案",同时也为中医药在海外市场进一步拓展提供了机会。

在中国的"一带一路"框架倡议下,中医药在国际舞台上变得更加活跃。世界对中医药和中国将给予更多关注。随着中医药国际化的深入发展,将促进全球范围内的中西医前沿交流,推动中西医合作攻关解决现代医疗难题,共同建设世界卫生健康体系,实现中西医互补、保障全人类健康的美好愿景。

第三节 中医药与"一带一路"

新中国成立 75 年来,中医药在国际传播的历史可以分为三个阶段:中国外交推动的中医药传播阶段(1949—1985 年)、在中医政策指导下的中医药传播阶段(1986—1996 年)、以中医药对外交流规划为指导的对外交流与合作阶段(1997 年至今)。2015 年,习近平总书记在中国中医科学院成立 60 周年的贺信中指出:"中医药学是中国古代科学的瑰宝,也是打开中华文明宝库的钥匙。当前,中医药振兴迎来天时、地利、人和的大好时机,希望广大中医药工作者增强民族自信,勇攀医学高峰,深入发掘中医药宝库中的精华,充分发挥中医药的独特优势,推进中医药现代化,推动中医药走向世界。"

在早期,中医药的海外传播主要通过外交使团、国际组织和留学生等途径。中医药传播到不同国家和地区也出现了不同的发展模式。如在韩国,中医药表现为本土化,形成了韩医(政府承认韩医与西医并立,从制度上给予传统医学与西医同等的地位);在日本,中医药表现为实用主义，汉方成药流行并纳入医疗保险体系；在欧美地区，中医药作为替代疗法存在，医药分家，西医、针灸和中药分开（中药多作为食品、营养品、食品添加剂在普通商店销售，无须国家药品管理部门审批，不纳入医保，药品注册困难）。

而在最近几十年，越来越多的企业和机构积极参与中医药的国际推广与合作，推动中医药的现代化发展。各种形式的中医药国际交流活动增多，中医药学术交流、国际合作项目和中医药知识的全球传播得到了进一步发展。这将有助于推动中医药走向世界，为人类健康事业作出更大贡献。

2013 年秋，习近平总书记提出共建"丝绸之路经济带"和"21 世纪海上丝绸之路"。这是中国在新时期的战略构想，旨在扩大国际区域经济合作，对于构建利益共同体和命运共同体具有重要意义，也给中医药在世界的传播和发展提供了契机。

一、中医药对外交流助力"一带一路"建设

回顾古代丝绸之路，中药贸易和中医医疗服务一直是中国对外交流与合作的重要内容，而中医药文化更是传播中华文明的重要媒介。

古代丝绸之路的开辟为中医药的国际贸易提供了便利条件。根据美国学者斯塔夫里阿诺斯在《全球通史》中的记载，丝绸之路上 10% 的贸易额来自中药，如肉桂、大黄等药材。从唐宋时期开始，随着造船业的发展和政府对医药交流与合作的重视，中医药的对外贸易和海外药物进口比例不断增加。金元时期，进出口贸易活动频繁，交易额惊人，元代的《岛夷志》中记载了与中国有交往的亚洲、非洲国家及地区达到 220 个。中药的对外贸易发展还带动了中医医疗服务的贸易，中国的医生在海外备受尊敬和欢迎。

中医药通过医学典籍、文学作品、民俗、民谚等多种文化形式在海外广泛传播，中医药理论和技术成为向海外传播中华文明的重要代表。如《史记》中记载了最早的中医药文化交流故事，即公元前 210 年徐福东渡日本采集仙药的传说。562 年，苏州的知聪带着《本草经》和《明堂图》等书籍赴日本，途中经过高句丽，促进了朝鲜医学的发展，并在到达日本后开启了日本针灸医学的历史。中国高僧鉴真东渡的故事更为著名，他被日本汉医药界奉为"汉医的始祖"和"日本文化的恩人"。中朝两国的医药交流也非常频繁，史料显示，三国两晋南北朝时期，两国常用的中药几乎一样。在越南，唐代名医孙思邈被当作医神供奉于先医庙中。在印度，中药更是被誉为"神州上药"。隋唐时期，中国的炼丹术、脉学、本草等传入阿拉伯地区，西欧人阿维森纳的著作《医典》中明显带有中医学的痕迹，其中记载了 48 种脉象，其中 35 种与王叔和的《脉诀》内容相似。到了明代，政府大力发展翻译事业，促进了中医经典著作的海外传播，《本草纲目》《温疫论》等中医经典在国际医学界产生了巨大影响，《本草纲目》更被誉为"中国古代百科全书"。

国际交流密切而频繁，中医药也越来越受到世界各国的关注。从屠呦呦获得诺贝尔

奖、里约奥运会的拔罐印记，再到《抗击新冠肺炎疫情的中国行动》白皮书，这一切都证明了世界人民对东方医疗健康体系的认同和渴望。面对当前百年未有之大变局，中医药不仅是中国的瑰宝，也是世界文明的重要组成部分。作为长期为人类健康作出贡献的战略资源，中医药在中国对外交流历史上一直扮演着重要角色，也是中"一带一路"倡议中不可或缺的关键一环。

中医药在国际交流中发挥着重要的影响与作用。时至今日，我们仍然可以看到古代丝绸之路上中医药对外交流和交融的成果。东南亚、东北亚国家在清中期之前的医药卫生管理、医药人才培养、医药教材等方面的发展与中国密切相关。现代印度的阿育吠陀疗法、不丹的传统医学、伊朗（波斯国）的传统医学等在发展过程中与中医药相互交融、相互影响，并深深地融入其中。法国学者米·德卫兹认为，在1800年之前，中国给予欧洲的医学知识要远远超过欧洲给予中国的。中医药不仅丰富了全球医学领域的多样性，也为其他国家和地区的医药事业发展提供了借鉴和启示。同时，中医药的国际传播还促进了中华文明的传承和弘扬，使更多的人了解和体验了中医药文化的独特魅力。

在2022年的北京冬奥会上，有一项别出心裁的安排，主办方特别设置了中医药展示空间和体验馆，这也是中国首次在世界级赛事中集中展示中医药文化。来体验参观中医药文化的世界各地的朋友们怀着好奇而来，带着赞叹离开。比如有一位加拿大代表团的随队医生参观完后极为震撼，还和志愿者热情分享了自己对中医的理解与敬佩。中医药体验馆不仅是传统中医药成果的展示平台，更是中国形象的展示平台，各国各地区的运动员通过参观中医药文化与成果、体验中医药疗效，得以了解中医，进而了解中国。

二、中医药的"一带一路"之旅

1. 中医药海外传播成果

在"一带一路"政策的推动下，中医药已经步入快车道，取得了一系列显著成果。

2022年9月23日，在国家卫生健康委员会举行的新闻发布会上，国家中医药管理局国际合作司司长吴振斗介绍了中医药在海外发展的最新情况：中医药产业已传播至196个国家和地区；中国与40余个外国政府、地区主管机构和国际组织签订了专门的中医药合作协议，共建立了30个高质量的中医药海外中心、75个中医药国际合作基地和31个国家中医药服务出口基地；此外，中医药内容还被纳入了16个自由贸易协定。同时，中国推动国际标准化组织成立中医药技术委员会，并陆续制定颁布了89项中医药国际标准。中国还推动世界卫生组织通过了《传统医学决议》，发布了《世界卫生组织2014—2023年传统医学战略》，并首次在《国际疾病分类第十一次修订本》中纳入了以中医药为主体的传统医学章节。

自2019年新型冠状病毒肺炎疫情暴发以来，中医药积极助力全球疫情防控，公开发布了多语种版的中医药诊疗方案，并支持举办了百余场抗疫专家视频交流和直播活动。中医药诊疗方案已向 150 多个国家和地区推广，向 10 多个有需求的国家和地区提供中医药产品，并选派中医专家前往约 30 个国家和地区指导抗疫工作。此外，"三药三方"等抗疫类中药在海外注册取得了新的突破。

据世界卫生组织统计，截至 2021 年，已有 103 个会员国承认并使用针灸，其中 29 个国家制定了传统医学的法律法规，18 个国家将针灸纳入医疗保险体系。中药也逐步进入了国际医药体系，已在俄罗斯、古巴、越南、新加坡、阿联酋等国以药品形式注册。

2. 中医针灸已经在海外取得了积极发展

据统计，除中国外，美国是目前拥有最多独立执业资格针灸师的国家。在全美的 50 个州中，已有 44 个州批准颁发针灸执照，同时有上百所中医针灸学院提供为期 3～4 年的职业培训，毕业后可授予学士或硕士学位。此外，针灸治疗也逐步被纳入美国的医疗保险体系。在近 4 万名针灸师中，约有 60% 为非华裔，有业内人士称"美国 3.3 亿人口中差不多有一半的人接受过针灸服务"。在澳大利亚，约有 70% 的医生会向患者推荐针灸理疗，一年中连续接受针灸治疗的患者占澳大利亚总人口的 10%，几乎所有的医疗保险机构都对针灸调理治疗提供补贴。在法国，主流医学界将针灸和草药疗法定性为"软性医学"，政府为鼓励和促进本国中医师在针灸治疗领域的研究，特别成立了"针灸专门委员会"。目前，法国注册的针灸师已经突破了万人大关，有 10 多所针灸专业培训学校。

3. 中药在海外

有些专家认为中医药是"中国原产，韩国开花，日本结果"，认为日本和韩国在海外中医药产业化方面领先于中国。但是，进一步了解中国整体中医药的发展将消除这种误解。

实际上，近年来，在国家政策的支持和一些实力较强的中医药企业引领下，中医药在海外传播已取得一定成就。在过去几年里，韩国和日本确实通过进口中国的高质量中药，结合中医古籍和先进的制作工艺，形成了以颗粒剂为代表的汉方药，并占领了海外市场。但从 20 世纪 90 年代起，中国也开始探索中药的现代化制作工艺，并迎头赶上。当前，中国党和政府大力支持和扶持中医药产业，中医药在海外的发展整体上呈现稳步上升的趋势。

在中药的研究和商业化方面，日本和韩国确实起步较早，也有自己的特色，很多方面值得中国企业学习。但从目前的国际贸易来看，除了日本和韩国的本土市场外，中国在国际市场上的份额一直遥遥领先。如在美国基本上看不到日本和韩国生产的中药产品。

然而，中医药在海外发展确实面临着文化差异、医药理念和法律法规等方面的挑战，除非外国人对中国文化感兴趣，否则一般很难理解中医理论和中医文化。针对中医药在海外面临的困境，在国家制定的一系列相关规划和支持措施的推动下，中医药界已经开始进行新的思考和尝试。

4. 海外人民需要什么样的中医药

在中医药海外发展过程中，由于各国传统医药的法规制度各不相同，为中医药的国际化发展带来了一定的障碍。有专家建议，企业可以通过海外投资和产业落地，与当地传统医药相结合，实现中医药在海外的本土化。

在中药走出海外的困境方面，中医医生是目前或未来 5 ～ 10 年中药国际化的核心推动力量。通过以医带药的模式，一方面，可以大力提升药品贸易，同时让越来越多的人获得和享受中医药对健康的帮助。只有当地人对中医药有足够的接受度，才能真正实现中医药的国际化。另一方面，市场需求的增加可以推动所在国家医疗管理法规的完善，为中医药真正进入和竞争提供条件。

从整体来看，尽管中医药在海外传播取得了一定进展，但中医药服务的发展并没有突破性进展，最主要的原因是海外中医药服务的整体生态并没有形成一个完整的闭环。具体来说，一个成熟的医疗服务体系应包括供应端（医药产品和服务提供者）、需求端（病患或亚健康人群）和支付方。从供应端能力来看，以北美市场为例，中医药服务的供应力量仍然薄弱。在全美国没有综合性的中医医院，只有上千家中医诊所，而从事专业中医药服务的人员不到 1000 人。如果海外中医药人才不足，以医带药的中药销售模式就很难在市场落地。另外，海外市场普遍缺乏覆盖中医药服务的保险条款，大多数海外用户想接受中医药服务就必须自费，不能报销。如果不解决这个问题，中医药将无法与西医药乃至其他医学形式进行公平竞争。然而，要突破这种商业模式的瓶颈，仅靠产业链上的某一环节，如一家医药企业、一所高校或一个医院的点对点支持，很难实现突破，并且周期难以预测。

令人欣喜的是，一些中医专家、中医药产业人士和互联网行业人士已经开始探索解决这个问题，在国家中医药管理局发布和实施的《中医药信息化发展"十三五"规划》和《关于推进中医药健康服务与互联网融合发展的指导意见》等政策文件的支持下，中医药与互联网的融合发展近年来取得了明显成效。通过互联网，名老中医的经验传承系统、中医辅助诊疗系统、健康信息平台建设和远程医疗服务平台等"互联网＋"中医药服务的建设使民众受益，同时也催生出一批新的业态。

如 Healoonow（全球第一家跨境移动互联中医健康咨询平台）的出现为"互联网＋中医药"开辟了一条创新发展道路。这家企业从海外开始，致力于重塑中医药的新消费模式。在短短两年时间内，Healoonow 迅速建立了完整的中医药在线问诊全流程服务闭环。目前，Healoonow 已覆盖了美国、加拿大、韩国、澳大利亚、英国、意大利和新加坡等华侨华人主要聚集地，注册用户规模已达数十万人，成为海外规模和影响力最大的互联网中医药健康服务平台。在这个过程中，Healoonow 逐渐构建了以"医"和"养"为核心业务的新型中医药健康消费闭环。

三、中医药海外的发展前景

1. 互联网＋

从企业、市场角度来看，由于文化背景和理论体系的差异，中医在海外被定义为替代医学、补充医学。如在美国市场上，中药多以膳食辅助剂的身份流通，但这也导致相关企业能够获得比较宽松的政策和市场环境去做一些创新探索。而从实践结果来看，生态运营的互联网平台模式可以说是目前中医药服务在海外落地和全面开花的一条"捷径"。

Healoonow 的成功经验让我们看到，中医药在出海过程中可以进一步借助互联网技术，以平台化的思维和运营模式，驱动整个中医药上下游产业链形成协同效应，找到中医药服务标准化、规模化的商业路径，在海外建立起完整的中医药服务生态闭环。在此基础上，在提供中医药服务的同时，也可以对外传播中医药文化，吸引并培养更多国际中医药人才。

2. 文化传播＋

从中医药官方合作情况来看，近年来中医药国际合作不断推进，中医药文化通过孔子学院和中医药高校等多种途径进入了更多国家。

根据国家中医药管理局的数据，截至 2019 年 12 月，全球已建立了 15 所中医孔子学院和孔子课堂，78 个国家的 240 多所孔子学院开设了中医、太极拳等课程。已注册学员达 3.5 万人，18.5 万人参加了相关体验活动。孔子学院成为世界了解中医药文化的重要平台，通过多种形式向世界各地的人们传播中医药文化。一些合作还包括与国外院校合作开设中医专业和中医类汉语学分课程，组织同仁堂专家团队前往各国孔子学院进行巡讲并编写中医药教材等。

此外，一些国家还开设了全日制中医药课程，海外约有 1500 所中医药业余教学机构，每年向全球输送约 3 万名中医药技术人员。国内高等中医药院校也积极开展多途径、多形式、多层次的中医药国际教育合作，每年招收超过 1 万名中医药专业留学生。

在非中医药院校，中医文化也纳入了汉语教师培养课程体系，开设中医药文化课程。对于海外的汉语教师志愿者来说，学习中医药知识也成为他们培训的一部分。当这些志愿者向外国学生传授中医药知识时，通常会从日常生活入手，如从中医角度介绍白萝卜、生姜等外国人常用的食材，探讨其药用价值和中医理论中的药性。在教授茶道时，也会将中医的养生知识和历史文化融入其中。

同时，中国在"一带一路"沿线国家和地区建设了 30 个高质量的中医药海外中心，"一带一路"中医药针灸采风行活动已经走进了 35 个国家和地区。中医药海外中心不再局限于传统的中医诊疗场所，而是集医疗、教育、科研、文化交流等多功能于一体的机构。这些中心可以充分满足海外民众多元化的健康需求，进一步增强国际社会对中医药的认可和对中华文化的认同。

目前，中医药已经传播到全球 183 个国家和地区，中国与 40 多个外国政府、地区主管机构和国际组织签订了专门的中医药合作协议。中医药对外合作形成了全方位、多角度、宽领域、高层次的格局。

3. 旅游 +

让我们来讲一讲"医疗旅游"和"健康旅游"。联合国世旅组织（UN Tourism）将医疗旅游定义为以医疗护理、康复修养为主题的健康管理和旅游服务。医疗旅游可以分为重医疗旅游（主要以医疗服务为主）及轻医疗旅游（主要以康复疗养为主）。医疗旅游与医疗诊断和医疗服务关系更为密切。健康旅游则更多指的是以休闲疗养为主的旅游活动，也就是被旅游业热捧的"养生旅游"。

提到"养生"这个词，中国人可能不会感到陌生。在《庄子》中就出现了"养生主"的说法。但如今，普遍理解的养生概念或许更接近于身心健康。在欧美国家，"养生"这个新词的出现可以追溯到 1961 年，由美国医师 Halbert Dunn 提出，由 "wellbeing"（幸福）和 "fitness"（健康）结合而成。

随着人口结构的老龄化和亚健康现象的普遍出现，养生已经成为一个热门市场。养生旅游是将养生资源和旅游活动结合起来，以一种新型业态的形式出现，满足人们对身心健康的全方位需求，受到全球的关注。如今，国际养生旅游业已初具规模，在许多国家形成了各具特色的产品。如中国文化养生、日本温泉养生、泰国美体养生、法国庄园养生、瑞士抗老养生、美国养老养生、韩国美容养生、阿尔卑斯山养生等，同时也衍生出不同的养生旅游开发模式。

在国家大力支持中医药发展的背景下，国内市场孵化出了"旅游 + 中医药"的概念。全国各地凭借本地资源推出了"中医药康养旅游"和"中医药健康旅游"系列产品和活动，形成了我国具有核心竞争力的独特养生旅游品牌。

如在 2019 年"中国旅游文化周"中，北京中医药健康旅游首次走出国门，在哥本哈根和新西兰中国文化中心举办了主题推介活动。北京市中医药管理局以"传承皇家瑰宝，创新世界共享"为主题，推出了两条中医药健康旅游特色线路，展示了历代皇家宫廷医学和中医药现代化创新成果。"旅游 + 中医药"可以为旅游业自身转型升级增添新动能，开辟健康服务业发展的新空间。旅游推介展览活动也为中医药"走出去"搭建了平台。

在中医药养生旅游项目中，游客通常可以一边旅游，欣赏当地的风土人情和中医药文化背景，一边学习武术、气功，进行医学学术交流和求医治疗等。在这个过程中，旅游者不仅能了解中医传统文化，还可以学到一些健身养生的方法。最重要的是，他们能够亲身体验中医的养生理念。一些中医爱好者在中国进行短期的体验和学习后，会将所学到的中医知识和技术，以及所体验到的中医文化带回家乡，使中华文化和中医药文化在海外焕发新的活力。

☯ 第二章　中医针灸入选非物质文化遗产

中医针灸作为一种传统医学疗法，基于天人合一的整体观念和经络穴位理论，利用毫针、艾叶等工具和材料，通过刺入或熏灼特定部位来调节人体平衡状态，达到保健和治疗的目的。中医针灸具有简单、方便、廉价、有效且无不良反应的优点，不仅在保障人们的健康方面发挥着重要作用，还凝聚了中华民族的智慧和创造力，成为一种具有感染力的文化形式。

2006 年，中国首批国家级《非物质文化遗产名录》公布，其中包括了中医针灸等 9 个中国传统医药项目。中国针灸学会和中国中医科学院针灸研究所联合申报的针灸项目被列为其中之一，为中医针灸申报《人类非物质文化遗产代表作名录》创造了良好的条件。

2008 年，中国向联合国教科文组织非物质文化遗产处提交了将中医列入人类非物质文化遗产的申请。考虑到中医药的历史、文化和技术应用的广泛性，申报中医整体会面临困难。

2009 年，中国常驻 UN Tourism 代表团经过沟通后，决定将申报项目从"中医"改为"中医针灸"，认为针灸最能体现中医的特色和优势，并且在全世界拥有广泛的民众基础。2010 年 11 月，经过审议，"中医针灸"成功入选《人类非物质文化遗产代表作名录》。

为了纪念这一重要日子，自 2013 年起，世界针灸学会联合会将每年的 11 月 16 日至 22 日定为"世界针灸周"。这些不仅展示了中医针灸的卓越价值和影响力，也为该传统医学疗法在国际上获得更多的认可和保护提供了支持。

第一节　中医针灸的源流与继承

中医针灸起源于人类文明形成之初的远古社会，随后在医疗实践中不断发展和进步。

一、灸、砭、针的来历

使用艾灸治疗的历史可以追溯到战国时期，《孟子》一书中就有相关记载。1973 年，在湖南长沙的马王堆出土了许多医学帛书，其中包括早期的经脉文献《足臂十一脉灸经》和《阴阳十一脉灸经》，它们记载了灸法但没有提及针法。另外，在出土的医学帛书《五十二病方》中，也有多种外治法的记载，包括灸、砭、熨、熏等，但没有提及针法。因此可以推测灸法的历史可能更为悠久，可能早于针法的出现。

关于砭石，马王堆出土的帛书《脉法》中提到："用砭启脉必如式，痈肿有脓。"砭石是古代常用的医疗工具，被用于刺破痈肿或放血等治疗方法，在古代文献中很常见。砭石可以看作针具的前身，随着古代金属冶炼技术的发明，促进了针具的革新，进而产生了金属针。由于金属针更锐利、更便于使用，很快取代了砭石成为刺疗的主要工具。《灵枢》首篇记载了金属针具的形制和作用，是现存记载金属针具的最早文献。针具的革新极大地推动了针法的发展，在《内经》中就已经存在五刺、九刺、十二刺等多种刺法。

关于灸、砭、针的形成与地理位置的关系，《素问·异法方宜论》中有详细记载。古代医家认为，不同地域的人们生活方式和饮食习惯存在差异，导致体质和疾病也有所不同，因此临床治疗方法也各有区别。基于这种观点，灸、砭、针等多种治疗方法因地制宜而形成。

到了现代，中医针灸在继承传统的基础上注重与现代科学的结合，取得了显著成就，并继续实现新的进步和突破，展示出广阔的发展前景。

二、代表著作

在中国针灸学史上，产生过许多影响深远的著作，代表性的如皇甫谧的《针灸甲乙经》、杨继洲的《针灸大成》等。

1.《针灸甲乙经》

《针灸甲乙经》是中国第一部专门讨论针灸学的书籍，为晋代皇甫谧（215—282年）所著，这使他在针灸学史上具有很高的学术地位，被誉为"针灸鼻祖"。《针灸甲乙经》为针灸学的理论奠定了基础，在针灸史和中医史上具有重要地位。

该书收集和整理了魏晋时期之前针灸方面的大量原始资料，并保留了《明堂孔穴针灸治要》的重要内容，使有价值的资料在该书中得以完整保存，具有独特的文献价值。

该书还发展完善了腧穴学理论，增加了腧穴数量，将腧穴从《素问》《灵枢》中记载的160多个增加到349个。增补了五输穴、俞募穴等特定穴位，并创立了交会穴、郄穴等的应用。他确立了后世穴位排列的基本规则，按照人体躯干的解剖部位，如头部、面部、耳部、颈部、肩部、背部、胸部、腹部等，四肢按照手足三阴、三阳经依次排列，这种排列方式比《内经》中的经络排列更清晰明确，符合人体经络穴位的分布规律。他对每个经穴的位置、主治、归经及针刺深度、留针时间等操作方法进行了详细说明。总结了选取不同疾病穴位的规律，记载了500多个方剂，讨论了200多种疾病的治疗方法。

确立了针灸操作规范，综合前人经验，总结了许多穴位的针灸适应证和禁忌证，总结了不同疾病针灸时应采用不同的操作方法，这在现代具有重要的临床实用价值。

由于《针灸甲乙经》在针灸理论与实践上的巨大贡献，后来的文献往往将该书作为经典之一来引用或验证，如唐代孙思邈的《千金方》、王焘的《外台秘要》，宋代王执中的《针灸资生经》、王惟一的《铜人腧穴针灸图经》，明代高武的《针灸聚英》、杨继洲的《针灸大成》等，都受到《针灸甲乙经》的影响。此外，唐宋官方的医学教育明确规定针灸学为医学校学习的必修课，并以《针灸甲乙经》为授课和指导临床实践的主要依据。《针灸甲乙经》还传至海外，对朝鲜、日本等国的针灸医学产生了巨大影响。它也被翻译成多种外文版本，传播到东南亚和欧洲等地，显示出它在国际上的影响力。

2.《针灸大成》

《针灸大成》是明代著名针灸学家杨继洲（约1522—1620年），将家传的《集验医方》与其他医籍中关于针灸的论述相结合，在编写了《卫生针灸玄机秘要》的基础上，汇集历代针灸学术成果，并加入自己丰富的临床经验编撰而成。

《针灸大成》总结了明代以前中国针灸学的主要经验，尤其是收录了许多有关针灸的歌赋诗作。全书分十卷，卷一在概述针道源流、简记《针灸大成》引用医籍之名称与特点后，主要是节录《内经》《难经》等古籍中有关针灸的部分原文，并附有杨氏的注解；卷二及卷三系摘引《医经小学》《针灸聚英》《标幽赋》《金针赋》《神应经》等20余种医籍中的部分针灸歌赋，也附有杨氏所加注解。在古代针灸学专著中，《针灸大成》所辑录的针灸歌赋是较全的。卷四叙述取穴法、针具、各种针刺法等；卷五为十二经井穴、子午流注法等；卷六与卷七记述脏腑、经络、十二经穴位及主治；卷八为临床各科病证的针灸治法；卷九包括治症总要、名医治法、取穴法、灸治及杨氏针灸治疗医案等；卷十主要介绍小儿的针灸按摩治法，特别是转载的《陈氏小儿按摩经》，是很宝贵的古代小儿按摩专著。全书字数超过20万，是继《针灸甲乙经》之后对针灸学的又一次重要总结。

目前，《针灸大成》已经被翻译成英语、日语、德语、法语、拉丁语等多种语言。后来的学者在讨论针灸学时，大多将《针灸大成》作为最重要的参考书，这与该书的学术成就、历史地位及对针灸学发展所作出的巨大贡献密不可分。

第二节 中医针灸入选非物质文化遗产的意义

非物质文化遗产是文化的核心和根源，也是人类文明的结晶和宝贵财富，对于人类社会的文化传承至关重要。中医药是中国非物质文化遗产中非常重要且独具特色的一部分，不仅在中华各族人民中代代相传并受到尊重和热爱，而且已经传播到世界上许多国家和地区，成为宝贵的健康资源。针灸作为中医药的重要组成部分，涵盖了经络、腧穴、针刺、艾灸、拔罐、刮痧、气功等文化精髓和诊疗技术。作为一种医疗手段，针灸在中华民族的疾病防治中发挥着巨大的作用；作为一种文化表达形式，针灸也是非物质文化遗产中独特的存在。

一、促进中华传统文化与其他文化的对话与交流，推动文化多样性

将针灸作为代表形态之一纳入《非物质文化遗产代表作名录》，有助于加强与缔约国及国际社会的对话，促进相互尊重，推动中华传统文化与世界其他文化之间的对话与交流。同时，通过国际学术会议、培训和合作研究等形式，推广针灸在世界范围内的传播。这有助于促进中医针灸在国际平台上的健康发展，对于维护世界文化多样性和人类可持续发展具有积极的作用。

二、促进中医针灸的传承与发展

将中医针灸列入《非物质文化遗产代表作名录》也有助于国家在文化层面加大对针灸文化传承和保护研究的投入。从文化层面，系统整理传承流派，进行针灸文化的理论研究，保护和传承针灸的文化精髓，创新医术。同时，推动中医药在医疗、教育、科研、产业和文化等各个领域的全面发展，更好地为人类健康服务。

三、提高中医针灸的共享度，造福更多民众

随着人们对《保护非物质文化遗产公约》精神的理解和对文化多样性价值认识的增强，将中医针灸列入《非物质文化遗产代表作名录》可以使其得到更广泛的共享。这将使中医针灸的自然、绿色、健康理念和方法在当代医学环境中得到更广泛的认知、理解和尊重，为传统针灸理论和技术提供一个平等的存续和发展环境。这将为更多的民众提供一种安全有效的选择，以保障他们的生命健康，同时也让这一凝聚着中华传统文化精华的中医技术为更多人服务。

第三章 青蒿素的前世今生

2015 年 10 月 5 日，瑞典卡罗琳医学院宣布将诺贝尔生理学或医学奖授予屠呦呦及另外两名科学家，以表彰他们在寄生虫疾病治疗领域取得的成就。屠呦呦和她领导的团队发现的青蒿素为治疗疟疾提供了创新疗法，迄今为止，以青蒿素为基础制成的药物已经挽救了全球数百万疟疾患者的生命。世界卫生组织数据显示，从 2000 年到 2015 年，全世界因疟疾死亡的人数减少了近一半。据不完全统计，青蒿素在全球共治疗了 2 亿多人。诺贝尔委员会这样评价屠呦呦对世界的贡献，"众所周知，早在 1700 年前，这种含有青蒿素的草药对治疗发热具有疗效。但是屠呦呦发现并进一步阐明草药或者其中的部分成分是具有生物活性的。这在医学领域是一个巨大的转变，也使得青蒿素可以大规模生产"。屠呦呦获得的诺贝尔奖是中国医学界迄今为止获得的最高奖项，也是中医药成果获得的最高奖项。

第一节 青蒿素的来源与发现

青蒿素是一种倍半萜内酯类化合物，从中药青蒿中提取得到。青蒿作为中药在中国有着悠久的历史。青蒿是一种菊科植物，即黄花蒿（*Artemisia annua* L.），它的干燥地上部分被用作药材。黄花蒿在中国南北方都很常见，也称臭蒿和苦蒿。《本草纲目》中描述黄花蒿开有"细黄花，大如麻子"。在花未开放时，黄花蒿的叶子特别绿且具有不同程度的难闻气味，但等到开花后，气味却变得芳香，整株植物逐渐变黄。因此，臭蒿、香蒿、青蒿其实都指的是黄花蒿。

青蒿具有清虚热、除骨蒸、解暑热、截疟和退黄的功效，常被用于治疗温邪伤阴、夜热早凉、阴虚发热、骨蒸劳热、暑邪发热、疟疾寒热、湿热黄疸等疾病。早在中国先秦时期，《五十二病方》等医书就有关于青蒿的记载，"青蒿，荆名曰萩，主疗痔疮"。公元 340 年，东晋的葛洪在他所著的《肘后备急方》中首次描述了青蒿的抗疟疾功能。此后，在中国的一系列医学著作中都有青蒿和其他技术在疟疾防治中应用的记录。李时珍的《本草纲目》明确指出青蒿能"治疟疾寒热"。这些丰富的记载对于青蒿素的发现和发展奠定了基础。

疟疾是一种非常古老的疾病。在民间，疟疾通常称"寒热症"或"打摆子"，因为发作时会出现寒热交替的症状，对人体来说是异常痛苦的。《内经》中就有"疟论""刺疟"等专门讨论疟疾原因、症状和治疗方法的章节，并根据发作规律将其分为"日作""间日作""三日作"。然而，直到1880年，法国人拉韦朗在疟疾患者的血液中发现了疟原虫，1897年，英国人罗斯发现了蚊子与疟疾传播之间的关系，人们才真正了解了疟疾的病因。疟疾属于虫媒传染病，由疟原虫通过蚊子叮咬人体而引起。长时间多次发作后，疟疾会导致肝脾肿大及贫血等症状。在相当长的时间里，人们一直在与这种"顽疾"作斗争，但始终无法真正控制它。

在第二次世界大战之后的几年里，强力杀虫剂二氯二苯三氯乙烷（DDT）和氯喹（CQ）等新型抗疟药物的研发和使用使得疟疾的防治取得了巨大进展。然而，20世纪50年代，世界卫生组织在全球范围内抗击和消灭疟疾的运动中面临着与耐药性有关的挑战。耐药性载体和耐药性寄生虫的出现导致疟疾再次流行，尤其在东南亚和撒哈拉以南的非洲地区。对于新型抗疟药物的需求变得迫切。1965年，越南战争爆发，美国和越南军队因疟疾而死亡的人数甚至超过战斗中的死亡人数。美国曾投入大量资金研发新药，但未取得成功。焦虑中的越南向中国寻求帮助，毛泽东主席和周恩来总理高度重视，国家科学技术委员会与中国人民解放军总后勤部共同牵头，成立了"疟疾防治研究领导小组"。屠呦呦领导的课题组系统收集整理历代医籍、本草和民间方药，调查了2000多种中药制剂，并从中选择了640种可能用于治疗疟疾的药方。最终，在200种草药中，他们发现了380种提取物，并在小白鼠身上进行了抗疟疾实验，但大多数结果并不理想。

在这个过程中，屠呦呦从《肘后备急方》中的描述"青蒿一握，以水二升渍，榨取汁，尽服之"受到启发，尤其是"榨取汁液"的技法。这让她意识到，使用青蒿的方法是提取其"汁液"，而不是常见的煎煮，这说明高温提取可能会破坏青蒿中的活性成分。因此，屠呦呦根据文献资料和她对中医理论的理解，提出了在低温条件下提取有效成分的想法，这个细节成为解决问题的关键。通过分离酸性和中性相，并进一步纯化提取液，以保留活性成分并降低原始提取液的毒性。

1971年10月，经过190次失败后，青蒿中性提取物在鼠类疟疾中展现出了惊人的100%的有效率。同年12月底，在猴疟疾实验中这一显著结果再次得到了证实，这无疑确认了青蒿提取物的有效性。虽然已经取得了突破性进展，但药物研发之路仍然漫长。当时中国的情况导致新药临床试验难以开展，无法确定其对人体的安全性和有效性。由于疟疾研究具有季节性和时间敏感性的特点，为了加快进程，屠呦呦及其同事决定自愿成为第一批进行毒性和剂量探索试验的受试者。这一试验证实了青蒿提取物对人体的安全性，并使得更大规模的临床试验得以在 1972 年下半年顺利进行。

1975 年，通过多位科学家的努力，运用化学结构分析和光谱解析等方法，确定了青蒿素的分子为 $C_{15}H_{22}O_5$，它是一种含有过氧基团的倍半萜内酯。这种特殊的过氧基团对热不稳定，容易受湿、热和还原性物质的影响而分解，证明了乙醚提取的科学性。青蒿素的问世一度使全球疟疾的发病得到较好的控制，但随后又面临一个问题，即青蒿素的水溶性和脂溶性较差，从而限制了其临床应用。

为了寻找溶解性更好、抗疟活性更高的青蒿素衍生物，科学家对青蒿素的结构进行了大量研究。他们发现，通过硼氢化钠还原青蒿素的羰基，可以得到还原产物双氢青蒿素（Dihydroartemisinin），其抗疟效果比青蒿素更强。以双氢青蒿素为基础，科学家们陆续合成了醚类、羧酸酯类和碳酸酯类等青蒿素衍生物，如青蒿琥酯（Artesunate）。青蒿素的醚类化合物具有较好的脂溶性，其中的 β 构型青蒿素甲醚，即蒿甲醚（Artemether），具有最强的活性。

第二节　青蒿素的制备

青蒿素存在于中药青蒿的花叶中，是一种含量极低的萜类化合物。目前，制备青蒿素的方法主要有三种：化学合成、生物合成和提取纯化。

早在 1983 年，国外化学家 Hofheinz 等通过化学研究发现了青蒿素的化学合成方法。他们以（-）-2- 异薄勒醇为原料，通过光氧化反应引入氧基得到中间体，再经过环合反应合成了最终产物。1986 年，我国科学家周维善则利用 R-（+）- 香茅醛合成了青蒿素。然而，由于合成步骤繁琐、总收率较低，甚至不到 1%，尚未实现工业化的可行性评估。

目前，青蒿素的生物合成可通过三种方式进行：第一种是通过调控控制青蒿素合成的关键酶，添加生物合成的前体来增加青蒿素的含量；第二种是激活控制关键酶的基因，大幅度增加青蒿素的含量；第三种是利用基因工程手段改变关键基因，以增强其所控制酶的作用效率。除青蒿外，其他植物也可以合成青蒿素。2011 年，研究人员成功从烟草中合成了青蒿素。与传统化学方法相比，这种方法大大减少了所需的化学试剂，有利于环境保护。此外，该生物合成方法使用烟草作为受体，在我国原料来源较为丰富。不过，该方法仍需要进一步开发，因为在用烟草合成青蒿素的过程中，某些反应基质尚不清楚。尽管如此，该合成方法仍具有良好的工业应用前景。

青蒿素的分离纯化过程主要采用溶剂外加能量协助提取法、提取重结晶法、超临界 CO_2 萃取法和溶剂提取层析法。其中，溶剂提取重结晶法通常使用溶剂汽油法、乙醇法和碱水提取酸沉淀法进行生产。这些方法明显提高了青蒿素植物的有效利用率。碱水提取酸沉淀法是取一定量的青蒿枝叶干粉加入乙醇搅拌浸提，得到乙醇提取液，经减压干燥后溶于乙醚－水两相溶液中，分别得到青蒿素和青蒿酸。该方法的青蒿酸的提取率达到了90%，青蒿素的提取率为57%。

第三节　青蒿素的药理研究

20世纪80年代，青蒿素及其衍生物在中国成功治愈了成千上万的疟疾患者。随后，亚洲其他疟疾流行地区也开始采用青蒿素进行临床治疗。青蒿素的显著疗效使其迅速传播，尤其在非洲地区。有证据表明，基于青蒿素的治疗，特别是与作用较慢的抗疟药如甲氟喹或哌喹联合使用，能够显著促进疟原虫的清除，并快速改善恶性疟原虫（plasmodium falciparum）感染的症状。与此同时，青蒿素对于耐药疟原虫的疗效也非常显著，并且极少有关于毒性和安全性的报道。经过十多年的独立随机临床研究和统计分析，青蒿素类药物的疗效和安全性越来越清晰。2006年，世界卫生组织宣布将青蒿素联合疗法（ACT）作为治疗疟疾的一线疗法，改变了其治疗策略。目前，ACT仍然是最有效和最推荐的抗疟疗法。

从ACT成为疟疾的官方一线治疗手段至今已经过去了十多年，而距离青蒿素的发现已经有50年的时间。在这期间，人们对青蒿素治疗的临床和药理特性进行了广泛的研究和报道。尽管各种青蒿素衍生物可能具有不同的特点，但它们都具有作用迅速、效力高、毒性低和半衰期短等共同特点，这使得青蒿素类药物与长效抗疟药物的联合治疗成为理想且被推荐的抗疟疗法。研究表明，青蒿素结构中的过氧键具有氧化性，是抗疟的必要基团。青蒿素的作用机制是通过产生自由基与疟原虫蛋白结合，改变疟原虫的细胞膜结构。自由基与疟原虫蛋白结合后，会使线粒体双层膜膨胀并最终脱落，导致疟原虫的细胞结构和功能受到破坏，同时细胞核内的染色质也会受到一定的影响。另外，氨基酸是构成蛋白质的基本物质，青蒿素作用后，疟原虫对异亮氨酸的吸收减少，导致虫体蛋白的合成受到阻碍。经过临床试验证明，青蒿素及其衍生物在治疗疟疾的过程中并未出现明显的副作用。

经过多年的研究和广泛应用，青蒿素的其他作用逐渐被发现和研究。它不仅在治疗疟疾方面表现出色，还具有抗寄生虫、抗肿瘤、治疗肺动脉高压、抗糖尿病、胚胎毒性、抗真菌和免疫调节等多种作用。

研究结果显示，对于日本血吸虫而言，青蒿素衍生物如双氢青蒿素、青蒿琥酯和蒿甲醚非常有效，尤其对于幼虫和童虫的影响更为显著。此外，蒿甲醚与吡喹酮的联合治疗在抗血吸虫方面具有更好的效果，并且对于预防血吸虫病也有明显的效果。

在其他寄生虫感染方面，蒿甲醚也显示出对包虫病和弓形虫病的治疗作用。蒿甲醚在体外对原头蚴的抑制作用与时间和剂量相关。此外，与磺胺嘧啶钠相比，蒿甲醚对于弓形虫病的疗效更佳，并且没有明显的毒性，因此可能成为感染弓形虫孕妇新的治疗方法。

在肿瘤领域，青蒿素显示出抗癌的潜力。它可以通过调节肿瘤细胞的周期蛋白表达，增强细胞周期阻滞或诱导细胞凋亡，抑制肿瘤生长。青蒿素对于白血病的治疗是通过作用于白血病细胞膜，增加膜的通透性，提高细胞内钙离子浓度，导致细胞凋亡的。

此外，青蒿素对肺动脉高压也具有一定的治疗作用。它可以通过扩张血管、降低肺动脉压力，进而改善肺动脉高压患者的症状。

总之，青蒿素的研究和应用在抗疟疾、抗肿瘤、治疗肺动脉高压、免疫调节等领域取得了显著的成果。

第四节　其他青蒿素化合物

青蒿素对疟疾的疗效非常显著，但就像许多经典药物的发现一样，由于一些问题，它无法直接应用于临床。从青蒿素的化学结构可以看出，它的脂溶性和水溶性都很差，而且稳定性差，口服后的生物利用度低，血浆中的半衰期仅有 3 ～ 5 小时，这些问题都不利于将青蒿素直接制成药物，因此需要进行一定的结构改造才能应用于临床。

为此，屠呦呦科研组对青蒿素进行了深入研究，发现可以利用硼氢化钠的还原反应将青蒿素转化为另一种叫作双氢青蒿素的化合物，进一步增强其药效。在双氢青蒿素的基础上，通过添加其他化合物并在适当条件下进行反应，还可以生成青蒿素的衍生物，如蒿甲醚、蒿乙醚和青蒿琥酯。

双氢青蒿素的抗疟效果比青蒿素提高了 4 ～ 8 倍，口服后的生物利用度提高了 10 倍以上，在治疗过程中疟疾复发率较低，并且毒性更小，水溶性更好。与当时市场上已批准使用的青蒿琥酯钠注射剂和蒿甲醚注射剂相比，双氢青蒿素具有更出色的优点，如高效、快速、安全、剂量小、服用方便和制备简单等。到目前为止，它仍被公认为青蒿素类药物中的首选。然而，双氢青蒿素的稳定性低于青蒿素，水溶性仍然不理想。因此，许多研究者致力于寻找新型药物载体材料，开发新的药物制剂，以改善双氢青蒿素的药物特性，提高其生物利用度，如双氢青蒿素缓释片、双氢青蒿素纳米粒、双氢青蒿素脂质体、磁性双氢青蒿素纳米脂质体等。

蒿甲醚和蒿乙醚是青蒿素醚类衍生物中最典型的代表，它们的活性都比青蒿素高。青蒿素醚类衍生物具有较好的脂溶性，但水溶性较差，生物利用度低，直接注射易引起刺激。因此，一些学者将蒿甲醚包载于经氨基蝶呤修饰的靶向纳米脂质体内，制备了氨基蝶吟修饰的蒿甲醚脂质体，该脂质体均匀且相对稳定。体外释放研究结果显示，这种脂质体可以缓慢释放药物，改善蒿甲醚的代谢和生物利用度。蒿甲醚是三种衍生物（蒿甲醚、蒿乙醚、青蒿琥酯）中药效最好的，作为青蒿素的衍生物，蒿甲醚具有良好的脂溶性、较好的抗疟效果（是青蒿素的 10 ～ 20 倍）、对已对氯喹等药物产生抗药性的疟原虫更有效、副作用更小等优点，因此成为青蒿素类常用药物之一。

此后，我国相继开发了具有自主知识产权的新型抗疟药物，如双氢青蒿素复方、复方青蒿素（蒿甲醚和苯氟美醇）、复方萘酚喹（磷酸萘酚和青蒿素）等。

为满足不同的用药需求，并根据药物的理化性质和实际临床需求，逐渐推出了多种青蒿素类抗疟制剂，其中常见的制剂有片剂、栓剂和注射剂等。1986 年，青蒿素及其栓剂作为一类新药获得批准，用于治疗对氯喹产生抗药性的恶性疟疾。20 世纪 80 年代以来，青蒿素及其衍生物拯救了全球数百万疟疾患者的生命。蒿甲醚、青蒿琥酯和复方蒿甲醚已被世界卫生组织列入"基本药物清单"。

第五节　青蒿素的临床应用

青蒿素类药物主要用于控制间日疟、恶性疟的症状，治疗对氯喹耐药的疟疾，以及凶险型恶性疟，如脑型和黄疸型等。此外，它们也可用于治疗系统性红斑狼疮和盘状红斑狼疮。

常见的具体药物包括口服药物青蒿素哌喹片、双氢青蒿素片、双氢青蒿素哌喹片、复方双氢青蒿素片、复方蒿甲醚片、蒿甲醚片、蒿甲醚胶丸、蒿甲醚胶囊、青蒿琥酯阿莫地喹片、青蒿琥酯片等，注射剂蒿甲醚注射液、注射用青蒿琥酯，栓剂青蒿素栓。

使用青蒿素类药物有一些禁忌事项：对青蒿素过敏、严重肝肾功能疾病、血液疾病的患者不宜使用。对于过敏体质、儿童、老年人和肝肾功能不全的人群，应谨慎使用。

青蒿素类药物副作用较少，主要表现为消化系统方面的症状如恶心、呕吐、食欲不振、腹痛、腹泻等；神经系统方面的症状如头晕、头痛、耳聋、睡眠不佳等；过敏反应方面的症状如皮肤瘙痒、皮疹等；其他一些表现包括转氨酶暂时性升高、血肌酐升高、外周红细胞暂时性降低等。

对于特殊人群，青蒿素在妊娠期和哺乳期妇女中的安全性和有效性尚未确定。动物实验显示，青蒿素对胚胎具有一定毒性，因此孕妇和哺乳期妇女不应随意使用，若在哺乳期使用青蒿素，应停止哺乳。老年人的肝肾功能会出现生理性减退，但目前尚无证据表明老年人在使用时应减量，故应遵医嘱。

第六节　展望未来

　　每年的 4 月 25 日是世界防治疟疾日，2022 年也是青蒿素问世 50 周年。青蒿素的历程曲折，而屠呦呦于 2015 年获得诺贝尔生理学或医学奖，成为首位获得科学类诺贝尔奖的中国人，开创了用科学方法从传统中药材中发现新药的先河。青蒿素及其衍生物至今仍然是治疗恶性疟疾效果最迅速的药物，青蒿素联合疗法也是全球范围内治疗恶性疟原虫疟疾的标准方法。

　　这一项获得国际认可的发现是 50 年前的成果，是越南战争的"副产品"，青蒿素也是我国首次被国际认可的原研药。然而，这一卓越成就的取得并非偶然，它启示我们要秉承"胸怀祖国、敢于担当，团结协作、传承创新，情系苍生、淡泊名利，增强自信、勇攀高峰"的青蒿素精神，传承、创新和发扬中医药的理论。

第四章　中西医结合战胜新型冠状病毒

　　2019 年底，一场突如其来的肺炎疫情在全球蔓延开来。感染这种肺炎病毒的患者会出现发热、干咳、乏力等症状，部分患者可能还会出现嗅觉和味觉减退或丧失，而重症患者则可能面临急性呼吸窘迫综合征或脓毒血症休克等严重后果，预后非常不乐观。

　　2020 年 2 月 7 日，国家卫生健康委员会决定将这种称为"新型冠状病毒感染的肺炎"的疾病命名为"新型冠状病毒肺炎"，简称"新冠肺炎"。2 月 11 日，世界卫生组织则将其命名为 Corona Virus Disease 2019（COVID-19）。这种新型冠状病毒属于一种具有包膜的单股正链 RNA 病毒，其主要传播途径为飞沫传播和密切接触传播，感染源为感染新型冠状病毒的患者，其具有传播性强、传播速度快及人群普遍易感的特点。

　　截至 2022 年 10 月，全球累计确诊 COVID-19 患者约 6.2 亿人次，累计死亡人数超过650 万人，病死率达到 1.1%，约为普通流感的 100 倍。

　　在我国抗击新冠肺炎疫情的过程中，中医和西医都发挥了重要的作用。下面将以新冠肺炎的疾病进程为线索，整理中西医结合治疗思路在该病中的应用，并探索中医药在西医背景下的发展方向。

第一节　预防

一、中医对于传染病预防的认识

　　早在殷商时期，甲骨文中就有有关疫病流行的记载，显示当时的人们已经意识到疫病可以通过某种方式在人群中传播，而病患则成为传染源。因此，中医非常重视疫病的预防。《素问·四气调神大论》中提到"圣人不治已病治未病，不治已乱治未乱"。这意味着要治未病，首先要保护人体的正气。《素问·刺法论》中也有"正气存内，邪不可干"

的论述。尽管新冠肺炎病毒在人群中普遍易感，但不同年龄段的易感性存在差异，相对于 15～64 岁的人群，65 岁及以上的人群易感性更高。这种差异正是由于老年人与青壮年体内正气强弱不同所导致的。《内经》中提到"八八，天癸竭，精少，肾脏衰，则齿发去，形体皆极"。肾是先天之本，主要储藏精气。肾脏虚衰导致精气无法滋养脏腑，脏腑功能减退，脾胃运化失常则气血生成不足，体内正气减弱，对疫毒邪气的防御能力也随之减弱。

此外，中医在疫病预防措施方面与西医有相似之处。如著名温病学家吴又可在《温疫论》中提出："天行时疫传染，凡感疫之家，将病人衣服于甑上蒸过，则一家不染。"这类似于现代常用的煮沸消毒法。隔离的概念也早已有所体现，早在公元前三世纪就有专门用于收容、隔离疫病患者的"疬所"。晋代政府还规定，家中有三人以上感染瘟疫的官员，无论是否染病都不允许进入宫殿。这表明当时已存在"密切接触者"的概念。

二、西医对于传染病预防的认识

传染病是指由病原微生物感染人体后产生的具有传染性、在一定条件下可造成流行的疾病，属于感染性疾病的一种。截至 20 世纪末，传染病一直是人类主要的疾病之一，而传染病的流行是导致人口死亡的重要原因之一。在与传染病斗争的漫长历史中，西医学总结出了管理传染源、切断传播途径和保护易感人群的预防措施。

其中，接种疫苗是西医常用的保护易感人群的方法之一。通过接种疫苗，人体可以产生针对病原微生物的免疫反应，从而提高对该病原体的抵抗力，降低感染和传播的风险。此外，西医还实行了传染病报告制度，要求医疗机构和相关部门及时报告感染病例，以便采取相应的控制措施。隔离和消毒也是西医常用的预防传染病的手段。通过将感染者隔离，限制其与他人的接触，可以减少疾病传播的机会。同时，对环境、物品进行消毒处理，可以有效杀灭病原微生物，降低感染的风险。

总之，西医在传染病预防方面采取了多种措施，包括接种疫苗、实行传染病报告制度、隔离和消毒等，以有效管理传染源、切断传播途径并保护易感人群。这些措施的实施对于控制传染病的流行具有重要意义。

第二节　治疗

在国家卫生健康委员会发布的《新型冠状病毒肺炎诊疗方案（试行第九版）》中，将新冠肺炎分为医学观察期和临床治疗期，临床治疗期又根据病情严重程度分为轻型、普通型、重型和危重型，每个阶段都对应不同的中医和西医治疗方法。

一、医学观察期

由于新冠肺炎病毒有 1 ～ 14 天的潜伏期，因此对于新冠病毒核酸阳性患者的密切接触者和密切接触者的密切接触者，需要进行为期 14 天的医学观察。在医学观察期中，部分患者可能出现乏力和肠胃不适等症状。西医采取隔离管理、卧床休息、保持内部环境稳定等治疗措施，而中医则使用藿香正气散进行辨证加减治疗。藿香正气散出自宋代的《太平惠民和剂局方》，常用于防治疫病。现代药理研究表明，藿香正气散具有调节免疫、抗炎、解痉镇痛、增强消化道功能和改善水电解质紊乱等作用，适用于一些因感染引起的胃肠功能紊乱。

另外，一些患者可能表现为乏力伴发热。西医采取隔离管理、卧床休息、退热等治疗措施，而中医则可以选用连花清瘟胶囊、金花清感颗粒等常用中成药来治疗外感温热病。

二、临床治疗期

1. 轻型

根据《新型冠状病毒肺炎诊疗方案（试行第九版）》，新冠肺炎轻型患者被定义为新冠病毒核酸检测阳性，临床症状轻微，影像学检查未见肺炎表现。对于轻型患者，中西医采取不同的治疗手段。

西医治疗轻型患者通常采用一般治疗和抗病毒治疗相结合的方式。在密切监测生命体征和生化指标的同时，对于存在进展为重型的高风险因素患者，可以给予帕罗韦德和单克隆抗体药物治疗。

中医对轻型患者进行八纲辨证后，采用不同的中药治疗方案。对于寒湿郁肺证患者，可以使用寒湿疫方加减治疗。这个方剂包括多种中药，如麻黄、石膏、杏仁、羌活、葶苈子、贯众、地龙、徐长卿、藿香、佩兰、苍术、茯苓、白术、焦三仙、厚朴、焦槟榔、煨草果、生姜等。这些药物具有散寒、胜湿、化湿、燥湿、利湿、宣肺解表、开达膜原、健脾和胃、解毒通络等功能，用于治疗相关的肺系和脾胃证候。

对于湿热蕴肺证患者，采用清肺排毒汤进行治疗。研究表明，与西医单独治疗相比，清肺排毒汤联合西医治疗可以改善患者的临床症状，包括缩短病毒核酸转阴时间和降低不良反应的发生率等。清肺排毒汤中的主要活性成分槲皮素、豆甾醇、β–谷甾醇和山柰酚具有抗炎、调节免疫、抑制病毒合成和表达的作用。

2. 普通型

新冠肺炎普通型患者通常表现为发热、干咳、乏力等症状，部分患者还可能伴有嗅觉和味觉减退或丧失、结膜炎、咽痛等症状，并在影像学检查中显示肺部有炎症表现，咽拭子核酸检测呈阳性。

西医除了一般的支持性治疗，对于存在高风险因素、病毒载量较高、病情进展较快的患者，可以选择抗病毒治疗、免疫治疗、抗凝治疗、俯卧位治疗等。研究表明，阿比多尔联合 α-干扰素治疗可以降低不良反应发生率、加速症状消退、提高核酸转阴率及改善血白细胞计数和淋巴细胞百分比。

中医治疗普通型患者时，根据不同的症状将患者分为湿毒郁肺证、寒湿阻肺证、疫毒夹燥证等类型，并采用相应的中药治疗方案。常用的药物包括麻黄、杏仁、石膏、薏苡仁、羌活等，这些药物具有宣肺解毒的作用。结合利湿药、润燥药、清热药等进行配伍使用。一些临床研究发现，麻杏石甘汤合剂（麻杏石甘汤去甘草、大黄，加桔梗、浙贝母、草果、肉豆蔻）可以改善新冠肺炎早期邪热壅肺证患者的呼吸功能，调节免疫功能，减少炎症反应对组织的损伤。宣肺败毒颗粒也能有效改善新冠肺炎患者的临床症状，并缩短核酸转阴时间和住院时间，可能与其调节炎症细胞的激活和炎性介质的释放、抑制细胞因子风暴、上调水通道蛋白的表达等药理作用有关。

在治疗新冠肺炎轻型和普通型患者时，可以采用"表里双解"的治疗思路。该治疗思路基于肺与大肠相关联的理论，运用辛凉宣泄导下或化湿透表导下的治疗方法。藿朴夏苓大黄汤和泻肺败毒方是常用的方剂。临床试验结果表明，"表里双解"的治疗方法可以缩短新冠肺炎轻型和普通型患者的核酸转阴时间，有效阻断疾病向重症和危重症转化。

3. 重型

判断新冠肺炎重症的标准如下。

对于成人患者：出现气促，每分钟呼吸频率（RR）≥ 30 次；静息状态下，吸入空气时指尖氧饱和度 ≤ 93%；临床症状逐渐加重，肺部影像学显示病灶在 24 ～ 48 小时明显进展超过 50%。

对于儿童患者：持续高热超过 3 天，出现气促，静息状态下，吸入空气时指尖氧饱和度 ≤ 93%；辅助呼吸（或出现鼻翼扇动、三凹征）；出现嗜睡、惊厥；拒食或喂养困难，有脱水征。

对于重型患者，西医除了使用抗病毒药物外，可酌情使用糖皮质激素和托珠单抗（IL-6 升高的患者）。在药物治疗的同时，积极防治并发症，并及时进行器官功能支持。鉴于糖皮质激素等西药存在不可避免的副作用，应尽量避免长期使用。间充质干细胞（MSCs）是一种具备免疫调节功能且可再生的细胞，作为治疗策略备受关注。研究表明，过度或失控的免疫反应和细胞因子风暴是新冠肺炎重症和多器官功能衰竭的主要发病机制，而 MSCs 可以保护肺泡上皮细胞、恢复肺微环境、改善肺功能。相关基因研究也表明，MSCs 在对抗 SARS-CoV-2 感染中具有低免疫原性，这使其能逃避宿主的免疫反应，从而发挥治疗作用。

中医将重型患者分为疫毒闭肺证和气营两燔证两大类，以化湿败毒方为基础辨证加减治疗疫毒闭肺证。该方剂包括生麻黄、苦杏仁、生石膏、甘草、藿香、厚朴、苍术、草果、法半夏、茯苓、生大黄、生黄芪、葶苈子、赤芍等药物。该方运用"截断之法"，以宣肺平喘的麻杏甘石汤为基础，佐以葶苈大枣泻肺汤、宣白承气汤、达原饮等清热化湿、宣肺通腑的方剂。此外，黄芪还具有扶正祛邪的作用。以上药物综合应用，可以起到解表清里、宣肺健脾、活血化瘀的功效。动物研究结果表明，该方剂可以降低小鼠体内携带冠状病毒的病毒载量。

研究表明，针刺疗法具有以下作用：一方面，针刺能促进周围神经末梢产生乙酰胆碱，增强乙酰胆碱的活性，激活胆碱能抗炎通路；另一方面，针刺可以刺激节段性交感神经反射，促进去甲肾上腺素与淋巴细胞、巨噬细胞等免疫细胞表达的 β_2 肾上腺素受体结合，发挥抗炎作用。一项研究采用西药结合皮内针治疗重型新冠肺炎患者，选择大椎、足三里、孔最进行皮内针包埋，每 7 天为一个周期。治疗后的 7 ～ 10 天，患者炎症反应下降，复查 CT 显示病灶吸收，双侧胸腔积液减少。治疗约 20 天后，CT 和血液检查均恢复正常。皮内针具有操作简便、可长期留针的特点，相较于传统针刺法，可以有效降低医护人员的感染风险。

4. 危重型

根据《新型冠状病毒肺炎诊疗方案（试行第九版）》，符合以下情况之一者可诊断为新冠肺炎危重型：①出现呼吸衰竭，且需要机械通气。②出现休克。③合并其他器官功能衰竭须 ICU 监护治疗。

西医学治疗危重型患者主要采用药物治疗，对于呼吸衰竭者可以使用无创或有创通气，加强气道管理，必要时采用体外膜肺氧合（ECMO）；对于合并休克者，在充分液体复苏的基础上合理使用血管活性药物，密切监测生命体征；对于合并急性肾损伤者，积极纠正病因，维持水电解质平衡。

在普通型或重型向危重型转化的早期，使用恢复期血浆治疗可以提高机体免疫应答水平，减少杀伤 T 细胞对免疫系统的反复刺激，避免病毒诱导的全身炎症反应与免疫系统紊乱，防止细胞因子风暴的发生。

危重型患者的呼吸衰竭、休克表现与中医温热病邪陷心包的呼吸困难、神昏、烦躁、汗出肢冷等症状相一致。根据吴鞠通的《温病条辨》所言"湿温邪入心包，神昏肢厥，清宫汤去莲心、麦冬，加银花、赤小豆皮，煎送至宝丹，或紫雪丹亦可"。对于内闭外脱者，可使用生脉散或参附汤，并配合使用安宫牛黄丸、紫雪丹、至宝丹、苏合香丸。现代临床常用的中药注射剂血必净注射液，由血府逐瘀汤化裁而来，具有行气活血、清热凉血、解毒止痛的功效。研究表明血必净注射液对于重型和危重型新冠肺炎患者的成人社区获得性肺炎严重性评分（PSI）和肺部损伤具有明显的改善作用。参附注射液由黑附片和红参两味药组成，具有益气固脱、回阳救逆的功效。李喆等人的研究表明，参附注射液可以有效改善患者的血气指标、减少炎症反应，同时可以降低血清 Ang-2 水平，参与修复肺部毛细血管。

三、恢复期

对于新冠肺炎恢复期患者，主要采用中医治疗。作为外感热病的一种，新冠肺炎在恢复期通常表现为气阴两伤，同时由于病变主要发生在肺和脾，因此常见肺脾气虚证。治疗的关键在于扶正祛邪，防止复发。汪绮石在《理虚元鉴》中提到了"治虚三本"的原则，言："清金保肺，无犯中州之土；培土调中，不损至高之气；金行清化，不觉水自流长，乃合金水于一致也。"目前临床常用的有香砂六君子汤、沙参麦冬汤、竹叶石膏汤等方剂。运用中药结合艾灸治疗新冠肺炎恢复期肺脾气虚证患者，在缓解临床症状、提高血氧饱和度等方面均具有明显优势，结合体育锻炼等方式对恢复期患者的呼吸功能改善有促进作用。

第三节　总结与展望

新冠肺炎作为一种传染病，西医主要采用一般护理、抗病毒和免疫调节等手段进行治疗。对于重症和危重症患者，积极进行对症治疗，维持各脏器的功能，同时在治疗过程中贯彻隔离、消毒和控制感染的措施。面对传播速度快且易感人群普遍的传染病，接种疫苗和注意日常防护是人们最重要的自我保护方式，这与中医学的治未病思想相一致。中医将新冠肺炎归于"疫病"范畴，由于其临床症状复杂，病毒变异株众多，因此应根据季节、气候、地理位置和患者个人体质等因素，将其分为不同的证型进行治疗。

需要强调的是，上述提到的"中医"和"西医"是通俗说法，实际上指的是中国传统医学和西医学。随着时代的发展和科技的进步，中医不再局限于医生个人的望、闻、问、切，还可以借助医疗器械作为医生感觉的延伸，更好地了解患者的病情。中药和方剂的药理毒理分析、网络药理学靶点分析等也可以通过更科学的方式展示给大众。西医在数百年的演变中也不再只关注单一症状的治疗，而更注重各脏器和系统之间的联系，这与中医的整体观念不谋而合。

在中西医结合抗击新冠肺炎的 3 年历程中，我们可以明显看到，中医与西医并没有完全分离，更不是对立的。二者的结合应用比各自单独应对更有益于患者。在当今西医占主导地位的情况下，中医药如果想要发展，就不能故步自封，应顺应时代潮流，通过西医的方法论将中医的世界观实践出来，为中医学的发展、创新和传播奠定良好的基础。

第五章　心脑健康的中医调理

心脑健康是指心脏和大脑的功能和状态处于良好的水平，能够适应生活和工作的需求，保持身心的平衡和谐。心脑健康不仅关系到个人的生命质量和幸福感，而且关系到社会的稳定和发展。在当代社会中，心脑健康面临着许多挑战。一方面，随着人口老龄化、生活节奏加快、工作压力增大、环境污染等因素，高血压、心脏病、中风、老年期痴呆等心脑疾病的发病率和死亡率不断上升，给个人和社会带来了巨大的负担和损失。另一方面，由于对心脑健康的认识不足、预防意识不强、治疗方法不合理等原因，很多人在心脑健康方面缺乏有效的干预和管理，导致心脑疾病的发展和恶化。

中医学作为我国传统医学的代表，在心脑健康领域发挥着重要的作用。中医学以整体观为指导，以阴阳五行为理论基础，以辨证论治为方法原则，以调节气血津液、平衡阴阳、祛除邪气、滋养正气为治疗目标，运用食疗、药疗、针灸、按摩等多种手段，既能预防和治疗心脑疾病，又能增强心脑功能，提高心脑适应能力，延缓心脑衰老，改善心脑健康状况。中医药还能与西医药相结合，形成协同效应，达到更好的治疗效果。

第一节　中医心脑健康理论

中医学将心与脑视为人体重要的器官，认为它们在维持身体功能和心智活动中起着至关重要的作用。

一、中医心与脑的概念与功能

中医学将心视为人体的君主，主宰着全身的气血运行和精神活动。中医学认为，心是神明之官，统领人体的意识、思维、情感等活动。心的功能主要是通过血液的运行来调控全身的生理活动，保持机体的稳定状态。中医学将脑视为心的辅助器官，掌管着人的思维、记忆、意识等高级功能。

心与脑密切相关，二者相辅相成，共同维持着人体的正常运行。心脑的健康状态对于人的身心健康至关重要，它们的功能紊乱或损伤可能导致各种心脑疾病的发生。

二、中医五脏与心脑健康

根据中医五脏学说，心脑健康与五脏中的肝、脾、肾有着密切的关系。

心脏是五脏之一，主藏神，它的功能与其他脏腑相互关联，共同维持人体的生理活动。心脏的功能紊乱可能导致心脑供血不足、心神失常等疾病。

肝脏主要负责疏泄和调节气血的运行。它在维持血液的畅通运行和调控情绪稳定方面起着重要作用。如果肝脏功能失调，如肝气郁结或肝阳上亢，可能导致血液循环不畅，增加心脑血管负担，从而增加患心脑血管疾病的风险。

脾胃在中医理论中被视为气血生化之源，它负责将食物消化成营养物质，为身体提供所需的能量和养分。脾胃功能失调，消化能力下降，痰湿积聚，阻碍心脑血管的正常供血，是心脑血管疾病的重要风险因素。

肾脏主管生殖、生长、发育、水液代谢等重要生命活动，还与心脏和大脑有密切的联系，形成了"心肾相交"的关系。心肾相交是指心脏和肾脏之间相互影响和调节。当肾脏功能异常时，就会影响冲任二脉的通畅，导致心脏和大脑的血液循环受到干扰。肾藏精，精生髓，髓聚于脑。当肾脏中的精气充盈时，大脑髓海也会得到滋养，保持充盈状态。如果肾脏的精气不足，大脑的髓海就会缺乏养分，引发各种脑部疾病。

三、心脑疾病的中医认识

心脑疾病是指影响心脏和大脑功能的疾病，包括高血压、心血管疾病、脑血管疾病和痴呆等。中医学认为，高血压的发生与气血运行失调、肝阳上亢、肝火上炎等病机有关。气血不畅通、肝阳上亢可导致血液在血管中的流动不畅，形成高血压。此外，肝火上炎也可能引起血管收缩、血压升高。

心血管疾病包括冠心病、心绞痛、心肌梗死等，这些疾病的发生与心火旺盛、痰浊阻塞、气血瘀阻等病机有关。心火旺盛可能导致心脏负荷过重、血管收缩、血压升高。痰浊阻塞可以阻碍血液流动，形成心血管疾病。中医通过平衡心火、化痰、调节气血来治疗心血管疾病，促进心脏和血管的健康。

脑血管疾病包括缺血性中风、出血性中风等。脑血管疾病可因肝阳上亢、痰浊阻络、瘀血内阻、气血亏虚等因素，导致气血运行不畅、脑髓失养，最终引发了脑血管疾病。痰浊阻络可以阻碍大脑血液流动，气血亏虚导致脑部供氧不足，加剧脑血管病变。中医通过补气养血、祛痰化瘀、滋补脑髓等方法来治疗脑血管疾病，改善脑部血液循环，保护脑部健康。

　　痴呆是指智力、记忆、思维等功能丧失的疾病，如阿尔茨海默病。痴呆的发生与脑髓虚损、肾精不足、气血运行不畅等病机有关。脑髓虚损是导致脑功能衰退、记忆力下降的主要原因。肾精不足可能导致脑功能失调，中医通过滋养脑髓、补益肾精、调理气血等方法来治疗痴呆，改善脑功能，提高认知能力。

第二节　中医调理心脑的基本原则与方法

　　中医调理心脑的基本原则是平衡阴阳、调和气血、祛除邪气、滋养正气，根据不同的病因、症状、体质等因素，选择适合的治疗方法。中医调理心脑的方法主要有药物治疗、针灸按摩、食疗养生等。

　　（1）药物治疗：中医药可以通过内服、外敷、灌肠等方式，对心脑进行调节和保护。常用的药物有活血化瘀的丹参、三七等，芳香温通的檀香、冰片等，益气温阳的人参、黄芪等，清热解毒的黄连、黄芩等，化痰祛湿的半夏、陈皮等，滋阴填髓的熟地黄、枸杞子、鹿角胶等。具体的药物选择和用法应根据不同的证型和个体情况而定。

　　（2）针灸按摩：可以通过刺激穴位来调节气血运行和内脏功能，对心脑有良好的作用。常用的穴位有内关、膻中、心俞等。针灸按摩应由专业人员操作，注意消毒和安全。

　　（3）食疗养生：可以通过合理饮食和调节生活方式来预防改善心脑疾病，注意低脂肪、高纤维的原则，少食盐、糖、油，多食水果蔬菜，适当运动，保持情绪稳定。具体的食物选择和用法应根据不同的体质和季节而定。

第三节　血管功能的中医调理

　　血管是人体的重要组成部分，负责输送血液和营养物质，维持人体的生理功能和代谢平衡。血管功能是指血管的弹性、通透性、收缩舒张能力等，反映了血管的健康状况。血管功能受到多种因素的影响，如年龄、遗传、饮食、运动、情绪、环境等。如果血管功能失常，可导致血压升高、血流阻力增加、血液黏稠度增加等，从而增加心脑血管包括高血压、冠心病、心力衰竭、心律失常、脑卒中等疾病的发生风险。

　　中医学认为，血管功能和心脑血管疾病与气机运行失常、血液运行失常、心脏和大脑的功能失常有关。

一、心血管疾病的中医预防与康复

中医药在心血管疾病预防与康复中有着广泛的应用，主要包括以下 3 个方面。

1. 药物治疗

对血管功能具有调节作用常用的中药有丹参、川芎、银杏叶、菊花等。丹参具有改善血液循环、降低血压、降低血脂等作用。丹参中的主要成分是丹参酮，可以扩张血管、改善血管弹性，对于预防和治疗高血压、动脉硬化等血管疾病有一定的效果。川芎具有改善微循环、降低血压、抗血栓形成等作用。川芎中的主要成分是川芎嗪，可以扩张血管、降低血液黏稠度。银杏叶具有改善血液循环、降低血压、抗氧化等作用，可以扩张血管、降低血液黏稠度，对于预防和治疗高血压、脑卒中等心脑血管疾病有一定的效果。菊花具有清热解毒、明目、降压等作用。菊花中的主要成分是黄酮类化合物和挥发油，可以扩张血管、降低血压。

2. 针灸按摩

针灸按摩可以通过刺激穴位来调节气血运行和内脏功能，对心血管有良好的作用。常用的穴位有内关、膻中、心俞等。针灸按摩应由专业人员操作，注意消毒和安全。

3. 食疗养生

食疗养生可以通过合理饮食和调节生活方式来预防和改善心血管疾病，注意低脂肪、高纤维的原则，少食盐、糖、油，多食水果蔬菜，适当运动，保持情绪稳定。具体的食物选择和用法应根据不同的体质和季节而定。

二、中医养生与血管健康

中医养生与血管健康有着密切的关系，以下是一些中医养生与血管健康的具体方法。

1. 调整饮食

饮食应该根据个人的体质、年龄、性别、环境等因素，选择适合自己的食物，遵循"五味调和"的原则，即甘、辛、苦、酸、咸五味各取适量，不偏不倚。饮食应该注意低脂肪、高纤维的原则，少食盐、糖、油，多食水果蔬菜。饮食应该注意节制，不过饱，不过饥，不暴饮暴食，不挑食偏食。饮食应该注意规律，按时进餐，不过早，不过晚，不间隔时间过长。

2. 增加运动

运动是保持血管功能和心脑健康的重要手段，可以促进气血运行和代谢平衡，预防血液黏稠度过高和血管硬化。运动应该根据个人的体质、年龄、性别、环境等因素，选择适合自己的运动方式，如散步、慢跑、太极拳、气功等。运动应该注意适度，不过度，不过轻，不劳累，不懒惰。运动应该注意规律，每天坚持一定时间，并不间断进行。

3. 调节情志

情志是影响血管功能和心脑健康的重要因素，可以影响气机运行和阴阳平衡。情志应该根据个人的性格、经历、环境等因素，选择适合自己的情志调节方式，如听音乐、看书画、交友谈心等。情志应该注意适宜，不过激，不过缓，不压抑，不放纵。情志应该注意平和，多喜少怒，多乐少忧。

4. 规律起居

起居是指人体的睡眠和活动状态。起居对血管功能和心脑健康有着重要影响，可以影响气血生成和消耗平衡，预防气虚或气滞。应该根据个人的体质、年龄、性别、环境等因素，选择适合自己的起居方式，遵循"昼夜逆顺"的原则，即白天活动，夜晚休息，顺应自然节律。起居应该注意适时，不过早，不过晚，不过长，不过短。起居环境应该注意舒适，不过热，不过冷，不过湿，不过干。

第四节　高血压的中医调理

高血压是指动脉血压持续升高的一种常见病，是心血管疾病的重要危险因素，也是引起心脑血管并发症的主要原因。高血压的发生与遗传、年龄、性别、肥胖、饮食、运动、吸烟、饮酒、精神压力等多种因素有关。

一、高血压的病机

1. 肝郁气滞

肝郁气滞是指肝气郁结不畅，不能正常调节气机和血液运行的状态。肝郁气滞主要由情志不遂、精神压力等因素引起。肝郁气滞会影响肝主疏泄的功能，导致气机逆乱、气滞血瘀、气郁化火等内在失调，影响心脏和大脑的气血运行。

2. 水湿内停

水湿内停是指水液代谢失常，水湿停留于体内的状态。水湿内停可以由饮食不节、运动不足等因素引起，也可以由脾胃运化失职或肾阳虚弱等因素导致。水湿内停会影响水液代谢和排泄功能，导致水湿阻滞、痰浊上扰、水饮凌心等结果，加重了心脑负担，影响心脏和大脑血管的通畅。

3. 阴阳失调

阴阳失调是指人体阴阳的平衡被打破的状态。阴阳失调可以由情志不遂、劳逸失度等因素引起，也可以由气滞血瘀、水湿内停等因素导致。阴阳失调会影响人体的生理功能和抗病能力，导致阴虚火旺、阳亢气逆、阴阳两虚等表现，往往伴随心脑微观结构改变和功能的变化。

二、高血压常见证候分类及中医药调理

中医根据高血压的不同表现和病因，将其分为以下 4 种证型。

1. 肝郁气滞证

主要表现为头痛头晕、胸闷胸痛、心悸气急、情绪抑郁、易怒、口苦咽干、舌质淡或暗红、舌苔薄白或薄黄、脉弦或弦滑。多由情志不遂、精神压力大等因素引起，也可以由外感风邪或饮食不节等因素导致。治疗采用调理肝气、疏肝理气、平肝息风的方法。常用的方剂有逍遥散、柴胡疏肝散、四逆散等。具有疏肝理气作用的食物有柚子、橙子、玫瑰花、莲子心等。

2. 痰湿阻滞证

主要表现为头痛头晕、胸闷胸痛、心悸气急、恶心呕吐、咳嗽多痰、浮肿、小便不利、舌质淡或胖大、舌苔白腻或黄腻、脉滑或沉滑。多由饮食不节、运动不足等因素引起，也可以由脾胃运化失职或肾阳虚弱等因素导致。治疗采用化痰利水、温阳化气的方法。常用的方剂有二陈汤、温胆汤、苓桂术甘汤等。也可以多吃一些具有化痰利水作用的食物，如冬瓜、萝卜、茯苓、薏苡仁等。

3. 阴虚火旺证

主要表现为头痛头晕、胸闷胸痛、心悸气急、口渴咽干、面红目赤、潮热盗汗、失眠多梦、舌红少苔或无苔、脉数或细数。多由劳逸失度、久病耗伤或年老体弱等因素引起，也可以由火毒伤阴引起。治疗采用滋补肝肾、平衡阴阳的方法。常用的方剂有左归丸、右归丸、杞菊地黄丸等。具有滋补肝肾作用的食物有黑芝麻、核桃仁、黑豆、韭菜等。

4. 阳亢气逆证

主要表现为头痛头晕、胸闷胸痛、心悸气急、口渴咽干、面红目赤、耳鸣耳聋、舌红苔黄或黑干、脉数或弦数。多由肝郁化火、阴虚火旺等因素导致。治疗采用滋阴降火、清泻肝阳的方法。常用的方剂有天王补心丹、六味地黄丸、知柏地黄汤等。具有滋阴降火作用的食物有银耳、枸杞子、百合、蜂蜜等。

若兼有气滞血瘀，常配合桃红四物汤、血府逐瘀汤、丹参饮等方剂。也可以多吃一些具有活血化瘀作用的食物和药物，如红枣、山楂、丹参、三七等。

第五节 老年期痴呆的中医调理

老年期痴呆是指老年人出现的以记忆力、思维能力、判断力等认知功能下降为主要表现的慢性脑功能障碍，严重影响老年人的生活质量和社会功能。老年期痴呆的发生与遗

传、年龄、性别、教育、饮食、运动、情绪、环境等多种因素有关。中医学认为，老年期痴呆的发生与精神失养、气血运行失常、痰阻清窍、阴阳失调有关。

一、老年期痴呆的证型分类

中医学根据老年期痴呆的不同表现和病因，将其分为以下 4 种证型。

1. 心血不足证

主要表现为记忆力减退、思维迟钝、精神萎靡、失眠多梦、面色苍白、舌质淡或淡红、舌苔薄白、脉细或细弱。多由劳逸失度、久病耗伤或年老体弱等因素引起，也可以由饮食不节、水湿内停等因素导致。

2. 肝肾亏损证

主要表现为记忆力减退、思维迟钝、精神萎靡、头晕耳鸣、腰膝酸软、遗精滑泄、面色晦暗、舌质淡或淡红、舌苔薄白或少苔、脉细或细弱。多由劳逸失度、久病耗伤或年老体弱等因素引起，也可以由火毒伤阴或水湿内停等因素导致。

3. 气滞血瘀证

主要表现为记忆力减退、思维迟钝、精神萎靡、头痛头晕、胸闷胸痛、情绪抑郁、易怒、面色晦暗或紫暗、舌质紫暗或有瘀点、舌苔薄白或薄黄、脉弦或弦滑。多由情志不遂、精神压力大等因素引起，也可以由外感风邪或饮食不节等因素导致。

4. 痰浊内阻证

主要表现为记忆力减退、思维迟钝、精神萎靡、头晕目眩、恶心呕吐、咳嗽多痰、口苦咽干、面色黄腻或发黄、舌质胖大或淡红、舌苔白腻或黄腻、脉滑或沉滑。多由饮食不节、运动不足等因素引起，也可以由脾胃运化失职或肝郁化火等因素导致。

二、老年期痴呆的中医治法

中医治疗老年期痴呆，应根据不同的证型，采用不同的方法。

1. 心血不足证

治疗原则是养心补血，安神健脑。常用的药物有当归、白芍、川芎、远志、酸枣仁等。针灸按摩可以选择心俞、太冲、涌泉等穴位。食疗养生可以多食红枣、枸杞子、山药等具有养心补血和安神健脑作用的食物，少食辛辣刺激和油腻厚味的食物，适当休息，避免过度兴奋。

2. 肝肾亏损证

治疗原则是滋肝肾，益精髓。常用的药物有何首乌、山茱萸、杜仲、菟丝子等。针灸按摩可以选择太溪、涌泉、肾俞等穴位。食疗养生可以多食黑芝麻、核桃仁、牛奶等具有滋肝肾、益精髓作用的食物，少食辛辣刺激和油腻厚味的食物，适当运动，避免过度劳累。

3. 气滞血瘀证

治疗原则是疏肝理气，活血化瘀。常用的药物有柴胡、郁金、香附、川芎、丹参等。针灸按摩可以选择太冲、合谷、内关等穴位。食疗养生可以多食山楂、玫瑰花、柠檬等具有疏肝理气和活血化瘀作用的食物，少食辛辣刺激和油腻厚味的食物，适当运动，保持情绪稳定。

4. 痰浊内阻证

治疗原则是健脾利水，化痰祛湿。常用的药物有茯苓、泽泻、白术、半夏、陈皮等。针灸按摩可以选择足三里、三阴交、阴陵泉等穴位。食疗养生可以多食冬瓜、薏苡仁、芹菜等具有健脾利水和化痰祛湿作用的食物，少食盐、糖、油和生冷寒凉的食物，适当运动，避免过度劳累。

三、中医如何养脑

1. 调节情绪，保持心态平和

保持良好的心态和情绪对于脑健康至关重要，过度的情绪波动和压力会对脑部功能产生不良影响。中医养生强调避免过度的情绪激动，采取调节情绪的方法有多种，如冥想、太极、音乐疗法等，有助于提升脑部功能。

2. 合理饮食，保护脑细胞

中医养生注重饮食调理，合理的饮食可以为脑细胞提供充足的营养，维持其正常功能。建议食用富含脑所需营养的食材，如鱼类（富含 ω–3 脂肪酸）、豆类、坚果、全谷物、新鲜蔬菜和水果等。此外，中医强调适量进食，避免过度饱食或过度节食，保持饮食的均衡和多样性。

3. 适量运动，促进脑血液循环

中医认为，适量的运动可以促进脑血液循环，增强脑部供血，提高脑部的氧供和代谢。推荐进行有氧运动，如散步、跑步、游泳等，有助于改善记忆力、注意力和思维能力。同时，中医养生也强调避免过度疲劳和过度运动，保持身心平衡。

4. 规律作息，保证充足睡眠

中医强调保持规律的作息时间，特别是保证充足的睡眠。睡眠是脑部休息和恢复的重要时间段，不良的睡眠质量会对脑部功能产生负面影响。建议遵循健康的睡眠习惯，保持固定的睡眠时间，创造良好的睡眠环境，有助于提升脑部功能和警觉性。

5. 中医调理与针灸疗法

中医养生也可以通过中医调理和针灸疗法来促进脑健康。中医调理可以根据个体情况采用中药调理、穴位按摩、气功调理等方法，调整脑部的功能和平衡。针灸疗法通过刺激特定的穴位、调节脑部功能、改善脑血液循环和神经传导等途径改善脑部疾病和促进脑健康。

第六节　辅助心脑调理常用的中药

中医药在调理心脑血管疾病方面，常借助一些特定的药材和配方来辅助治疗和保健。这些食材和配方在中医理论中被认为具有特定的功效和作用，可以促进血液循环、降低血脂、舒张血管、清热解毒等，有助于维护心脑血管的健康。下面介绍一些心脑血管疾病调理常用的药材和配方。

一、舒张血管

血管舒张是预防和治疗心脑血管疾病的重要环节。以下是3种舒张血管常用的药材和用法。

（1）丹参：具有活血化瘀、舒张血管的作用，可以改善血液循环。可煮汤或泡茶饮用。

（2）蒲公英：具有清热解毒、利尿消肿的功效，可促进血液循环。可以制成蒲公英茶或加入沙拉中食用。

（3）五指毛桃：具有活血化瘀、降血压的作用，常用于高血压的调理。可作为水煎剂或煮汤食用。

二、降血脂

高血脂是心脑血管疾病的常见风险因素之一。以下是3种降血脂常用的药材和用法。

（1）薏苡仁：具有利尿、降血脂的作用，可用于调理高脂血症。可以煮粥或泡茶食用。

（2）枸杞子：具有调节血脂、保护心血管的功效。可以作为干果直接食用或泡茶饮用。

（3）山楂：具有降脂、促进消化的作用，可用于调理血脂异常。可以制成山楂茶、糕点或煮粥食用。

三、清热解毒

中医学认为，一些心脑血管疾病可能与体内的热毒有关。以下是3种清热解毒常用的药材和用法。

（1）金银花：具有清热解毒、抗菌消炎的作用，可用于预防感染性心脑血管疾病。可以制成金银花茶饮用。

（2）菊花：具有清热解毒、降血压的功效，可用于调理高血压和心脑血管疾病。可以制成菊花茶或加入糕点中食用。

（3）藕：具有清热解毒、凉血降压的作用，常用于高血压的调理。可以煮汤或炖食。

四、补气养血

心脑血管疾病往往伴随气血不足的症状。以下是3种补气养血常用的药材和用法。

（1）黑豆：具有补肾益气、养血润燥的作用，可用于调理气血不足。可以煮粥或炖汤食用。

（2）红枣：具有补中益气、养血安神的功效，可以增加体力和改善睡眠质量。可以直接食用或用来煮粥。

（3）当归：称为"女性之草"，具有补血养血、调理气血的作用。可以制成当归茶或加入炖汤中食用。

第六章　糖尿病防治的中医药实践

糖尿病是一种慢性代谢性疾病，其特征是血糖水平持续升高。我们的身体需要胰岛素这种激素来将血液中的葡萄糖转化为能量。然而，在糖尿病患者中，身体无法产生足够的胰岛素，或者无法有效利用已经产生的胰岛素，导致血糖无法正常调节。胰岛素分泌不足，称为 1 型糖尿病；胰岛素抵抗，不能充分发挥能量转化作用，称为 2 型糖尿病。据流行病学调查显示，全球有超过 4.6 亿人患有糖尿病，这个数字预计在未来几十年中将继续增加，尤其是 2 型糖尿病的患病率增长最为显著，这与不健康的生活方式、饮食结构改变和人口老龄化有关。

糖尿病如果不加以控制和管理，可能导致多种严重的并发症，如心血管疾病、肾病、眼病和神经病变等。因此，及早诊断和积极治疗糖尿病非常重要。通过健康的生活方式，包括均衡饮食、适度运动、控制体重和定期监测血糖水平等方法，可以有效预防和管理糖尿病，提高患者的生活质量。同时，应该加强对糖尿病的认识，采取积极的干预措施，降低糖尿病的发病风险。

第一节　中医对糖尿病的理解

糖尿病在中医学中称为"消渴"，典型症状为多饮、多食、多尿、身体消瘦，其发病与多种因素和脏腑功能失调有关。

一、糖尿病的病机

糖尿病是由于先天禀赋不足、饮食习惯不良、情绪压力、过度劳累等多种因素导致的代谢紊乱性疾病。中医学认为，糖尿病主要归因于素体阴虚和五脏功能紊乱，同时受饮食不节、过度摄入高糖高脂食物、情绪不稳定和过度劳累等因素的影响，进一步导致肾阴亏虚和肺胃燥热的病理变化。

糖尿病产生的因素，包括素体阴虚、不良饮食习惯、肥胖、长期摄入高糖食物等。情绪失调也可能导致肝气郁结，郁滞产生内热，进一步损伤阴液。情绪长期不稳定、暴怒也可能导致肝失条达，气机阻滞，产生热邪，进而影响肺胃的阴津，导致口渴多饮和消化不良等症状。

糖尿病病机的重点在于阴虚燥热，阴虚为本，燥热为标。疾病发展日久，阴虚和阳虚同时出现，阴虚燥热导致津液耗损，血液黏稠，血液循环受阻，还可形成瘀血。

在糖尿病发展的过程中，阴虚燥热持续存在，逐渐导致气阴两虚的情况。开始患者出现阴虚燥热的表现，如口渴多饮、多尿和易饥。随着时间的推移，阴虚损伤阳气，出现气虚阳微的表现，如全身乏力、食欲不振、大便稀薄、口干不想喝水、夜间尿频而白天尿量减少、脉搏细弱无力、舌苔淡白或淡黄等。这是由于肺、胃、肾三经阴气不足、阳气受阻而出现的阴阳两虚的病证。

二、糖尿病的发展过程

糖尿病的自然发展过程可以分为四个阶段：郁、热、虚、损。在郁阶段，主要表现为中焦脾胃壅滞或气郁不舒，治疗以疏解壅滞为主。在热阶段，中焦壅满或气郁不舒逐渐转化为内热，可能出现肝胃郁热、胃肠实热、肺胃热盛等病证，治疗以清热为主。在虚阶段，长期热盛会耗伤气血津液，导致热盛和气虚、阴虚并存，主要表现为热盛伤津证、阴虚热盛证、气阴两虚证等，治疗时要同时清热和补虚。在损阶段，热势衰减，虚弱进一步加重，脏腑经络的气血阴阳都虚弱，主要表现为肝肾阴虚证、阴阳两虚证、脾肾阳虚证，治疗以调补虚损为主。

三、糖尿病的辨证分型

现代糖尿病根据体型特点可分为两大基本类型：一种是占临床绝大多数的肥胖型糖尿病，主要由于生活方式不良，如过食肥甘等因素引起。另一种是起病即瘦的消瘦型糖尿病，与先天禀赋、情志等因素有关。

肥胖型糖尿病在其自然发展过程中，有一部分患者逐渐发展为消渴，另一部分患者由于痰瘀等病理物质的堆积损伤了脉络，不经历消渴阶段，直接发展为脉损，与现代临床中肥胖合并血糖、血脂、血压等代谢紊乱的疾病发展结局相似。消瘦型糖尿病起病后很快进入消渴阶段，然后逐渐发展为血管损伤和神经损伤，并且以血管损伤更为常见。肥胖型糖尿病的虚证主要表现为阳气耗伤，而以消渴为主要表现的糖尿病虚证主要是阴虚，两者最终的结局都是血管损伤和神经损伤。

糖尿病常见以下三种证型。

1. 燥热炽盛型

多见于疾病初起，来势较急。主要表现为口渴喜冷饮，多食多饮，大便干结，小便黄赤，舌红苔黄，脉数有力。

2. 气阴两虚型

多见于疾病中期，进展较慢。主要表现为口渴喜饮，食欲不振，体倦乏力，消瘦多汗，心悸气促，舌红少苔，脉细弱。

3. 阴阳两虚型

多见于疾病晚期，进展较快。主要表现为口渴不欲饮，食欲减退，肢体冰冷，面色苍白或晦暗，四肢浮肿，舌淡胖嫩，脉沉细。

此外，还有其他类型的糖尿病，如血瘀型、湿热型等，治疗方法和严重程度可能因个体差异而有所不同，应针对病机进行个体化治疗。如果有糖尿病的症状，应尽快就医，由专业的医生根据个人情况制订合适的治疗方案。

第二节　中医药治疗糖尿病

中医药注重整体调理，通过辨证施治，个体化治疗糖尿病，既可以调节血糖水平，又可以改善相关的症状和病理变化。

一、糖尿病的分型治疗

1. 燥热炽盛型

主要以清热泻火、生津止渴为主。常用的方药有玉女煎、白虎汤、消渴方等。其中，玉女煎具有清胃泻火的作用，适用于烦渴多饮、尿频尿急等症状；白虎汤具有清热解毒的作用，适用于高热烦渴、口渴等症状；消渴方具有清热养阴、生津止渴的作用，适用于口渴欲饮、尿频等症状。

2. 气阴两虚型

主要以益气养阴、佐以清热为主。常用的方药有增液汤、六味地黄丸、玉泉丸等。其中，增液汤具有益气养阴、生津止渴的作用，适用于乏力、气短、口干等症状；六味地黄丸具有滋补肾阴的作用，适用于腰膝酸软、多尿等症状；玉泉丸具有益气养阴、生津止渴的作用，适用于多饮多尿、乏力等症状。

3. 阴虚火旺型

主要以滋阴降火、养阴润燥为主。常用的方药有知柏地黄丸、六味地黄丸等。其中，知柏地黄丸具有滋阴降火的作用，适用于潮热盗汗、口干咽燥等症状；六味地黄丸具有滋补肾阴的作用，适用于腰膝酸软、多尿等症状。

二、治疗糖尿病常用的方剂

白虎汤：由石膏、知母、炙甘草、粳米等组成。清热生津，适用于气分热盛证的糖尿病。

竹叶石膏汤：由竹叶、石膏、半夏、麦冬、人参、炙甘草、粳米等组成。清热生津，益气和胃，适用于消渴证的糖尿病。

玉女煎：由石膏、熟地黄、麦冬、知母、牛膝组成。可用于治疗消渴、烦热口渴等症状。

消渴方：由黄连、天花粉、牛乳、藕汁、生地黄等组成，可用于治疗糖尿病精血受损。

玉液汤：由生山药、生黄芪、知母、生鸡内金、葛根、五味子等组成。益气滋阴，固肾止渴，适用于治疗消渴。

益胃汤：由沙参、麦冬、冰糖、细生地黄、玉竹等组成。养阴益胃，适用于胃阴不足的糖尿病患者。

增液汤：由玄参、麦冬、生地黄等组成，可用于治疗消渴病、便秘、咽喉肿痛等症状。

玉泉丸：由葛根、天花粉、麦冬、五味子、甘草等组成，可用于治疗消渴病、肺胃阴亏、虚火上炎等症状。

大补阴丸：由龟甲、黄柏、熟地黄、知母等组成。滋阴降火，适用于阴虚火旺的糖尿病患者。

六味地黄丸：由熟地黄、山茱萸、干山药、泽泻、牡丹皮、茯苓等组成。滋阴补肾，适用于肾阴亏损的糖尿病患者。

金匮肾气丸：由干地黄、山药、山茱萸、泽泻、茯苓、牡丹皮、附子、肉桂等组成。补肾助阳，适用于肾阳不足的糖尿病患者。

三、治疗糖尿病常用的中药

常用于治疗糖尿病的中药有很多，包括黄芪、桑叶、金银花、葛根、苦瓜等。另外，含有多糖类的中药如人参、天麻、玉竹、冬虫夏草、杜仲、知母、茯苓、紫河车、桑叶、桑椹、桑白皮、猪苓、桔梗、葛根、黄芪、紫草、薏苡仁、天花粉等也常用于治疗糖尿病。

黄芪：是一种常用的中药，具有补气养血、益肾健脾的作用。在糖尿病患者中，黄芪可以增强机体的免疫力，改善体质，促进胰岛素的分泌和利用，帮助控制血糖水平。

桑叶：具有清热降糖的作用，可以减少糖尿病患者的血糖水平，促进胰岛素的分泌和利用，改善胰岛细胞功能。

金银花：具有清热解毒、抗炎的作用，对于糖尿病患者常见的感染症状有一定的缓解作用。同时，金银花还具有降血糖和降血脂的作用，有助于维持糖尿病患者的整体健康。

葛根：具有降血糖、降血脂和抗氧化的作用，可以帮助糖尿病患者控制血糖和血脂水平，减少并发症的发生。

苦瓜：被广泛应用于糖尿病的治疗，它含有一种苦瓜素的成分，可以模拟胰岛素的作用，降低血糖水平。此外，苦瓜还具有调节血脂、降低胆固醇的作用。

冬虫夏草：具有滋补肺肾、补益气血的作用。在糖尿病患者中，可以改善糖尿病引起的肺肾阴虚症状，促进胰岛素的分泌和利用。

四、中医其他疗法在糖尿病中的应用

除了中药治疗，中医还有其他疗法可以应用于糖尿病的治疗。这些疗法通常是综合运用多种手段，包括针灸、推拿、气功等，以达到调理身体、改善糖尿病症状的目的。

1. 针灸疗法

针灸是中医常用的治疗手段之一，通过刺激特定的穴位，调节体内的气血运行，提高身体的自愈能力。在糖尿病的治疗中，针灸可以调理体内的阴阳平衡，促进胰岛素的分泌，改善胰岛素抵抗。一些常用的针灸穴位包括足三里、合谷等。

足三里（ST36）：针刺足三里可以促进胰岛素的分泌，增强敏感性，调节血糖水平。

内关（PC6）：通过针刺内关可以调节自主神经系统，改善胰岛素的分泌和胰岛素抵抗，有助于控制血糖。

太冲（LR3）：太冲是肝经的穴位，针刺太冲可以调节肝脏功能，促进胰岛素的分泌和利用，对于糖尿病的治疗有一定的效果。

足三阳经的相关穴位：包括阳陵泉（GB34）、临渊穴（KI10）等。这些穴位通过刺激足三阳经，调节体内的能量代谢，改善胰岛素的分泌和利用，对糖尿病有一定的治疗作用。

针灸可以通过调节自主神经系统，影响胰岛素的分泌和胰岛素受体的敏感性，从而调节血糖水平。还可以促进血液循环，改善组织的供氧供糖情况，有利于糖代谢的正常进行。另外，针灸有抗炎和抗氧化的作用，可以减轻炎症反应，降低组织的氧化应激，对于预防和治疗糖尿病并发症有一定作用。

针灸疗法通常需要由经验丰富的中医师进行操作，治疗周期和频次会根据个体情况进行调整。

2. 推拿疗法

推拿通过按摩、揉捏、推动等手法，刺激人体经络、穴位和组织，达到调理身体、促进健康的目的。对于糖尿病，常用的推拿手法包括揉、捏、推、拿等，可以针对不同部位进行操作，如腹部、腰部、下肢等。推拿疗法可以辅助中药治疗，具有良好的效果。

按摩胃脘区：糖尿病患者常见的症状是胃纳不香、腹胀、消化不良等。推拿按摩胃脘区可以促进胃肠蠕动，改善消化功能，有助于改善饮食吸收情况。

腹部揉捏：通过揉捏腹部，可以刺激腹部的经络和内脏器官，促进血液循环和气机畅通，有利于调节胰岛素的分泌和利用。

足三里推拿：足三里是糖尿病治疗中常用的穴位，通过推拿刺激足三里，可以促进胰岛素的分泌和敏感性，调节血糖水平。

足跟推拿：糖尿病患者常伴有足部神经病变，足跟推拿可以刺激足底的神经和经络，改善足部血液循环和神经功能，缓解疼痛和麻木感。

第三节 中医饮食与糖尿病

饮食是中医治疗糖尿病的重要手段之一，可以通过合理的饮食原则和食物选择，达到预防和改善糖尿病的目的。

一、糖尿病中医养生原则

中医饮食养生原则是指根据中医学的理论和方法，结合个人的体质、年龄、性别、环境等因素，选择适合自己的食物，遵循五味调和、节气养生等原则，以达到预防疾病、延缓衰老、增强体质的目的。中医饮食养生原则与糖尿病患者的饮食指导有以下两点。

1. 五味调和

五味调和是指甘、辛、苦、酸、咸五味各取适量，不偏不倚，以达到平衡阴阳、调节气血、滋养脏腑的目的。甘味可以补益脾胃，增加食欲，但过多会损伤脾胃，导致水湿内停；辛味可以散发阳气，温通经络，但过多会耗伤阴液，导致火旺气逆；苦味可以清泻心火，泻下实邪，但过多会伤胃气，导致虚寒内生；酸味可以收敛肝气，固涩精气，但过多会损伤肝气，导致气滞血瘀；咸味可以软化坚硬，利水通便，但过多会伤肾气，导致水液失调。因此，糖尿病患者应该根据自己的证型和体质，选择适合自己的五味搭配。

2. 节气养生

节气养生是指根据不同的季节和气候，选择适合自己的食物，遵循"春夏养阳，秋冬养阴"的原则，以达到顺应自然变化，调节阴阳平衡的目的。节气养生可以保持人体与外界环境的协调和适应，促进气血运行和代谢平衡。如果不注意节气养生，就会导致阴阳失调，影响血糖的稳定。因此，糖尿病患者应该根据不同的季节和气候，选择适合自己的食物。如春季多食酸味、清淡、发散的食物，如菠菜、芹菜、香椿等；夏季多食苦味、清凉、利水的食物，如苦瓜、西瓜、茄子等；秋季多食辛味、温润、收敛的食物，如白萝卜、梨子、芝麻等；冬季多食甘味、温补、滋阴的食物，如山药、大枣、牛奶等。

二、糖尿病的中药与食物调理

中药与食物疗法是指将具有一定药理作用的中药与具有一定营养价值的食物相结合，制成具有特定功效的药膳或茶饮等。中药与食物疗法对糖尿病有着良好的调理作用，可以通过不同的机制来降低血糖、改善胰岛素抵抗、保护胰岛细胞、预防并发症等。以下是一些常用的中药与食物疗法。

1. 黄芪枸杞子茶

黄芪具有益气固表、升阳止汗的作用，可以增强机体免疫力；枸杞子具有滋肝肾、益精明目的作用，可以改善视力和肾功能。将黄芪 15g、枸杞子 10g 放入杯中，冲入开水，盖上盖子，浸泡 10 分钟后饮用。此茶可以提高机体对胰岛素的敏感性，降低血糖水平。

2. 山楂桂圆茶

山楂具有消食化积、活血化瘀的作用，可以促进消化吸收和血液循环；桂圆具有补血安神、健脾开胃的作用，可以改善贫血和失眠。将山楂 10g、桂圆 10g 放入杯中，冲入开水，盖上盖子，浸泡 10 分钟后饮用。此茶可以调节血脂水平，降低血糖水平。

3. 冬瓜皮薏苡仁粥

冬瓜皮具有利水渗湿、清热解毒的作用，可以促进水液代谢和排泄；薏苡仁具有健脾利湿、安神益智的作用，可以改善脾胃和神经系统的功能。将冬瓜皮 30g、薏苡仁 30g 洗净，加入适量的大米和水，煮成粥。此粥可以降低血糖水平，预防糖尿病并发症。

4. 玉竹红枣茶

玉竹具有滋阴润肺、养胃生津的作用，可以改善阴液不足和口渴咽干；红枣具有补中益气、养血安神的作用，可以治疗气血不足和失眠多梦。将玉竹 15g、红枣 10g 放入杯中，冲入开水，盖上盖子，浸泡 10 分钟后饮用。此茶可以增强机体免疫力，降低血糖水平。

三、糖尿病的药膳方案

中医药膳是指将具有一定药理作用的中药与具有一定营养价值的食物相结合，制成具有特定功效的菜肴或汤品等。中医药膳与糖尿病患者的食疗方案有以下三点。

1. 根据证型选择药膳

不同的证型需要不同的药膳来调理。脾肾阳虚证需要温补脾肾的药膳，如羊肉枸杞汤、牛肉山药汤等；肺胃热盛证需要清泄肺胃的药膳，如冬瓜排骨汤、鲫鱼豆腐汤等；肝郁气滞证需要疏肝理气的药膳，如香菇木耳菜心、芹菜香干丝等；气血两虚证需要益气养血的药膳，如红枣枸杞鸡汤、花生红枣粥等。

2. 根据季节选择药膳

不同的季节需要不同的药膳来调理。春季需要清淡发散的药膳，如菠菜莴笋汤、香菜鸡蛋汤等；夏季需要清凉利水的药膳，如西瓜皮冬瓜汤、苦瓜鸡蛋汤等；秋季需要温润收敛的药膳，如白萝卜猪肺汤、梨子银耳汤等；冬季需要温补滋阴的药膳，如羊肉枸杞汤、牛肉山药汤等。

3. 根据食物性味选择药膳

不同的食物有不同的性味和功效，可以根据自己的体质和证型，选择适合自己的食物。甘味的食物可以补益脾胃，如大枣、山药、牛奶等；辛味的食物可以散发阳气，如大蒜、生姜、花椒等；苦味的食物可以清泻心火，如苦瓜、茶叶、黄连等；酸味的食物可以收敛肝气，如柠檬、山楂、醋等；咸味的食物可以软化坚硬，如海带、海蜇、盐等。

第四节　中医养生与糖尿病的自我管理

中医养生是通过合理的饮食、运动、情志、起居等措施，达到预防和改善糖尿病的目的。

一、气功和冥想

中医气功和冥想是指通过调节呼吸、姿势、意念等方式，达到调理气血、平衡阴阳、安神健脑的目的。中医气功和冥想在糖尿病管理中有重要作用，可以通过以下4个方面来说明。

1. 降低血压和心率

中医气功和冥想可以放松身心，减少精神压力，促进血管舒张，降低血压和心率，有效地预防高血压等并发症，降低心脑血管事件的风险。

2. 提高胰岛素敏感性

胰岛素抵抗是导致血糖升高的主要原因之一，中医气功和冥想可以通过调节神经内分泌系统，改善胰岛素抵抗，提高胰岛素敏感性，影响葡萄糖的利用和代谢，有效降低血糖水平。

3. 增强免疫力和抗氧化能力

中医气功和冥想可以通过调节免疫系统，增强机体抵抗力和抗氧化能力。免疫力和抗氧化能力是保持机体健康的重要因素之一，会影响机体对外邪的防御和对自由基的清除。因此，中医气功和冥想可以有效地预防和改善感染性并发症和氧化应激性并发症。

4. 改善认知功能和情绪状态

中医气功和冥想可以通过调节神经系统，改善认知功能和情绪状态。认知功能和情绪状态是影响生活质量的重要因素之一，会影响记忆、注意、判断、决策等能力，以及快乐、满足、自信等情绪。因此，中医气功和冥想可以有效地提高生活质量和幸福感。

二、调理作息、适度运动和改善生活方式

中医调理作息、适度运动和生活方式是指根据中医学的理论和方法，结合个人的体质、年龄、性别、环境等因素，选择适合自己的睡眠和活动状态，遵循昼夜逆顺、节气养生、劳逸结合等原则，以达到预防疾病、延缓衰老、增强健康的目的。中医调理作息、适度运动和生活方式对糖尿病有着重要的影响。

1. 规律作息

规律作息是指按时睡觉，不过早不过晚，不过长不过短，顺应自然节律。规律作息可以保持脾胃运化功能的正常节律，促进消化吸收和代谢排泄。如果睡眠时间不规律，就会导致脾胃运化失常，影响血糖的稳定。因此，糖尿病患者应该按时睡觉，一天 8 个小时左右，不熬夜不起夜。

2. 适度运动

适度运动是指根据个人的体质、年龄、性别、环境等因素，选择适合自己的运动方式，遵循劳逸结合的原则，以达到促进气血运行和代谢平衡的目的。适度运动可以增加肌肉对葡萄糖的利用，降低血糖水平；可以增加血管弹性，降低血压水平；可以增强心肺功能，降低心率水平；可以增加骨密度，降低骨质疏松风险。因此，糖尿病患者应该适度运动，每天坚持 30 分钟左右，不间断。运动方式可以选择散步、慢跑、太极拳、气功等。

3. 改善生活方式

改善生活方式是指根据个人的体质、年龄、性别、环境等因素，选择适合自己的饮

食、情志、起居等措施，遵循节气养生、五味调和、平和心态等原则，以达到预防疾病、延缓衰老、增强健康的目的。改善生活方式可以降低糖尿病发生和发展的风险因素，如肥胖、饮食不节、情绪不稳等。因此，糖尿病患者应该改善生活方式，如控制体重，避免过度肥胖；注意饮食，避免过多盐、糖、油，多食水果蔬菜；调节情绪，避免过度兴奋或抑郁，多喜少怒；规律起居，避免过度劳累或懒惰，多乐少忧。

三、调节情绪与心态

情绪是指人体对外界刺激的主观反应，包括快乐、悲伤、愤怒、恐惧等，情绪对糖尿病有着重要的影响。

1. 情绪影响血糖水平

情绪可以通过神经内分泌系统，影响血糖水平。当人体处于兴奋或紧张的状态时，会分泌大量的肾上腺素、皮质醇等激素，这些激素会促进肝脏释放葡萄糖，提高血糖水平。当人体处于抑郁或沮丧的状态时，会分泌大量的内啡肽、血清素等物质，这些物质会抑制胰岛素分泌，降低血糖水平。因此，情绪不稳定会导致血糖波动，影响血糖控制。

2. 情绪影响并发症发生

情绪可以通过神经免疫系统，影响并发症发生。当人体处于兴奋或紧张的状态时，会分泌大量的白细胞介素、肿瘤坏死因子等物质，这些物质会引起炎症反应和氧化应激，增加血管损伤和动脉粥样硬化的风险。当人体处于抑郁或沮丧的状态时，会分泌大量的皮质醇、儿茶酚胺等物质，这些物质会抑制免疫功能和抗氧化能力，增加感染性并发症和神经性并发症的风险。因此，情绪不稳定会导致并发症发生和加重。

中医药在调节情志方面有丰富的实践经验，现从以下4个方面进行介绍。

（1）情绪平衡：中医强调保持情绪的平衡和稳定。积极的情绪能促进气血流通，有利于调节身体的功能。患者可以通过参与愉快的活动、与亲友交流、参加心理疏导等方式来保持积极的情绪状态。

（2）心理疏导：中医学认为，情绪不良和心理压力会对身体产生负面影响。心理疏导可以帮助患者减轻焦虑、抑郁等负面情绪，提高心理抗压能力。常见的心理疏导方法包括心理咨询、认知行为疗法、冥想和放松训练等。

（3）中药调理：中医学认为情志失调会影响脏腑功能，导致疾病的发生和发展。根据患者的具体情况，中医医生可能会配制一些具有调节情绪和神经系统功能的中药方剂。如柴胡、丹参、白芍、佛手等中药可以疏解焦虑和烦躁情绪，平抑情绪波动。

（4）针灸疗法：针灸是中医的重要疗法之一，在情志调节中也有应用。通过在特定的穴位上施以针刺或按摩，可以调整患者的情绪状态。如太冲穴和内关穴位于足太阳膀胱经，针灸这些穴位可以缓解焦虑和紧张情绪。

中医养生与糖尿病的自我管理是一种以预防为主、治疗为辅的方法，可以通过合理的饮食、运动、情志、起居等措施，达到预防和改善糖尿病的目的。中医养生与糖尿病的自我管理需要根据个人的体质、年龄、性别、环境等因素，选择适合自己的方法，并且坚持不懈地实践。只有这样，才能真正享受健康和幸福的生活。

第七章　中医辨治防肿瘤

肿瘤是体内细胞异常增生和堆积形成的新生组织，有良性和恶性之分。良性肿瘤生长缓慢，局限于原发部位，一般不会扩散到其他部位，对周围组织的侵袭性较小。恶性肿瘤生长较快，具有浸润性和转移性，可以侵犯周围组织并扩散到远处器官。肿瘤的发生与遗传、环境和生活方式等多种因素有关。常见肿瘤包括肺癌、乳腺癌、胃癌、结直肠癌等，其临床表现各有不同，常伴随疼痛、肿块、消瘦等症状。肿瘤的防治是全球范围内的重要健康问题，对其进行早期筛查和诊断十分重要。

第一节　中医如何看待肿瘤

一、中医对肿瘤的认识

1. 肿瘤是一种"癥瘕"

中医学将肿瘤统称为"癥瘕"，是由于气血运行不畅，导致气滞血瘀，形成局部的硬块或肉芽。癥瘕有多种类型，如乳癖、腹癖、颈癖、脾癖等，根据不同的部位和性质，可以分为实性和空性两大类。实性癥瘕是指质地坚硬、无空洞的肿块，多由于气滞血瘀或火毒壅盛所致；空性癥瘕是指质地松软、有空洞的肿块，多由于气血亏虚或寒湿凝滞所致。

2. 肿瘤是一种"邪气"

中医学将肿瘤视为一种"邪气"，是指由于外邪侵入或内伤失调，导致机体阴阳失衡，正气不足，邪气乘虚而生。邪气有多种来源，如风、寒、暑、湿、燥、火等六淫之气；或饮食不节、情志不遂等七情之气；或遗传因素、环境污染等其他邪气。邪气有多种表现，如壅滞、化火、化湿、化痰等。

二、肿瘤发生的病机

1.气滞血瘀

气滞血瘀是肿瘤发生的主要病机之一，可以由于外邪侵入或内伤失调而引起。如风寒湿邪阻滞经络，导致气血不通；或情志不遂，导致肝气郁结，气机失调；或饮食不节，导致脾胃运化失常，水湿内停；或火毒壅盛，导致气血燔灼，血液凝固等，均可引起气血运行不畅，导致气机郁滞，血液凝滞，形成局部的硬块或肉芽。

2.正气不足

正气不足是指机体的免疫力和自愈力下降，导致邪气乘虚而生，形成局部的异常增生或分化。正气不足是肿瘤发生的根源，可以由于外邪侵入或内伤失调而引起。如长期受到六淫之气的侵袭，导致正气耗损；或长期受到七情之气的刺激，导致正气损伤；或长期受到其他因素的影响，导致正气虚损等。

3.阴阳失衡

阴阳失衡是指机体阴阳之间的平衡和协调被打破，导致阴阳互损或相互抑制，形成局部的偏盛或偏衰。阴阳失衡是肿瘤发生的基本病机，它可以导致脏腑功能紊乱，造成正气不足、邪毒侵袭，还可进一步引起气滞血瘀，导致肿瘤的发生。

三、肿瘤的中医辨证要点

1.辨肿块的实空特征

根据肿块的质地、大小、形态、位置、活动度和压痛度等特征，中医将其分为实性和空性。实性肿块通常质地坚硬、没有空洞、大小形态不规则、位置固定、活动度小、压痛度大；而空性肿块质地松软、有空洞、大小一致、形态规则、位置可移动、活动度大、压痛度小。辨别肿块的实空特征有助于制订相应的治疗方案，如实性肿块多需要攻散化解，而空性肿块则需要益气补虚。

2.辨正邪的盛衰情况

通过观察机体正气和邪气之间的斗争结果，判断哪一方占优势，即正胜邪退、正邪相持还是邪胜正衰。正胜邪退的表现通常表现为肿块消退、体质恢复、精神旺盛；正邪相持则表现为肿块稳定、体质平和、精神一般；邪胜正衰则表现为肿块扩散、体质衰败、精神萎靡。辨别正邪的盛衰情况有助于指导治疗，如正胜邪退时须巩固正气以防止复发，正邪相持时须调和正邪以化解瘀滞，邪胜正衰时须扶正祛邪以挽救危机。

3.辨肿块与脏腑经络的关系

根据肿块的位置和性质，判断其与哪些脏腑经络有关。脏腑经络是中医理论的重要概念，指的是人体内部的器官和外部的经络系统，对人体气血运行和功能活动至关重要。辨别肿块与脏腑经络的关系有助于制定针对性的治疗方案，如肿块与肝胆有关时，需要疏肝利胆；肿块与心肺有关时，需要清心润肺；肿块与脾胃有关时，需要健脾和胃；肿块与肾膀胱有关时，需要温肾利水等。

第二节　中医辨治常见肿瘤

一、乳腺癌

乳腺癌是女性最常见的恶性肿瘤之一，以乳腺组织异常增生和分化为特征。中医学认为，乳腺癌的发生主要是由于气滞血瘀、肝郁气滞、痰湿凝结等因素导致。

中医根据乳腺癌的临床表现和病理特征，将其分为以下4种证型。

1. 肝郁气滞型

主要表现为乳房胀痛、肿块质地较软、活动度较大、压痛明显，伴有情绪抑郁、胸闷不舒等。

2. 气滞血瘀型

主要表现为乳房胀痛、肿块质地较硬、活动度较小、压痛不明显，伴有皮肤紫斑、舌质紫暗、脉象细涩等。

3. 痰湿凝结型

主要表现为乳房胀痛、肿块质地松软、活动度较大、压痛不明显，伴有肥胖多汗、口黏不渴、舌苔白腻、脉象滑等。

4. 气血两虚型

主要表现为乳房胀痛、肿块质地松软、活动度较大、压痛不明显，伴有面色萎黄、气短乏力、心悸失眠、舌质淡红、脉象细弱等。

中医治疗乳腺癌以调理气血、化解瘀滞、消散肿块为目的，具体方法有以下3种。

1. 中药内服

中药内服是指根据不同的证型，选用适合的中药方剂，内服调理。如肝郁气滞型可用逍遥散加减，气滞血瘀型可用桃红四物汤加减，痰湿凝结型可用二陈汤加减，气血两虚型可用八珍汤加减等。

2. 中药外用

中药外用是指根据不同的证型，选用适合的中药制剂外敷或洗涤。如肝郁气滞型可用香附散或香附醋外敷，气滞血瘀型可用三棱蒲黄散或三棱蒲黄醋外敷，痰湿凝结型可用海藻海带散或海藻海带醋外敷，气血两虚型可用当归生姜散或当归生姜醋外敷等。

3.针灸按摩

针灸按摩是指根据不同的证型，选用适合的穴位和手法进行针刺或按摩。如肝郁气滞型可选太冲、期门、中府等穴位，配合平补平泻法或泻法针刺；气滞血瘀型可选曲池、血海、三阴交等穴位，配合泻法或补泻法针刺；痰湿凝结型可用足三里、阴陵泉、天枢等穴位，配合平补平泻法或补法针刺；气血两虚型可用关元、神阙、太溪等穴位，配合平补平泻法或补法针刺。按摩时可沿乳房的经络走行，轻柔地揉捏或拍打，以促进气血运行和肿块消散。

二、肺癌

肺癌的发生主要是由于痰瘀互结、气阴两虚等因素导致。痰瘀互结是指痰涎与血液互结，导致气血运行不畅，形成局部的硬块或肉芽。痰瘀互结可以由外邪侵入或内伤失调而引起。如风寒湿邪阻滞经络，导致气血不通；或饮食不节，导致脾胃运化失常，水湿内停；或火毒壅盛，导致气血燔灼、血液凝固等。气阴两虚是指机体气血和阴液不足，导致正气不足，邪气乘虚而入，形成局部的异常增生或分化。气阴两虚可以由于外邪侵入或内伤失调而引起。如长期受到六淫之气的侵袭，或长期受到七情之气的刺激，或长期受到其他因素的影响，导致正气虚损等。

1.肺癌的证型分类

中医根据肺癌的临床表现和病理特征，将其分为以下4种证型。

（1）痰瘀互结型：主要表现为咳嗽咯血、胸闷胀痛、呼吸困难、肿块质地较硬、活动度较小、压痛不明显，伴有皮肤紫斑、舌质紫暗、脉象细涩等。

（2）气阴两虚型：主要表现为咳嗽少痰、咯血或血丝、胸闷憋气、呼吸困难、肿块质地松软、活动度较大、压痛不明显，伴有面色萎黄、气短乏力、心悸失眠、舌质淡红、脉象细弱等。

（3）痰湿阻滞型：主要表现为咳嗽多痰、咯黄稠痰或带血丝、胸闷恶心、呼吸困难、肿块质地松软、活动度较大、压痛不明显，伴有肥胖多汗、口黏不渴、舌苔白腻、脉象滑等。

（4）肺肾阴虚型：主要表现为咳嗽少痰、咯血或血丝、胸闷憋气、呼吸困难、肿块质地松软、活动度较大、压痛不明显，伴有面色潮红、五心烦热、夜间盗汗、舌质红绛、脉象细数等。

2.肺癌的治疗原则和方法

中医治疗肺癌以化痰散结、滋阴清热、健脾化痰、补肝益肾为目的。根据不同的证型，选用适合的中药方剂内服调理。如痰瘀互结型可用海藻玄参汤加减，气阴两虚型可用沙参麦冬汤加减，痰湿阻滞型可用二陈汤加减，肝肾阴虚型可用六味地黄汤加减等。

三、消化道肿瘤

消化道肿瘤是指发生在消化道的恶性肿瘤，包括食管癌、胃癌、结直肠癌等。消化道肿瘤的发生与饮食习惯、遗传因素、感染等有关，早期往往没有明显的症状，容易被忽视，延误诊治。

中医学认为，消化道肿瘤是由于脾胃失和，气血运行不畅，湿热、痰浊、瘀血等邪气内生，阻滞脏腑经络，形成痞块或积聚而成。中医辨治消化道肿瘤，要根据不同的证型，采用不同的治法和方药。

1. 健脾和胃

脾胃是后天之本，气血生化之源。健脾和胃可以增强机体抗癌能力，减轻化疗后的消化道反应，提高生活质量。常用的方药有参苓白术散、六君子汤、保和丸等。

2. 清利湿热

湿热是消化道肿瘤的重要致病因素之一，湿性黏滞，易阻塞经络，与毒邪相结而成癌。清利湿热可以消除癌毒，减轻癌性发热、恶心呕吐等症状。常用的方药有黄连上清丸、黄芩汤、茵陈蒿汤等。

3. 解毒散结

癌毒是中医对恶性肿瘤的概括性称呼，具有强大的侵袭性和传播性。解毒散结可以抑制癌细胞的增殖和转移，改善局部肿块和淋巴结肿大等情况。常用的方药有王不留行散、半夏白术天麻汤、金银花露等。

4. 疏通经络

经络是气血运行的通道，也是邪气侵入和传播的途径。消化道肿瘤往往导致经络阻塞，气血不畅，出现疼痛、积聚、便秘等症状。因此，中医治疗消化道肿瘤，要重视疏通经络，活血化瘀，消散积聚，缓解症状。常用的方药有桃红四物汤、大黄牡丹皮汤等。

四、肝癌

肝癌是发生在肝脏的恶性肿瘤。中医学认为，肝癌主要由于情志不遂，肝气郁结，气血运行不畅，湿热、痰浊、瘀血等邪气内生，阻滞肝脏经络，形成痞块或积聚而成。中医辨治肝癌，要根据不同的证型，采用不同的方药和治法。

1. 疏肝理脾，益气活血

适用于肝气郁结型肝癌，主要表现为右胁肋胀痛，胸闷不舒，喜叹息，纳呆食少，舌苔薄腻，脉弦。可用柴胡疏肝散加减。

2. 活血化瘀，理气散结

适用于气滞血瘀型肝癌，主要表现为右胁肋疼痛剧烈，如锥如刺，右胁肋部肿块较大较硬，舌质紫暗有瘀点，脉弦涩。可用复元活血汤加减，具体的中药有延胡索、水蛭、土鳖虫等。

3. 清利湿热，解毒散结

适用于湿热毒聚型肝癌，主要表现为右胁肋疼痛，皮肤黄疸，口干口苦，舌苔黄腻，脉滑数。可用茵陈蒿汤加减，具体的中药有蚤休、薏苡仁、蜂房、铁树叶等。

五、前列腺癌

前列腺癌是由于肾精亏损，气血运行不畅，湿热、痰浊、瘀血等邪气内生，阻滞下焦经络，形成痞块或积聚而成。中医辨治前列腺癌，要根据不同的证型，采用不同的方药和治法。

1. 滋补肾精

肾主藏精，主司生殖功能，肾精充足，才能保证前列腺的功能正常。前列腺癌患者往往有肾精亏损，出现阳痿、遗精、尿频等症状。因此，中医治疗前列腺癌，要重视滋补肾精，增强生殖能力。常用的方药有金匮肾气丸、右归丸、六味地黄丸等。

2. 清利湿热

湿热是导致前列腺癌的重要因素，湿热内蕴，损伤下焦，使其功能失常，出现尿急、尿痛、小便黄赤等症状。因此，中医治疗前列腺癌，要重视清利湿热，清除湿热之邪，顾护下焦。常用的方药有三妙丸、五苓散、白虎汤等。

3. 化痰散结

痰浊是导致前列腺癌的重要因素，痰浊内生，阻滞经络，形成结块或积聚。前列腺癌患者往往有恶心呕吐、咳嗽痰多、舌苔白腻等症状。因此，中医治疗前列腺癌，要重视化痰散结，消除痰浊之邪，消散结块或积聚。常用的方药有二陈汤、温胆汤、海蛤壳散等。

4. 活血化瘀

前列腺癌患者往往有血液运行不畅，出现血管阻塞、出血倾向、舌质紫暗等症状。因此，中医治疗前列腺癌，要重视活血化瘀，促进血液运行，改善微循环。常用的方药有桃红四物汤、通窍活血汤、桂枝茯苓丸等。

六、宫颈癌

宫颈癌是指发生在子宫颈的恶性肿瘤，是一种常见的女性生殖系统肿瘤。宫颈癌的发生与人乳头瘤病毒（HPV）感染、性生活不洁、多次分娩、遗传等因素有关，早期往往没有明显的症状。中医学认为，宫颈癌是由于肾气亏损，气血运行不畅，湿热、痰浊、瘀血等邪气内生，阻滞子宫经络，形成痞块或积聚而成。中医辨治宫颈癌，要根据不同的证型，采用不同的方药和治法。

1. 疏肝散结，调理冲任

适用于肝郁气郁、冲任失调的患者。表现为持续出血量少，血色鲜艳无块状物，白带薄黄，月经提前，小腹胀痛，胸胁胀满，情绪忧郁，心烦急躁，口苦咽干，舌苔薄白，脉弦涩，小便黄，大便干结。局部多见结节型或其他早期癌变。用丹栀逍遥散合八正散加减。

2. 清肝解毒，祛瘀散结

适用于肝经湿热、毒蕴下焦的患者。表现为带下呈赤色或赤白相间，质地黏稠，气味腥臭，月经量多伴有下腹疼痛，腰部胀痛并影响下肢，小便短赤，尿频尿急，大便秘结，舌质红绛，苔黄燥，脉弦数。局部多见空洞、菜花或溃疡型。用清肝止淋汤合龙胆泻肝汤加减。

3. 健脾利湿，清热解毒

适用于脾虚湿浊、瘀毒下注的患者。症状表现为带下呈白色，黏腻稀薄像淘米泔水，不断流出并带有腥臭气味，伴有腰酸腿软，疲乏乏力，时有心悸气短，失眠多梦，头晕目眩，食欲不振，消化不良，下腹坠痛，月经过多，大便溏泄，小便浑浊，舌苔白腻，脉沉细。局部多见空洞、溃疡型。用完带汤合萆薢分清饮加减。

4. 健脾补肾，滋阴清热，扶正培本

适用于湿毒未净、脾肾双亏的患者。症状表现为带下清稀如注，气味腥臭，腰部冷酸沉重，四肢不温，夜间盗汗，午后低烧，心烦热痛，头晕眼花，失眠耳鸣，下肢冷痛，大便稀泻，小便频繁尿多，舌红少苔，脉沉细无力。局部多见治疗未见好转，病灶未消退，阴虚内热。用归脾汤合两地汤、内补丸加减。

七、淋巴瘤

淋巴瘤是指发生在淋巴系统的恶性肿瘤，是一种常见的血液系统肿瘤。淋巴瘤是由于气血亏损，运行不畅，湿热、痰浊、瘀血等邪气内生，阻滞全身经络，形成痞块或积聚而成。

1. 气郁痰结型

表现为淋巴结肿大，伴有胸闷、胁痛、性情急躁、舌苔白腻等症状，治疗时须疏肝解郁、化痰散结，可以采用疏肝溃坚汤等方剂进行治疗。

2. 湿热内蕴型

表现为淋巴结肿大，伴有发热、口渴、小便短赤、舌苔黄腻等症状，治疗时须清热解毒、祛湿化瘀，可以采用解毒清湿汤等方剂进行治疗。

3. 气血瘀滞型

表现为淋巴结肿大，伴有面色苍白、四肢厥冷、舌质紫暗等症状，治疗时须行气活血、化瘀散结，可以采用桃红四物汤等方剂进行治疗。

4. 肝肾阴虚型

表现为淋巴结肿大，伴有头晕目眩、腰膝酸软、失眠多梦、舌红少苔等症状，治疗时须滋补肝肾、养阴清热，可以采用六味地黄汤合八珍汤等方剂进行治疗。

5. 热毒内盛型

表现为淋巴结肿大，伴有高热不退、口渴引饮、舌质红绛等症状，治疗时须清热解毒、凉血泻火，可以采用五味消毒饮等方剂进行治疗。

第三节　中医药治疗肿瘤的常用方法

一、中医药治疗肿瘤的特点

中医药以整体观和辨证论治为指导，运用中药、针灸、按摩等方法，调节人体的阴阳平衡，增强正气，抗击邪气，达到治疗肿瘤的目的。中医药治疗肿瘤具有以下特点。

1. 个体化

中医药根据不同的个体、不同的病情、不同的阶段，选择不同的治法和方剂，实现个体化的治疗。

2. 综合化

中医药不仅针对肿瘤本身，还考虑肿瘤对人体各个系统和器官的影响，采取综合化的治疗。

3. 安全性

中医药相对于西医治疗，具有较少的副作用和毒性，更加安全。

4. 辅助性

中医药可以与西医治疗相结合，互相补充，提高疗效，减轻副作用，改善患者生活质量。

二、治疗肿瘤的常用方剂

1. 活血化瘀类

这类方剂主要是通过活血化瘀，消散结块或积聚，缓解肿瘤引起的血液循环障碍和组织缺氧。常用的方剂有桃红四物汤、通窍活血汤、桂枝茯苓丸等。

2. 清利湿热类

这类方剂主要是通过清利湿热，清除湿热之邪，保护脾胃之正气。湿热是导致肿瘤的一个重要因素，湿热内蕴，损伤脾胃，使其功能失常，出现发热、口苦咽干、大便黏滞等症状。常用的方剂有三妙丸、黄连解毒汤、金银花露等。

3. 化痰散结类

这类方剂主要是通过化痰散结，消除痰浊之邪，消散结块或积聚。痰浊是导致肿瘤的一个重要因素，痰浊内生，阻滞经络，形成结块或积聚。常用的方剂有二陈汤、温胆汤、海蛤壳散等。

4. 滋补正气类

这类方剂主要是通过滋补正气，增强机体抵抗力和免疫力。肿瘤患者往往有气血亏损，出现乏力、面色苍白、贫血等症状。常用的方剂有八珍汤、四君子汤、参苓白术散等。

5. 以毒攻毒类

这类方剂主要是通过以毒攻毒，直接杀灭肿瘤细胞，抑制肿瘤的生长和转移。这类方剂的药性较强，毒性大，需要在医生的指导下使用。临床常用的药物有乌梢蛇、全蝎、蜈蚣、蟾酥、砒石等，多作外用，在逐步掌握了适应证和用法用量后也可以内服。临床常用的中成药有西黄丸、消癌平片、复方斑蝥胶囊等。

三、治疗肿瘤的常用中药

1. 抗肿瘤类

这类中药具有直接抑制或杀灭肿瘤细胞的作用，或者通过影响肿瘤细胞的分化、凋亡、血管新生等过程，达到抗肿瘤的目的。常用的有黄芪、白花蛇舌草、雷公藤、香附等。

2. 免疫调节类

这类中药具有调节人体免疫系统的作用，增强机体对肿瘤的防御和清除能力，或者抑制肿瘤对免疫系统的抑制作用。常用的有灵芝、冬虫夏草、三七、枸杞子等。

3. 缓解副作用类

这类中药具有缓解西医治疗（如手术、化疗、放疗等）所引起的不良反应，如恶心呕吐、脱发、白细胞减少等，从而提高患者的耐受性和生活质量。常用的有生姜、黄芪、当归、人参等。

4. 改善症状类

这类中药能改善肿瘤本身或其并发症所引起的各种不适症状，如疼痛、出血、便秘等，从而缓解患者的痛苦，提高生存质量。常用的有延胡索、三七、大黄、芒硝等。

四、针灸疗法在肿瘤中的应用

1. 针灸在肿瘤治疗中的主要作用

（1）抑制肿瘤生长和转移：针灸可以通过刺激特定穴位，影响肿瘤细胞的分化和凋亡，抑制血管新生，增强机体免疫力，从而抑制肿瘤生长和转移。

（2）缓解肿瘤相关性疼痛：针灸可以通过刺激特定穴位，调节神经内分泌系统，释放内源性阿片样物质，从而缓解肿瘤相关性疼痛。

（3）缓解西医治疗引起的不良反应：针灸可以通过刺激特定穴位，调节消化系统、循环系统、内分泌系统等，缓解西医治疗（如手术、化疗、放疗等）引起的不良反应，如恶心呕吐、脱发、白细胞减少等。

（4）改善患者的生活质量：针灸可以通过刺激特定穴位，改善患者的食欲、睡眠、情绪等，提高患者的生活质量，延长生存期。

2. 针灸治疗肿瘤的常用穴位

（1）足三里：是脾胃经的合穴，具有健脾和胃、益气血、调节免疫功能的作用。针灸足三里可以增强机体抵抗力，改善消化功能，缓解化疗引起的恶心呕吐等。

（2）太溪：是肾经的原穴，具有滋补肾气、益精血、调节内分泌的作用。针灸太溪可以增强机体耐受力，改善贫血、脱发等症状，缓解肿瘤相关性疼痛。

（3）神门：是心包经的原穴，具有安神定志、调节神经内分泌的作用。针灸神门可以改善患者的情绪状态，缓解焦虑、抑郁等不良情绪，提高患者的生活质量。

（4）肿瘤部位相应穴位：针灸肿瘤部位相应穴位可以直接作用于肿瘤局部，影响肿瘤细胞的生长和转移，消散结块或积聚，缓解局部症状。如肺癌患者可以针灸中府、云门等；胃癌患者可以针灸中脘、内关等；肝癌患者可以针灸曲泉、太冲等。

中医治疗癌症，不能孤立地进行，要与西医治疗相结合，互相补充，取长补短。例如西医治疗肺癌，主要有手术、化疗、放疗等方法，可以直接消灭肿瘤细胞，控制肿瘤的生长和转移。但是，也会带来一些副作用，如损伤正常组织、降低免疫力、引起恶心呕吐等。中医治疗肺癌，可以在西医治疗的基础上，调整机体的平衡，增强正气，减轻副作用，提高患者生存质量。因此，中医治疗肺癌，要与西医治疗密切配合，形成一个综合的治疗方案。

第四节　中医养生防肿瘤

一、中医养生理论与肿瘤预防

1. 顺应自然

根据四时阴阳的变化，调节饮食起居，避免过度劳累、情绪波动、寒热刺激等，保持心身和谐。春季要多食酸味、清淡的食物，多做运动，舒展肝气；夏季要多食苦味、清凉的食物，多饮水，消暑降火；秋季要多食辛味、润燥的食物，多做呼吸运动，润肺止咳；

冬季要多食咸味、温补的食物，多休息，培养肾气。

2. 调理脏腑

根据个人的体质和病史，选择适合的中药或者药膳进行调理。一般来说，心主血脉，要用养心安神的药物或者食物，如大枣、桂圆、龙眼肉等；肝主疏泄，要用疏肝理气的药物或者食物，如柴胡、玫瑰花、柠檬等；脾主运化，要用健脾益气的药物或者食物，如黄芪、山药、大枣等；肺主宣发，要用润肺止咳的药物或者食物，如川贝母、雪梨、百合等；肾主藏精，要用滋补肾气的药物或者食物，如何首乌、枸杞子、黑芝麻等。

3. 通畅经络

根据个人的症状和体质，选择适合的针灸、按摩、拔罐等方法进行经络调理。一般来说，针灸可以通过刺激特定的穴位来调节气血运行和脏腑功能；按摩可以通过手法来促进血液循环和淋巴排毒；拔罐可以通过吸附皮肤来消除局部瘀血和湿邪。

4. 培养正气

根据个人的喜好和能力，选择气功、太极拳、八段锦等方法进行养生锻炼。一般来说，气功可以通过呼吸和意念来调节气机和精神；太极拳可以通过柔和而有力的动作来平衡阴阳和强健筋骨；八段锦可以通过简单而有效的动作来活动全身各部位。

二、中医饮食养生原则与肿瘤患者的饮食指导

中医饮食养生原则是指根据中医学对食物性能和作用的认识，结合个人的体质和病情，选择适合的食物进行调理。中医饮食养生原则主要包括以下 3 点。

1. 四气调节

认为食物有四种气性，即寒、凉、温、热，分别对应人体的阴阳寒热。食物的气性可以影响人体的温度和代谢，如寒凉的食物可以清热解毒，温热的食物可以温中散寒。因此，饮食要根据个人的体质和病情，适当选择不同的气性，达到四气调节的效果。

2. 五味调和

认为食物有五种味道，即酸、甜、苦、辛、咸，分别对应五脏，即肝、脾、心、肺、肾。食物的味道可以影响脏腑的功能，如酸味可以收敛肝气，甜味可以健脾和胃，苦味可以泻心火，辛味可以宣发肺气，咸味可以滋补肾气。食物的味道也可以影响人体的阴阳平衡，如酸、苦、咸味属阴，可以清热降火；甜、辛味属阳，可以温补散寒。因此，饮食要根据个人的体质和病情，适当选择不同的味道，达到五味调和的目的。

3. 药食同源

中医学认为食物和药物有着相同或者相似的性能和作用，可以互相配合或者替代。如枸杞子、山药、黄芪等既是常见的食物，又是常用的中药。因此，饮食要根据个人的体质和病情，适当选择具有药用价值的食物，达到药食同源的目的。

三、中药与食物对肿瘤的调理作用

中药与食物疗法是指运用中药和食物进行治疗或者辅助治疗的方法。中药与食物疗法对肿瘤的调理作用主要有以下 4 个方面。

1. 抑制肿瘤生长

一些中药和食物具有抑制肿瘤细胞增殖、诱导肿瘤细胞凋亡、抑制肿瘤血管生成、阻断肿瘤信号转导等作用，从而达到抑制肿瘤生长的目的。如黄芪、白芷、苦参等中药；大蒜、洋葱、胡萝卜等食物。

2. 增强免疫力

一些中药和食物具有增强机体免疫功能、提高机体抗癌能力、促进机体恢复平衡等作用，从而达到增强免疫力的目的。如灵芝、香菇、人参等中药；酸奶、蜂蜜、核桃等食物。

3. 缓解不良反应

一些中药和食物具有缓解手术创伤、减轻化放疗毒副作用、改善消化道功能等作用，从而达到缓解不良反应的目的。如甘草、黄芩、白术等中药；冬瓜、西红柿、香蕉等食物。

4. 改善生活质量

一些中药和食物具有改善睡眠质量、缓解精神压力、改善情绪状态等作用，从而达到改善生活质量的目的。如远志、酸枣仁、龙眼肉等中药；牛奶、巧克力、香蕉等食物。

四、中医药膳与肿瘤患者的食疗方案

中医药膳是指将中药和食物按照一定的配比和方法制成的具有一定功效的食品。中医药膳与肿瘤患者的食疗方案主要有以下 3 点。

1. 根据肿瘤部位和类型选择不同的药膳

不同部位和类型的肿瘤，由于所归属的脏腑不同，病机也不同，药膳要针对具体情况进行辨证施治。如胃癌患者可以食用山药粥、枸杞红枣茶、黄芪鸡汤等；肝癌患者可以食用玫瑰花茶、枸杞菊花茶、柴胡牛肉汤等；肺癌患者可以食用雪梨银耳汤、百合莲子粥、川贝枇杷膏等；乳腺癌患者可以食用海带木耳汤、花生红枣粥、王不留行鸡汤等。

2. 根据治疗方式选择不同的药膳

不同的治疗方式对肿瘤患者的身体影响也不一样。因此，药膳要针对具体情况进行调节补益。如手术治疗后可以食用当归生姜羊肉汤、红枣桂圆粥、鲫鱼豆腐汤等；化疗后可以食用冬瓜排骨汤、西红柿鸡蛋汤、银耳红枣羹等；放疗后可以食用紫菜鸡蛋汤、胡萝卜牛奶粥、蜂蜜柠檬水等。

3. 根据身体状况选择不同的药膳

不同身体状况的肿瘤患者，由于所处的阴阳寒热不同，体质也不一样。因此，药膳要针对具体情况进行适度调理。如虚寒体质的患者可以食用羊肉枸杞汤、桂皮红枣茶、韭菜鸡蛋饼等；虚热体质的患者可以食用西瓜皮冰糖汤、荸荠芦荟汁、芝麻菊花茶等；气虚体质的患者可以食用黄芪乌鸡汤、山药排骨汤、大枣桂圆茶等；血虚体质的患者可以食用枸杞桑椹茶、红枣桃仁粥、黑芝麻、核桃仁等。

五、中医气功和冥想在肿瘤管理中的应用

中医气功和冥想是指运用呼吸和意念来调节气机和精神的方法。中医气功和冥想在肿瘤康复管理中的应用主要有以下 4 个方面的作用。

1. 调节气机

气功和冥想可以通过深呼吸和放松心情来调节气机，使气血运行畅通，防止气滞血瘀，促进肿瘤的消散和吸收。如六字诀、八段锦、五禽戏等气功方法；如呼吸冥想、正念冥想、观想冥想等冥想方法。

2. 增强免疫力

气功和冥想可以通过调节内分泌和神经系统来增强免疫力，提高机体抗癌能力，抑制肿瘤的生长和转移。如自我按摩、自我拍打、自我导引等气功方法；感恩冥想、慈悲冥想、正念冥想等冥想方法。

3. 缓解不良反应

气功和冥想可以通过缓解肌肉紧张和精神压力来缓解不良反应，改善消化道功能，减轻疼痛，提高睡眠质量。如坐禅、站桩、行气等气功方法；如呼吸冥想、放松冥想、疼痛冥想等冥想方法。

4. 提高生活质量

气功和冥想可以通过改善情绪状态和生命意义来提高生活质量，增加乐观信心，缓解抑郁焦虑，提升幸福感。如笑功、歌功、舞功等气功方法；正念冥想、音乐冥想、艺术冥想等冥想方法。

第八章 中西医互补保障人类健康

　　中医和西医都是人类在与疾病斗争的过程中产生的，它们都为人类的健康作出了卓越的贡献。医学的最终目标是保护人类的健康。中医和西医并没有本质上的优劣之分，它们只是从不同的认知角度出发，就像中医学习不能盲目依从经典一样，西医学研究也不能陷入迷信科学的误区。只有中西医结合，发挥各自的优势，才能实现共建人类卫生健康命运共同体的美好愿景。

第一节 早期的中西医结合

一、"中西医汇通"与"中医科学化"的尝试

　　清末民国时期的"中西医汇通"学派认为，虽然中医和西医属于两种不同的学术体系，但它们研究的对象都是人体的生理和病理，因此这两种医学应该是可以相通和互补的。从认识论上看，这个观点似乎没有问题。然而，现实中从事汇通研究的学者几乎都是中医名家，缺乏精通西医、同时兼通中西医的新型学者，这导致了"中西医汇通"变成了一个口号而没有实质性的发展。

　　新中国成立后，"中西医团结"和"中医科学化"成为首次全国卫生工作会议中酝酿形成中医政策的两大主题。但我们要了解到，当时的"中医科学化"与现在的"中医科学化"具有完全不同的含义，甚至出现了两个不同的方向。它不是指中医理论的科学化，而是指将中医医生的培训提高到更科学的水平，即通过接受西医基本知识和技能的"进修"，使其成为"科学医生"。在这个提案中，中医理论完全没有得到重视。

　　到了现代，中西医结合的研究者虽然与"中西医汇通"的医家一样，认为中西医学有共同的研究对象，因此可以相互补充融合，最终形成统一的新医学。然而，他们的立场、

研究方法和所要建立的新医学的面貌与汇通派有着根本性区别。他们不再站在中医的角度上，用思辨和类比的方法将西医知识融入传统中医的体系，建立新的中医学，也就是所谓的"新中医"。相反，他们站在两种医学的基础上，用现代科学，即实证科学的方法，解释传统中医的规律，发掘中医学的理论精髓和经验真知，使其与西医体系相互交叉和融合，建立在实证科学基础上的统一新医学。

"中西医结合"对"中西医汇通"既有继承又有发展，其中发展是主要的，它代表了一种质的飞跃。

二、中西医结合研究成果

对于中医治疗流行性乙型脑炎经验的总结和推广、辨证与辨病相结合原则的确立、中西医结合治疗急腹症和骨折、针刺麻醉的成功应用等，都产生了重大影响，是早期中西医结合研究取得的实质性成果。

随后，许多中西医结合的临床研究开始延伸到基础研究领域。如20世纪50年代，陈可冀率先尝试应用压电晶体作为脉象仪的换能元件，对中医脉象进行客观检测研究；20世纪70年代，陈可冀与中国中医研究院的郭士魁、中国医学科学院的吴英恺、黄宛、陈在嘉等合作组织了北京地区防治冠心病的协作组，对中医效验方冠心Ⅱ号方进行临床验证，为中医活血化瘀法的实验研究奠定了基础。

中医基础理论的实验研究起源于20世纪60年代的阴阳学说和对"肾"的研究。邝安堃是中国第一位从事实验中医学研究的医学家。随后，沈自尹在研究"肾实质"的过程中尝试用现代科学方法解释"异病同治"的客观机制，发现尿 -17 羟值与肾阳虚证之间的内在联系，不仅证实了中医辨证论治理论的相对性，也证明了西医辨病与中医辨证相结合的必要性，为补肾中药的应用提供了可靠的指标，弥补了中医仅靠四诊获取诊断资料的不足。此外，他还提出了"微观辨证"这一全新的概念，为中医临床提供了重要的参考和借鉴。

20世纪80年代以后，实验研究方法在中西医结合研究中的比重日益增加，对阴阳、藏象、经络、气血、诊法、治则等基础理论进行中西医结合的研究变得更加活跃。一些学者致力于建立中西医结合生理学和中西医结合病理学等专门学科，并在中西医结合的基础理论研究领域积累了宝贵的经验。

中药的现代研究是中西医结合研究的重要内容。20世纪50年代初，中药研究机构开始成立，逐步从中药资源调查、药用动植物的饲养和种植、中药质量的理化鉴别、饮片加工及中成药的生产工艺研究等方面扩展到中药的综合研究和应用基础研究，并不断取得新的进展。抗疟新药青蒿素的发现和提取、治疗急性早幼粒细胞白血病的有效药物三氧化二砷的研究和开发等都是通过将现代科学知识方法与古代用药经验相结合而取得的科研成果。

第二节　中西医并重

一、坚持中西医并重方针

党的"十八大"以来，以习近平同志为核心的党中央高度重视中医药工作，并将其提升为国家战略。2017年，党的"十九大"报告提出了"坚持中西医并重，传承发展中医药事业"的重要指导方针，为中医药事业的发展指明了方向。从1991年4月全国人大七届四次会议将"中西医并重"列为国家卫生工作的五大方针之一，到"坚持中西医并重，传承发展中医药事业"写进党的"十九大"报告。26年间，"坚持中西医并重"的方针不断加强，中医药的发展定位也逐渐明确。从"扶持"到"传承发展"，在党和政府的高度重视下，中医药事业得到了快速发展，摆脱了过去需要扶持的局面。

2017年，《中华人民共和国中医药法》的颁布进一步明确了国家大力发展中医药事业、实行中西医并重方针的重要性。法律明确鼓励中医和西医相互学习、相互补充、协调发展，发挥各自的优势，推进中西医结合。"中西医并重"的方针得到了法律的保护。党的"十九大"报告再次提出"坚持中西医并重"，进一步明确了中医药事业发展的定位。

2018年10月22日，习近平总书记考察珠海横琴新区粤澳合作中医药科技产业园，了解了横琴新区的规划建设、产业园的运营情况及中医药产业的发展和国际交流合作情况。他强调，要深入发掘中医药宝库中的精华，推进产学研一体化，推进中医药产业化、现代化，让中医药走向世界。

2019年10月25日，全国中医药大会在北京召开。会议指出，要遵循中医药发展规律，传承精华，守正创新，加快推进中医药的现代化和产业化，坚持中西医并重，推动中医药和西医药相互补充、协调发展，促进中医药事业和产业高质量发展，推动中医药走向世界，充分发挥中医药在疾病预防和治疗方面的独特优势和作用，为建设健康中国、实现中华民族伟大复兴的中国梦作出贡献。

二、重在发挥中西医各自优势

2020年的"十四五"规划和2035年远景目标纲要将"大力发展中医药事业，健全中医药服务体系，发挥中医药在疾病预防、治疗、康复中的独特优势"作为全面推进健康中国建设的重要内容。在新冠肺炎疫情的考验中，拥有悠久历史的中医药与现代科技密切配合，实现了西医的评估和中医的治疗，中西医结合和中西药并用，中西医并治成为疫情防控的一大特点，生动地展示了中西医互补保障人类健康的优势。中西医结合并不是用西医的理论来解释中医，用西医的框架和标准来束缚中医，而是在具体的医疗卫生问题上发挥各自的特长，合作攻关。

1. 中西医并重与中西医结合

中西医并重与中西医结合不是同一个层次的概念，更不是同一个概念，不能用中西医结合来冲淡、架空中西医并重。中西医并重，是要将中医药治疗与西医药治疗放在同等重要的地位。如甘肃省此前实行了危重症患者必须有中医医师参与会诊的制度，这意味着西医不能在诊断治疗中独占主导地位，而是中医、西医在平等的地位上，从各自的理论体系和专业角度出发，作出各自独立的判断，相互补充配合。

坚持中西医并重，推动综合医院中西医协同发展。在综合医院推广"有机制、有团队、有措施、有成效"的中西医结合医疗模式，将中医纳入多学科会诊体系，加强中西医协作和协同攻关，制订实施"宜中则中，宜西则西"的中西医结合诊疗方案。推动三级综合医院全部设置中医临床科室，设立中医门诊和中医病房。打造一批中西医协同"旗舰"医院、"旗舰"科室，开展重大疑难疾病、传染病、慢性病等中西医联合攻关。同时，提升相关医疗机构的中医药服务水平。引导专科医院、传染病医院、妇幼保健机构规范建设中医临床科室、中药房，普遍开展中医药服务，创新中医药服务模式，加强相关领域中医优势专科建设。

2. 构建中国特色卫生健康服务体系

目前，在全球范围内，主要存在英国国家卫生服务体系模式、德国社会保险服务模式和美国商业保险服务模式这三种现代卫生健康服务体系。虽然这三种模式各有特点和优势，但都面临着医疗费用负担重、可持续发展困难等问题。如美国的医疗总费用支出全球最高，年度医疗卫生服务费用占GDP的比重超过18%。当前，全球主要经济体都面临着人口老龄化加剧、经济增长放缓及卫生健康服务需求快速增长等挑战。在这种情况下，如何构建新形势下的卫生健康服务体系是人类所面临的共同挑战。

中医药是我国具有独特理论和技术方法的医疗服务手段。坚持中西医并重，推动中医药和西医药相互补充、协调发展，是我国卫生与健康事业的显著优势，也是长期以来被实践证明有效的工作方针。

在我国的医药卫生体制改革中，中医药全面参与并发挥了重要作用。例如，甘肃省近年来大力发展中医药特色优势，开辟了一条以尽可能少的费用维护居民健康、走中医特色的医药卫生体制改革之路，并取得了明显成效，受到了广泛关注。在乡村振兴建设中，中医药一直默默守护着那些缺乏医疗资源和药品的边远山区的居民。实践充分证明，中医药以较低的投入提供了相对较高质量的服务，创造了发展中大国独特的维护人民健康和预防治疗疾病的模式。

当前，随着我国工业化、城镇化和人口老龄化的不断深入发展，我国仍面临多种疾病威胁并存、多种健康影响因素交织的复杂局面，医疗健康服务体系面临着许多挑战。预计 2025 年，全国 60 岁以上人口将达到 3 亿，我国将成为超老龄化社会，老龄化带来的医疗、护理、康复等健康服务需求存在巨大缺口，并进一步增加了健康投入和经济负担。因此，应对当前和未来可预见的卫生健康发展难题，必须立足中国国情，发挥中医药"简便验廉"的特色优势，构建基于"中西医并重"的新时代中国特色卫生健康服务体系。

其中，最重要的是实现卫生健康工作由以疾病为中心向以健康为中心的转变，将中医药全面融入养生养老、体育健身、健康旅游、互联网和文化宣传等领域，为群众提供公平可及、系统连续的中医药健康服务。

第三节　中西医优势互补，共建人类卫生健康

在科研成果方面，青蒿素作为中药在抗击疟疾方面的突破，享誉全球。在应对公共卫生问题时，中医药和西医药的结合在抗击新冠肺炎疫情中取得了显著成效。在党和国家的大力支持下，现代中医药焕发出强劲的生命力，中医药和西医药的优势互补保障了人类的健康，这是医学发展的必然趋势。

一、中西医结合非常重要且必要

中医和西医两个体系最主要的区别在于西医以疾病为中心，即针对某种疾病时，基本上采用统一的治疗方法，每个人使用的药物都是相似甚至相同的。而中医看待疾病时是从整体性考虑，将人和自然看作一个整体，而人本身也是一个整体，包括五脏六腑、气血经脉等系统。中医的处方用药往往针对不同患者的具体情况，根据辨证施治原则进行治疗。这两种思路和方法在临床上都有各自的优势和局限性，因此在实际情况中通常需要中西医共同参与，相互配合，以减轻患者的痛苦。

二、疑难杂症，找中医还是找协和

对中医有一定了解或者对其有好感的人，常会说"中医擅长疑难杂症和慢性病，西医擅长开刀和急救"。当被问及中国最顶尖的西医院是哪家时，很多人会直接回答"协和医院"。北京协和医院享有盛誉，不仅在中国，而且在世界范围内都广受赞誉。民间流传了很多谚语，如"普通三甲是大病，协和是小病；普通三甲是绝症，协和还有救；协和说没救，耶稣也留不住他"。许多疑难杂症的患者，当医生束手无策时，往往会建议他们去北京协和医院看看。

然而，实际上作为一家综合医院，北京协和医院也设有中医科。该科室最早成立于

1955 年，当时称为"北京协和医院中医办公室"，1961 年正式更名为中医科。当时，著名的中西医结合专家史济招教授担任科室负责人，聘请了北京四大名医之一的施今墨，以及著名中医学家任应秋、陈慎吾、钱淇光、李重仁等作为顾问。1979 年，他们还聘请了北京四大名医施今墨的入室弟子、著名中医祝谌予担任中医科主任。近几十年来，中西医结合成为该医院学科建设和发展的主要方向，并开展了医教研工作。

"注重临床"一直是协和医院的传统。据传，协和医院有三个宝贝：病例、图书馆和住院医师培养制度。在协和医院接受培养的医生，无一不具备丰富的临床经验和严谨的治学态度。更重要的是，很多在协和医院就医的患者分享他们的经历时都提到，协和医院的医生"一心一意为患者着想"。在许多真实的案例中，可以看到中西医紧密合作、攻克难关。协和医院的西医医生不仅擅长手术，他们也会请中医医生会诊，讨论出最佳的治疗方案。中医医生也不会拘泥于保守治疗，而是综合评估患者的情况，给出恰当的建议。这些生动的故事，正是中西医相互补充、共同保障人类健康的缩影。

三、物理诊断过时了吗

在许多医院存在这样一个现象：医生，特别是西医门诊的医生，几乎不再进行体格检查。2009 年，北京协和医院内科的几位医生在《中华内科杂志》上发表了一篇题为"物理诊断过时了吗？"的文章。文章指出，随着医学技术的快速发展，先进的仪器设备在临床上得到广泛应用，极大地提高了临床诊断和治疗水平。然而，在实际工作中，许多医生过高估计了辅助检查在诊断中的价值，而忽视了基本的物理诊断技能的培养。甚至在临床教学中，对物理诊断的重要性也有被轻视的倾向。事实上，物理诊断是合理选择辅助检查的前提。忽视物理诊断不仅不利于提高临床水平，还会浪费医疗资源，影响医疗质量，增加患者的负担。

中医的脉诊、舌诊是必不可少的程序。当医生的手搭在患者手上，再询问一下近况，与直接开化验单进行检查相比，给患者的感觉截然不同。中医不会仅因为检查单未查到疾病就否认患者的"难受"，中医的思维体系和理论模式决定了中医的四诊不能被现代仪器手段所取代或干扰。而那些与时俱进的现代中医，往往能够借助现代技术丰富自己的诊断和治疗经验。

中药的作用机制尚不清楚，这是在中西医共同干预时坚持中医治疗的一个重要障碍。而对中药机制的研究能够进一步拓展中医的应用范围，同时，研究中药机制不能仅依赖药理实验，临床观察也是非常必要的。直至今天，中药研究工作仍然是中医学研究的重点之一，已成为连接中医和西医的热门共同话题。

中医药最可贵之处在于其"治未病"的理念和注重整体调节，改善身体功能状态的特点。中医药在呼吸系统疾病中的作用主要体现在两个方面：一是慢性阻塞性肺疾病，如气道阻塞和哮喘；二是病毒感染性疾病。事实上，现代许多西药基本上是从这些中药中提取而来，其中包括我们熟知的麻黄和曼陀罗（又称洋金花）。目前，这两种中药已经衍生出许多化合药物。研究发现，无论是中药的单方还是复方，如板蓝根和连花清瘟胶囊，其作用并不仅是抗病毒。中药可以预防病毒进入体内和细胞内，如果病毒已经进入细胞，中药可以阻止其繁殖。因此，中药与西药抗病毒的概念是不同的，中药还具有全身性的调节作用，这是中药的特点和优势所在。

中国工程院院士汤钊猷教授在他所著的《西学中，创中国新医学》一书中呼吁，当前应该重新重视并积极倡导"西学中"，让西医了解中医，喜欢中医，从中医和中药中寻找思路和方法，真正发挥中医的优势和疗效。中医学是基于大量实践经验的，并不断修正，经过千百年的考验，成为祖先留给后人的宝贵财富和深刻启示。中医和西医就像硬币的两面，可以相互补充。比如在癌症治疗方面，中西医结合的治疗前景非常值得期待。对于癌症，中医已经提供了许多思路和方法，已经得到西医的验证，如清热解毒。西医越来越多的证据表明，癌症与炎症有密切的关系，同时已经证明抗炎药物（如阿司匹林等）有助于癌症的治疗。

第四节　未来与展望

16 世纪，随着显微镜的发明，人们开始能够观察到细胞和微生物。随着物理学、化学和生物学的快速发展，医学的认识水平得到了提高，但临床医学的发展相对滞后。然而，随着外科麻醉、术前消毒等技术的发展，X 线被应用于临床，青霉素首次投入治疗等诊断和治疗手段的出现，西方医学逐渐成熟，成为了带有科技属性的"西"。尤其是在 20 世纪以后，西医在分子生物学、遗传学、免疫学、再生医学等领域取得了高速发展，并积极吸纳材料学、机械学等学科的前沿成果，攻克了越来越多的疾病。

然而，中医能够从整体上调节患者的身心状态，治疗的是患者而不仅是疾病，这是西医无法比拟的。西医学目前仍存在一些局限性，如当患者只有自觉症状时，由于缺乏器质层面的信息，西医往往难以找到诊疗的切入点；即使在器质层面有明确的指征时，西医的治疗手段通常只能治标不治本，如对于高血压的治疗通常是终生服药，只能干预导致血压升高的直接原因，而无法干预导致心脏、血管、血容量等从正常到不正常的根本原因。可以说，西医擅长消除，而中医善于化解，中医比西医更深入地考虑问题。

未来医学发展一定会走向整合医学的时代，而中医将是其中的主要贡献者。西医的发展有时偏离了正确的方向，离"科学"越来越近，离"患者"越来越远。医学研究越来越注重微观层面，离整体越来越远。西医学需要向中医学学习，帮助自己"纠偏"。中西医的整合可以形成一个从整体出发、重点关注人的、真正有效保障人类健康的新医学体系。

有人认为中医是"玄学"，但实际上，阴阳五行和现代科学只是人类探索世界的不同思维方式，都是工具，不是最终的"答案"。当今的科学体系还远不能揭示世界的本质。西医学的研究实际上也在不断探索病因背后的原因，并寻找更接近生命本质的物质结构。然而，中医学对于根本病因和生命本质早已建立起了相对完整的理论模型和干预方法。另外，中医对于精、气、神的认识，也许可以为西医对生命科学的深入探索提供启发。

就整个医学研究领域而言，中医学和西医学将在各自的方向上继续发展。在临床实践中，中医和西医之间应密切交流、合作攻关。现代医务工作者无论是西医还是中医，都应接受两种医学的教育，在对两者都有深刻理解的基础上，综合运用中医思维、经验和西医知识、技术等，开拓思路，多角度思考。这样既能为患者选择出更好的治疗方案，也将进一步推进中医和西医的现代认识。中西医的互补需要开放的交流和平等的合作，需要尊重事实、追求真理，真正解决实际问题。在"中西医并重"方针的指导下，依托"一带一路"倡议，中西医合作将进一步推动全球化，并最终实现中西医互补，共建人类卫生健康命运共同体的美好愿景。